U0358783

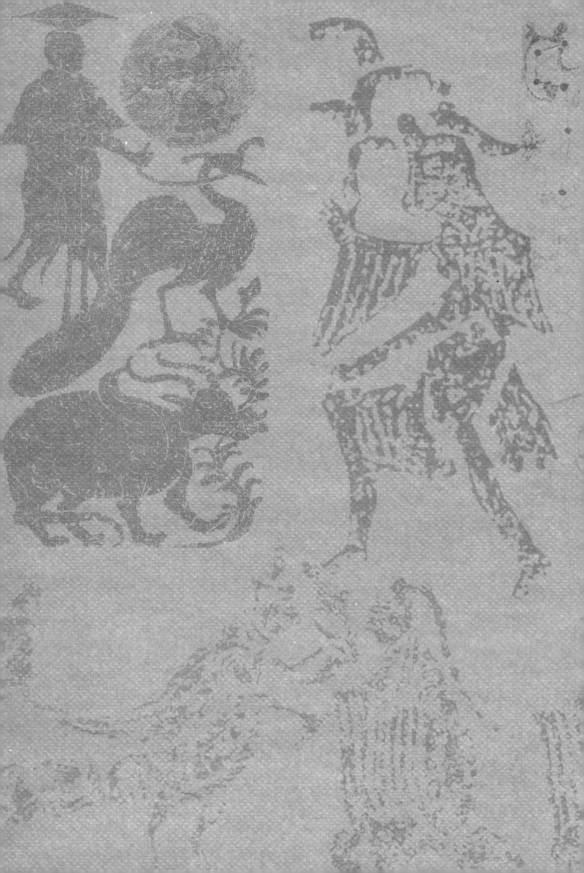

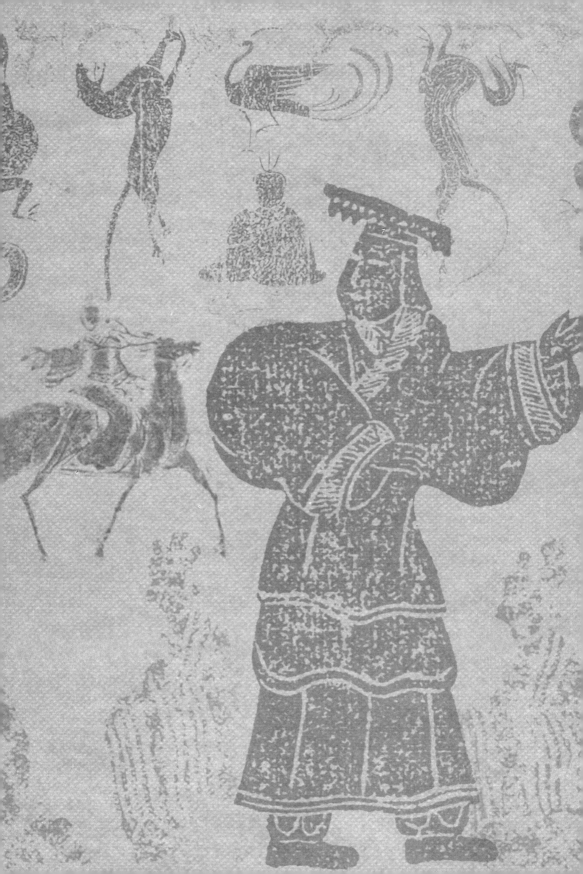

中国古医籍整理丛书

医林类证集要

（下）

明·王玺 编撰

焦振廉 张琳叶 胡 玲 武文筠 整理

中国中医药出版社

·北 京·

图书在版编目（CIP）数据

医林类证集要：全3册/（明）王玺编撰；焦振廉等校注 . —北京：中国中医药出版社，2016.11

（中国古医籍整理丛书）

ISBN 978 - 7 - 5132 - 3536 - 5

Ⅰ.①医… Ⅱ.①王… ②焦… Ⅲ.①中医学 - 临床医学 - 经验 - 中国 - 明代 Ⅳ.①R249.48

中国版本图书馆 CIP 数据核字（2016）第 161788 号

中 国 中 医 药 出 版 社 出 版
北京市朝阳区北三环东路 28 号易亨大厦 16 层
邮政编码 100013
传真 010 64405750
保定市中画美凯印刷有限公司印刷
各地新华书店经销

*

开本 710×1000 1/16 印张 94.25 字数 967 千字
2016 年 11 月第 1 版 2016 年 11 月第 1 次印刷
书 号 ISBN 978 - 7 - 5132 - 3536 - 5

*

定价 265.00 元
网址 www.cptcm.com

卷之八

目　录

健忘门

虚烦门

肠风脏毒门

卷之八

遗泄门

林诚中曰：五脏皆有精，精者人之本，然肾为藏精之都会，听命于心，能遗欲澄心，精气内守，阴平阳秘，精元密固矣。或纵欲劳神，则心肾不交，关键不固，更有少壮人，情动于中，意淫于外，欲心炽而不遂，必有遗精便浊之患也。

且赤浊者，得于思虑过多，耗损心气，或饮酒过度，或服丹石，致心虚蕴热，水道难涩①。且男子精水二道相并而行，肾系丹田，精道居其上，水道居其下，而真气为火所搏，日渐消溶，尽从小便而出。其初色黄赤，须臾如浆粉脂油，甚者股肉酸痹，小便作辛辣臭气。治法当清心，凉水道，切勿补之。

白浊者，肾虚有寒也，过于色欲而得之。肾气不固，遗沥不②收，初便不白，或如脂油，或如浆粉，或如鸡子清，或滑如油，或甜如密，或冷如冰，面色皖③白，此漏脱也。若手足指稍冰冷，口淡无味，腰重如石，脚弱气短，疲倦力乏，急宜滋补之，使水火既济，阴阳叶和，然后火不上炎而神自清，水不下渗则精自固矣。又当绝欲三五年，则庶乎无复作之患，可以苟全性命也。

《医经小学》云：遗精白浊，当验于尺④。结芤动紧，二证之的。

---

① 难涩：难出而滞涩。
② 不：原作"下"，据文义改。
③ 皖：原作"恍"，据文义改。
④ 尺：原作"人"，据《医经小学》卷二改。

治　法

梦遗专主乎热，带下与脱精同治法，青黛、海石、黄柏。

内伤气血，不能固守，常服八物汤加减，吞椿树根丸。

思想成病，其病在心，安神带补，热则流通，知母、黄柏、蛤粉为丸。

精滑专主湿热，黄柏、知母降火，牡蛎粉、蛤粉燥湿。

遗精得之有四：有用心过度，心不摄肾，以致失精者；有因思色欲不遂，精乃①失位，输精而出者；有欲太过，滑泄不禁者；有年高气盛，久无色欲，精气满泄者。然其状②不一，或小便后出，多不可禁者，或不小便而自出，或茎中出而痒痛。常如欲小便者，并宜先用辰砂妙香散，或威喜丸，或分清饮，别以绵裹龙骨同煎，又或分清饮半贴，加五倍、牡蛎粉、白茯苓、五味子各半钱，煎服。

梦遗，俗谓之夜梦鬼交，宜③温胆汤去竹茹，加人参、远志、莲肉、酸枣仁、炒茯神各半钱。

浊主湿热，有痰有虚，赤浊属血，白浊属气，痢带同治，寒则坚凝，热则流通。大率皆是湿痰流注，宜燥中宫之湿，用二陈加苍术、白术燥去其湿。赤者乃是湿伤血也，加白芍药，仍用珍珠粉丸加椿根白皮、滑石、青黛，作丸药。

虚劳用补阴药，大概不宜凉药。

肥人必多痰，以二陈汤去其湿。胃弱者兼用人参，以柴胡、升麻升其胃中之气。丸药用黄柏炒褐色、干姜炒微黑、滑石、蛤粉、青黛。

胃中浊气下流为赤白浊，用二陈加柴胡、升麻、苍术、白术。丸药用樗木、蛤粉、炒干姜、炒黄柏。

---

① 乃：原作“色”，据《丹溪心法》卷三改。
② 状：原作“壮”，据《丹溪心法》卷三改。
③ 宜：原作“且”，据《丹溪心法》卷三改。

专主胃中浊气下流，渗入膀胱，青黛、蛤粉。

又方，炒黄柏一两，生柏二钱半，海石三两，神曲半两，为末，滴水丸。

燥湿，南星、半夏、蛤粉、青黛，为末，神曲糊丸，青黛为衣。

有热者，青黛、滑石、黄柏之类。

一人便浊经年，或时梦遗，形瘦①，作心虚主治，用珍珠粉丸和定志丸服。

附：养生方导引法

一法，治遗精白浊，诸冷不生。戌亥间阴旺阳衰之际，一手兜外肾，一手搓脐下，八十一次，然后换手，每手各九次，兜搓九日见验，八十一日成功。

一法，治遗精，以床铺安短窄，卧如弓，湾②二膝并脐缩，或左或右侧卧，用手托阴囊，一手伏丹田，切须宁心净卧，戒除房室思欲之事，若固不泄，可保身安。

八物汤 方见虚损门

温胆汤 方见伤寒门

定志丸 方见健忘门

二陈汤 方见痰饮门

珍珠粉丸 方见消渴门

椿③树根丸

辰砂妙香散 方见气门

桑螵蛸丸　治下焦虚冷，精滑不固，遗沥不断。

附子去皮尖　五味子　龙骨各半两　桑螵蛸七个，切，炒

① 形瘦：此二字原在"作心虚主治"下，据《丹溪心法》卷三移此。
② 湾：同"弯"。唐代白居易《玩止水》："广狭八九丈，湾环有涯涘。"《新刻养生导引法·遗泄门》作"弯"。
③ 椿：原作"春"，据文义改。

上为末，纯糯米糊丸如桐子大，每服三十丸，虚①心盐酒吞下。

仙方固真丹　专治精泄不禁。

禹余粮　石中黄　赤石脂　紫石英　石燕子五件各一两，炭火煅通红，米醋三升淬，干为度

上以白茯苓四两，人参二两，青盐一两，同为末，入无灰酒，约量多少打糊，拌和众药为丸，以朱砂为衣，如小指头大，每服二丸至三丸，温酒或盐汤下，空心临卧服。

威喜丸　治遗精白浊。

黄蜡四两　白茯苓四两，作块，用猪苓一分同②于磁器煮二十沸，取出日干，不用猪苓

上以茯苓为末，镕蜡丸如弹子大，每服一丸，空心细嚼，津液咽下，小便清为度。忌米醋。

三仙丸　治梦泄。

益智仁二两，用盐一两炒，去盐　乌药一两半，炒

上为末，用山药一两为糊，丸如梧子大，以朱砂为衣，每服五十丸，空心临卧盐汤下。

益志汤　治肾经虚寒，遗精白浊，四肢烦倦，时发蒸热。

鹿茸去毛，酥炙　巴戟去心　枸杞子　熟地黄　苁蓉酒浸　牛膝酒浸　附子炮，去皮脐　桂心不见火　山茱萸　白芍药　甘草炙　防风各等分

上㕮咀，每服四钱，水一盏，姜五片，盐少许，同煎，空心服。

金锁正元丹　治真气不足，元脏虚弱，饮食减少，恍惚多忘，气促喘乏，夜多异梦，心忪盗汗，小便滑数，遗精白浊，一切元脏虚冷之病，并宜治之。

五倍子　茯苓各八两　紫巴戟去心，十六两　补骨脂酒浸炒，十两

---

① 虚：《杨氏家藏方》卷九作"空"。
② 同：原作"用"，据《和剂局方》卷五改。

肉苁蓉净洗，焙干　胡芦巴炒，各一斤　龙骨　朱砂另研，各三两

上为细末，入研药令匀，酒糊为丸如梧桐子大，每服十五丸至二十丸，空心食前温酒吞下，或盐汤亦可。

秘真丸　治思想无穷，所愿不得，意淫于外，入房太甚，则发筋痿白淫，随溲而下余沥，精气不固，夜梦遗泄，立效。

龙骨一两，另研　诃子大者，五个，去核　砂仁五钱　辰砂二钱半，为衣

上为末，米糊为丸如绿豆大，每服十五丸至二十丸、三十丸，空心温酒送下，临卧热水下。

有人①用灵砂二两，阳起石一两火煅通红，牡蛎雌雄各半两火煅飞，缩砂仁一两，诃子肉一两，白茯苓半两，麦门冬去心二钱半，糯米糊丸，空心酒下一十丸，临卧水下五丸。要通，吃葱茶半盏。如无阳起石，以龙骨代之，妙。

玉露丸　助元阳，闭精②气，补脑髓，固真不泄，与金锁丹相兼服。

白龙骨粘舌者，九蒸九曝③，为末　菟丝子酒浸焙干，别研　韭子新瓦上微炒，已上各三两

上三味同为细末，炼蜜为丸如桐子大，每服十丸，空心温酒盐汤送下。初服忌房事。

金锁丹

肉苁蓉五两，切作片子，酒浸，研为膏　巴戟二两，去心　黑附子二两，炮制，去皮脐　破故纸四两，微炒　胡桃仁三十个

上同苁蓉膏捣匀，各三物同④为细末，入前苁蓉膏和匀，再入臼内杵五七百下，丸如桐子大，每服十丸，温酒送下，盐汤亦可。

---

　　① 有人：此方见《是斋百一选方》卷十五"秘精丸"下，注为"郑府朱保义方"。
　　② 精：原脱，据《臞仙活人心方》卷下补。
　　③ 曝：原作"臊"，据文义改。嘉靖本作"爆"，《臞仙活人心方》卷下作"暴"。
　　④ 各三物同：《臞仙活人心方》卷下作"同前药"三字。

食前服玉露丸，食后服金锁丹，服经月余，虽老弱下元不衰，永闭精也。如要却泄，用车前子一合煎汤服，妙。

秘精丸　治元气不固，遗精梦泄。

附子炮，去皮脐　龙骨煅通赤　肉苁蓉酒浸一宿　牛膝酒浸一宿　巴戟去心，各一两

上为细末，炼蜜为丸如梧桐子大，每服五十丸，空心盐汤送下，温酒下亦可。

三白丸　治遗精白浊。

龙骨牡蛎煅，各一两　鹿角霜二两

上为末，曲糊丸如桐子大，每服五十丸，空心温酒送下。

锁阳丹　治遗精。

桑螵蛸三两，瓦焙　龙骨一两，另研　白茯苓一两

一方有附子、五味子，无茯苓。

上为末，糯米糊为丸如桐子大，每服七十丸，空心茯苓盐煎汤送下。

茯兔丸　治思虑太过，心肾虚损，真阳不固，尿有余沥，小便白浊，梦寐遗精。

菟丝子饼五两　白茯苓三两　石莲肉二两

上为末，酒糊丸如梧桐子大，每服三五十丸，空心盐汤下。

歌曰：

试问何方治梦遗，浓煎平胃最为奇。

旋加牡蛎或龙骨，晨起空心热服之。

博金散　治脱证，自泄遗精。

人参一两　白茯苓二两　络石二两　龙骨一两，略煅

上为末，每服三钱，空心米饮调服，临卧再一服。

金锁丹　治男妇滑精，梦与鬼交，遗泄不禁。

茯神二钱　远志三钱，去心　龙骨三钱，煅红　左顾牡蛎四钱，煅　白茯苓二钱

上为末，酒糊丸如桐子大，每服四十丸，空心盐汤或酒下。

锁精丸　治精滑不禁。

川独活　川续断　谷精草　石莲肉　生芡实去壳　莲心　干凌米①　川楝子酥炒　山金樱　紧龙骨　白茯苓　木猪苓　小茴香藕节各等分

上为末，鸡子清丸如桐子大，每服五十丸，空心盐汤下，以干物压之。

猪苓丸　治年壮气盛，情欲动中，所愿不得，意淫于外，梦遗白浊如膏。

半夏一两，汤洗七次　猪苓二两

上半夏剉如豆大，猪苓为末。先将一半炒半夏黄色，勿令焦，出火毒，取半夏为末，面糊丸如桐子大，候干，更用一半猪苓末同炒微裂，入砂瓶内养之，空心酒下，或盐汤下，日晡冷酒下四十丸。

秘传玉锁丹　治心肾俱虚，小便白浊，余沥不已如膏，夜梦遗精，虚烦盗汗。

茯苓去皮，四两　龙骨二两　五倍子一斤

上为末，面糊为丸如梧桐子大，每服四十丸，空心盐汤下。

歌曰：

白浊遗精最损人，赤苓益智煮乌沉。

煎服更加姜五片，奇效何忧岁月深。

白　浊

芡实丸　治劳伤心肾，水火不交，溺②面如油，光彩不定，旋即淀下，凝如脂膏，频数无度，遗泄白浊不禁。

芡实蒸，去壳　莲花须各二两　茯神去木　山茱萸取肉　龙骨生用　五味子　枸杞子　熟地黄酒浸　韭子炒　肉苁蓉酒浸　川牛膝酒浸　紫石英煅七次，各一两

上为末，煮山药糊丸如桐子大，每服七十丸，空心盐汤或酒

---

① 干凌米：《奇效良方》卷三十四作"干菱米"。菱米，即菱角去壳。
② 溺：小便。

任下亦可①。

固精丸 治色欲过度，劳伤肾经，精元不固，梦遗白浊。

肉苁蓉酒浸焙 阳起石煅研 鹿茸燎去毛，酥炙 韭子炒 龙骨 赤石脂 巴戟去心 白茯苓 鹿角霜 附子炮，各一两，去皮脐

上为末，酒糊丸如梧桐子大，每服七十丸，空心盐汤或酒任下亦可②。

萆薢分清饮 治真元不固③，下焦虚寒，小便频数，凝如膏糊。

益智取仁 萆薢 菖蒲 乌药各等分

上四味为末，入盐一捻，水二盏煎八分，去粗，空心温服。一方加茯苓、甘草④。

大建中汤方见伤寒 治小腹痛，便尿失精，溲而出白液，此真精不守也。

歌曰：

剜空萝卜入茱萸，蒸烂去卜只用茱。

细末二钱盐酒服，小便白浊自能除。

又：

白浊皆因心气亏，不应只作肾虚医。

四君子汤加远志，一服之间见效奇。

桑螵蛸散 治男子小便数，如米泔水，精神恍惚，食减羸瘦，因房劳过度，精气耗损。

菖蒲盐炒 龙骨煅研 桑螵蛸盐水煮 远志甘草水煮，去心 人参 茯神 当归酒洗 鳖甲醋炙

上各等分，为末，临卧人参汤调二钱服。

经验方 治小便白浊出髓条。

----

① 亦可：《严氏济生方》卷四无此二字。
② 亦可：《严氏济生方》卷四无此二字。
③ 固：《杨氏家藏方》卷九作"足"。
④ 甘草：此下原衍"亦可或服"四字，据《丹溪心法》卷三删。

酸枣仁炒　　白术　　人参　　茯苓去皮　　补骨脂炒　　益智　　大茴香
牡蛎煅　　青盐各等分

上为细末，酒糊丸如梧桐子大，每服五十丸，空心温酒或米饮下亦可。

朱砂鹿茸丸　治小便白浊。

龙骨七钱　　鹿茸一两半，酒浸炙　　鹿角胶一两

上为末，菖蒲、远志各一两（剉）浸酒，煮山药糊丸，以朱砂为衣，如梧桐子大，用木香匀气散下三十丸。如无白浊，平补，只用盐汤、温酒下亦可。木香匀气散，方见气门。

赤　浊

远志丸　治小便赤浊，如神。

远志甘草水煮，去心，半斤　　茯神去木　　益智仁各二两

上为末，酒糊丸如梧桐子大，每服五十丸，空心枣汤送下。

加味清心莲子饮　治心中客热烦燥，赤浊肥脂。

石莲肉　　白茯苓各三钱　　益智仁　　麦门冬去心　　远志水浸取肉，姜汁炒　　人参各一钱半　　石菖蒲　　车前子　　白术　　泽泻各四钱　　甘草炙，钱半

上咬咀，每服七钱，水二钟，灯心三十茎，煎八分，食前温服。有热，加薄荷少许①。

三黄丸方见积热门　治赤浊。

每服五十丸，用五苓散汤调送下，每日空心一服。

生料五苓散方见伤寒门　治证同前。

加黄芪、莲肉，水煎，空心服。

香苓散　治男妇赤浊。

五苓散方见伤寒门、妙香散方见心痛门

上将二药和匀，名香苓散。用天门冬、麦门冬各去心等分煎汤，调三钱，空心日进三服。

---

①　许：此下原衍"或服"二字，据《世医得效方》卷七删。

导赤散　治心虚蕴热，小便赤涩，遂成赤浊。

木通　甘草　生地黄

上各等分，用竹叶十片、水二盏煎八分，去①粗，空心温服。

歌曰：

乌药草薢并木通，甘草青皮益智同。

二盏水煎八分盏，热淋赤浊总收功。

赤白浊

小温金散　治心虚②，触冒③暑热，旋下或赤或白，淋沥不行，时烦，自汗。

人参　莲肉去心　巴戟肉　益智　黄芪蜜炙　草薢酒浸炒　麦门冬去心　赤茯苓去皮　甘草炙，各等分

上㕮咀，每贴七钱，水二钟，入灯心十茎，枣一枚，煎八分，去滓，食前温服。

妙应丸　治赤浊白浊通用。

真龙骨煅　辰砂研　厚牡蛎旧草鞋重包，火煅研细　石菖蒲各二钱半　川楝子蒸，去皮核，取肉五钱　白茯苓去皮　益智仁　砂仁　石莲肉各三钱半　桑螵蛸瓦上焙　菟丝子酒浸一宿，焙，捣为饼，各五钱

上为末，山药为末打糊，丸如桐子大，每服五十丸，空心煎人参酸枣仁汤下，临卧糯米饮下。

清心莲子饮　治心中发热烦燥，思虑忧愁抑郁，小便白浊，或有沙膜，夜梦走泄，遗沥涩痛，便赤如血，或酒色过度，上盛下虚，心火炎上，肺④受克，口舌⑤干燥，渐成消渴，四肢倦怠。男子五淋，妇人带下赤白，五心烦热，此药温平清心，养神秘精，神效。

---

① 去：原脱，据《和剂局方》卷六补。
② 心虚：《世医得效方》卷七此下有"泛热"二字。
③ 冒：原作"胃"，据《世医得效方》卷七改。
④ 肺：《和剂局方》卷五作"肺金"二字。
⑤ 舌：原作"故"，据《和剂局方》卷五改。

黄芩　麦门冬去心　地骨皮　车前子各钱半　甘草炙，一钱　白茯苓去皮　黄芪蜜炙　石莲肉去心　人参各二钱半

上咀，分二贴，每贴水二盏煎至八分，去柤放冷，食前服。热，加柴胡、薄荷各一钱半。

水陆二仙丹　治赤白浊。

山金樱去子，糖搥　芡实晒干，为末，各等分

上金樱煮膏，丸如桐子大，每服三十丸，空心米饮送下。

歌曰：

带皮芡实晒干末，去实金樱水煮膏。

乘热为丸米饮下，小便清似碧蒲桃。

安中散　治三焦虚寒，短气烦闷，小便白①浊，精血②不禁。

熟地黄　巴戟去心　龙骨各二两半　远志去心，炒　茯苓各三两　蛇床子炒，四两半　天雄炮，去皮脐　五味子　山药各二两半　苁蓉酒浸　续断各四两　菟丝子酒浸，四两半

上为细末，每服三钱，空心温酒调下。

易简诸方

一方，治梦遗，用乳香一块拇指大，临卧放口中细嚼，含之，睡至三更咽下，服三五次有效。

《道藏经》云：治白浊，小便频数者，用陈冬瓜仁炒，为末，空心米饮调下五钱，多服见效。

一方，治小便白浊，白茯苓四两，猪苓二两，水一碗煮至半碗，去猪苓，用茯苓焙干为末，溶蜡③丸弹子大，每服一丸，早晨细嚼，用灯心、枣子、麦门冬煎汤下。

陈藏器注云：取韭子，生吞三十粒，空心盐汤下，止梦涩精及溺白，大效。

---

① 白：《三因极一病证方论》卷八作"赤"。
② 血：《三因极一病证方论》卷八作"泄"。
③ 蜡：原作"腊"，据文义改。

《圣惠方》治虚劳肾损，梦中泄精，用韭子二两微炒，为散，食前酒下二钱匕。

《外台秘要》治梦失精，以苏子①一升，熬杵为末，酒服方寸匕，日再服。

《经验方》：暖精气，益元阳，白龙骨、远志等分，为末，炼蜜为丸如梧桐子大，空心卧时冷水下三十丸。

《梅师方》治失精，暂睡即泄，白龙骨四分，韭子五合，上件为散子，空心酒调方寸匕服。

《百一方》：若男女喜梦与鬼交通，致恍惚者方，截鹿角屑三指撮，日二服，酒下。

《卫生易简方》治泄精，用未连晚蚕蛾，干之为末，每服三钱，空心温酒调服。

一方，用车前子草捣，绞汁二合服，甚效。

一方，治失精漏泄久虚，用莲子心一撮，辰砂一分，为末，每服二钱，空心白汤调下。

一方，治元气虚寒，精滑不禁，大便泄泻，手足冷，用阳起石火煅红、钟乳粉各一两，为末，酒煮附子末，糊丸如桐子大，每服五十丸，空心米饮汤送下。

---

① 苏子：《外台秘要》卷十六作"韭子"。

淋 门 附溲多①、遗尿

《内经》曰：胞移热于膀胱，则癃，溺血②。膀胱不利为癃，不约为遗溺③。注曰：膀胱为津液之府，水注由④之。然足三焦脉实，约下焦而不通，则不得小便；足三焦脉虚，不约下焦，则遗溺也⑤。

《内经》又曰：足三焦者⑥，太阳之别也，并太阳之正，入络膀胱，约下焦，实则闭癃，虚则遗溺⑦。

陈无择云：淋，古谓之癃，名称不同也。癃者罢也，淋者滴也。古方皆云心肾气郁致小肠、膀胱不利，复有冷淋、湿淋、热淋等，属外所因。既言心肾气郁，与夫惊思恐忧，即内所因，况饮啖冷热，房室劳役，及乘急忍溺，多至此病，岂非不内外因也⑧？

《巢氏病源》云：诸淋者，由肾虚而膀胱热故也。膀胱与肾为表里，俱主水，水入小肠，下于胞，行于阴，为溲便也。肾气通于阴，阴，津液下流之道也。若饮食不节，喜怒不时，虚实不调，则腑藏不和，致肾虚而膀胱热也。膀胱，津液之腑，热则津液内溢而流于睾，水道不通，水不上不下，停积于胞。肾虚则小便数，膀胱热则水下涩，数而且涩，则淋沥不宣，故谓之为淋。其状小便出少起数，小腹弦急，痛引于脐。

---

① 溲多：此二字原脱，据目录补。
② 胞移……溺血：语出《素问·气厥论》。
③ 膀胱……遗溺：语出《素问·宣明五气》。
④ 由：原作"曰"，据《素问·宣明五气》王冰注改。
⑤ 膀胱……溺也：语本《素问·宣明五气》王冰注。
⑥ 足三焦者：《灵枢·本输》作"三焦者，足少阳太阴之所将"一十一字。
⑦ 足三焦……遗溺：语本《灵枢·本输》。
⑧ 淋……不内外因也：语本《三因极一病证方论》卷十二。

又云：石淋、劳淋、血淋、气淋、膏淋，诸淋形证，各随名具，说于后章，而以一方治之者，故谓之诸淋也。

石淋者，淋而出①石也。肾主水，水结则化为石，故肾客沙石。肾虚，为热所乘，热则成淋。其病之状，小便则茎里痛，尿不能卒出，痛引少腹，膀胱里急，沙石从小便道出，甚者塞痛令闷绝。

气淋者，肾虚，膀胱热气胀所为也。膀胱②与肾为表里，膀胱热，热气流入于胞，热则生实，令胞内气胀，则小腹满，肾虚不能制其小便，故成淋。其状膀胱小腹③皆满，尿涩，常有余沥是也。

膏淋者，淋而有肥，状似膏，故谓之膏淋，亦曰肉④淋。此肾虚不能制于肥液，故与小便俱出也。

劳淋者，谓劳伤肾气而生热成淋也。肾气通于阴，其状尿留茎内，数起不出，引小腹痛，小便不利，劳倦即发也。

热淋者，三焦有热，气抟于肾，流入于胞而成淋也。其状小便赤涩，亦有宿病淋，今得热而发者，其热甚则变尿血，亦有小便后如似小豆羹汁状者，畜作有时也。

血淋者，是热淋之甚者，则尿血谓之血淋。心主血，血之行身，通遍经络，循环腑脏，劳甚者则散失其常经，溢渗入胞而成血淋也。

寒淋者，其病状先寒战，然后尿是也。由肾气虚弱，下焦受于冷气，入胞与正气交争，寒气胜则战寒而成淋。正气胜则⑤战寒解，故得小便也。

《脉经》曰：少阴脉数，妇人则阴中生疮，男子则气淋。热结下焦，则令人淋闷不通。淋之为病，小便数如粟状，小腹弦急，痛引脐中⑥。

---

① 出：此下原衍"而"字，据《诸病源候论》卷十四删。
② 膀胱：此下原衍"合"字，据《诸病源候论》卷四十九删。
③ 腹：原作"便"，据《诸病源候论》卷四十九改。
④ 肉：原作"内"，据《外台秘要》卷二十七改。
⑤ 则：原脱，据《诸病源候论》卷四十九补。
⑥ 少阴……脐中：语本《脉经》卷八。

治　法

淋证多主于气虚，亦有死血作淋者。小便不通，实热者当利之，因气者宜吐之以提其气，气升则水自下，盖气承载其水也。痰多者，用二陈汤先服，后吐痰气。闭塞者，二陈汤加木通、香附，探吐。一男子病小便不通，医用利药而加剧。先生曰：此积痰病也。积痰在肺，肺为上焦，膀胱为下焦。上焦闭则下焦塞，譬如滴水之器，必上窍通而后下窍之水出焉。乃以法大吐之，吐已，病如失。然此可见癃淋又不独主于经病也。

淋，小便涩痛也，热客膀胱，郁结不能渗泄故也。或曰：小便涩而不通者为热，遗尿不禁者为冷。岂知热甚客于肾部，干于足厥阴之经，廷孔郁结极甚而气血不能宣通，则痿痹而神无所用，故液渗入膀胱，而漩溺遗失不能收禁也。经云：目得血而能视，脏得血而能液，腑得血而能气①。夫血随气运，气血宣行，则其中神自清利，而应机能为用矣。又，《灵枢经》曰肾主二阴，然水衰虚而怫热客其部分，二阴郁结则痿痹而神无所用，故溲便遗失而不能禁止，然则热证明矣。是故世传方论虽曰冷淋复用榆皮、黄芩、瞿麦、茯苓、通草、鸡苏、郁李仁、栀子之类寒药治之而已，其说虽妄，其方乃是由不明气运变化之机，宜乎认是而为非也。或谓：患淋而服茴香、益智、滑石、醇酒、温药而愈者，然则非冷欤？不知此皆利小便之要药也。盖醇酒、益智之性虽热，而茴香之性温，滑石之性寒，所以能开发郁结，使气液宣通，热散而愈也。

丹溪治一男子，年十六，生七个月后得淋病，五七日必一作，其发则大痛，水道下如漆和粟者一盏方定。脉之，轻则涩，重则弦。视其形瘦而长，色青而苍，意其必因其父服下部药，遗热在胎，留于子之命门而然。遂以紫雪和黄柏末，丸梧桐子大，晒及干②，热汤下百丸，半日又下二百丸，食物压之。又半日痛大作，

---

① 目得……能气：语见《素问玄机原病式·六气为病》。
② 及干：《格致余论·秦桂丸论》作"十分干"三字。

连腰腹，水道乃行，下如①漆和粟者碗许，痛减十之八。后与陈皮一两，桔梗、木通各半两，又下一合许而安。父得燥热，尚能病子，况母得之者乎？

关则不得小便，格则吐逆。夫小便者，是足太②阳膀胱所主，长生于申。申者西方金也，故金能生水。金者肺也，肺中伏热，水不能生，是绝小便之源也。人辅相天地，膀胱之源，自头项下至于足，故曰阳中之阴。如渴而小便不通者，不得降是也。故圣人立法，皆用清燥金之正化，气薄之药，茯苓、猪苓、泽泻、琥珀、灯心、通草、车前子、瞿麦、萹竹之类，皆为淡渗之药，能泻肺火而清肺金，滋水之化源也。若热在下焦，是绝其流而溺不泄也，须用气味俱厚，阴中之阴药治之。

治一病者③，小便不通，渐成中满腹大，坚硬如石，壅塞之极，腿脚坚胀，裂裂④出黄水，双睛凸出，昼夜不得眠，饮食不下，痛苦不可名状。《素问》有云：无阴则阳无以生，无阳则阴无以化⑤。又云：膀胱者，州都之官，津液藏焉，气化则能出矣。此病小便癃闭，闭是无阴而阳气不化也。凡利小便之药皆淡味渗泄为阳，止是气药，阳中之阴，非北方寒水阴中之阴所化者也。此乃奉养太过，膏粱积热，损北⑥方之阴，肾水不足，膀胱，肾之室，久而干涸，小便不化，火又逆上而为呕哕，非膈上所生也，独为关，非格病也。洁古云热在下焦，填塞不便，是治关格之法。今病者内关外格之病悉具，死在旦夕，但治下焦可愈。随处以禀北方寒水所化大苦寒气⑦味者，黄柏、知母，桂为引用，丸如桐子大，沸汤下二百丸。

---

① 如：原脱，据《格致余论·秦桂丸论》补。

② 太：原脱，据《玉机微义》卷二十八补。

③ 治一病者：此为李东垣案，见《元史》卷二百〇三及《医学发明·本草十剂》。

④ 裂裂：《医学发明·本草十剂》作"破裂"。

⑤ 无阴……无以化：语见《素问·四气调神大论》王冰注。

⑥ 北：原作"丸"，据《医学发明·本草十剂》改。

⑦ 气：原作"之"，据《医学发明·本草十剂》改。

少时来报①，服药须臾如刀刺，前阴火烧之痛，溺如瀑泉涌出，卧具皆湿，床②下成流，肿胀消散。凡圣人之言，岂可不遍览而执一者也？其证小便闭塞而不渴，时见躁者是也，凡诸病居下焦皆不渴也。二者之病，一居上焦，在气分而必渴，一居下焦，在血分而不渴，血中有湿，故不渴也。二者之殊，至易分别耳。

遗溺，为经虚之本病也，然亦有误服凉剂大过而致者，如东垣曰立夏前误用白虎汤过多致遗溺者，宜温药升阳以解之是也，故用药者当审诛罚无过之戒。

附：养生方导引法

一法，偃卧，令两手③布膝头，邪踵置尻下④，内气振腹，鼻出气，去淋，数小便。

一法，蹲踞，高一尺许，以两手从外屈膝内入，至足跌上，急手握足五指，极力一通，令内曲入，利腰髋，治淋。

一法，偃卧，令两手布⑤膝头，邪踵置尻下⑥，口内气，振腹，鼻出气，去石淋，茎中痛。

一法，以两足踵布膝，除癃。

一法，偃卧，令两手⑦布膝头，取踵置尻下，以口内气，腹胀自极，以鼻出气七息，除气癃，数小便，茎中痛，阴以下湿，小腹痛，膝不随也。

透膈散　治诸淋。

硝石一两，研细

上劳淋，劳倦虚损则发，用葵花末煎汤，调二钱服；血淋、热淋，井花水调服；气淋，木通汤调服；石淋，研药末，入铫子

---

① 来报：此二字原脱，据《医学发明·本草十剂》补。
② 床：原作"末"，据《医学发明·本草十剂》改。
③ 手：原作"足"，据《诸病源候论》卷十四改。
④ 尻下：原作"鸿"一字，据《诸病源候论》卷十四改。
⑤ 手布：原作"足"一字，据《诸病源候论》卷十四改。
⑥ 尻下：原作"鸩"一字，据《诸病源候论》卷十四改。
⑦ 手：原作"足"，据《诸病源候论》卷十四改。

内，隔纸炒至纸焦，再研细，同温水调下；小便不通，小麦汤调服。诸淋并冷水调，亦可空心。

琥珀散 治五淋。

滑石 琥珀各四钱 木通 当归 木香 郁金 地扁竹①各二钱

上分二贴，芦叶同煎服。

通草汤 治诸淋。

木通 王不留行 葵子 茅根 桃胶 瞿麦穗 当归 蒲黄炒 滑石各等分

上㕮咀，每服八钱，水二盏，姜三片，煎八分，空心服。

歌曰：

王苓一两解通淋，滑石三钱末细匀。

灯草木通淡竹叶，煎汤调服便欣欣。

一方，治大人小儿诸淋，兼治小便不利。

葵子 车前子 木通 瞿麦穗 桑白皮 赤茯苓 山栀子 甘草各等分

上㕮咀，每服八钱，水二盏，葱白七寸，同煎，空心服。

一方，治五淋。

赤芍药一两 大槟榔一枚，面裹煨

上为细末，每服三钱，食前白汤调服，效。

参苓琥珀汤 治淋，茎中痛不可忍，相引胁下痛。

人参五分 茯苓四分 川楝子炒，一钱 琥珀三分 生甘草一钱 玄胡索七分 泽泻 柴胡各三分 当归梢二分

上㕮咀，作一服，长流水煎，空心服。

淡竹叶汤 治诸淋宜服。

淡竹叶 甘草 灯心 枣子 乌豆 车前子各等分

上不拘多少，以水浓煎汤，代熟水服，甚妙。

冷　淋

生附汤 治冷淋，小便秘涩，数犯不通，窍中疼痛，增寒凛

---

① 地扁竹：即射干。

凛，多因饮水过度，或为寒泣，心虚志耗，皆有此证。

附子去皮脐　滑石各半两　瞿麦　木通各三分　半夏一钱

上剉散，每服二大钱，水二盏，生姜七片，灯心二十茎，蜜半匙，煎，去滓，空心服。

八味丸方见虚损门　治证同前。

热　淋

八正散　治大人小儿心经蕴热，脏腑秘结，小便赤涩，癃闭不通，及热淋血淋，并宜服之。

车前子　瞿麦　萹蓄　滑石另研　甘草　山栀子仁　木通　大黄面裹煨，各一斤

上㕮咀，每服五钱，水二盏，入灯心，煎至七分，食前温服。一方加灯心、车前草。

导赤散方见遗精门　治心虚蕴热，小便赤涩，或成淋痛。

石韦散　治热淋，多因肾气不足，膀胱有热，水道不通，淋沥不宣，出少起数，脐腹急痛，蓄作有时，劳倦则发，或尿如豆汁，或便出砂石疼痛，兼治大病后余热为淋。

木通　石韦去毛，各一两　甘草　当归　王不留行　滑石　白术　瞿麦　赤芍药　葵子各一两半

上为末，每服二钱，煎小麦汤调下①，食前，日三服。

立效散　治热结淋闷，作痛尿血。

甘草炙　山栀各钱半　瞿麦三钱

上㕮咀，作一服，水二盏，姜三片，葱三茎，灯心五十根，煎八分，服。

火府丹　治心经蕴热，赤涩淋痛。

木通　黄芩各一两　生地黄二两

上为末，炼蜜为丸如桐子大，每服五十丸，木通汤下。

清心莲子饮方见遗精门　治上盛下虚，心火炎上，口苦咽干，

---

① 下：原脱，据《三因极一病证方论》卷十二补。

烦渴微热，小便赤涩，或欲成淋，并宜服之。

石　淋

石燕圆　治小便渗痛不可忍，出沙石而后方通。

石燕烧红，水淬二次，研细　滑石　石韦去毛　瞿麦穗各等分

上为末，面糊为丸如桐子大，每服五十丸，瞿麦穗、灯心煎汤下，日三服。

气　淋

沉香散　治气淋，多因五内郁结，气不舒行，阴滞于阳，而致壅滞，小腹胀满，便尿不通，大便分泄，小便方利。

即前石韦散内去白术、瞿麦、木通，加沉香、橘皮，为末，每服二钱，大麦煎汤调服。

血　淋

小蓟饮子　治下焦结热，尿血成淋。

生地黄洗，四两　小蓟根　通草　滑石研　山栀子仁　蒲黄炒　藕节　甘草　淡竹叶　当归各五钱

上㕮咀，每服七钱，水二盏煎八分，去粗，空心温服。

琥珀散　治五淋涩痛，小便脓血。

琥珀　海金沙①　没药　蒲黄各研

上各一两和匀，每服三钱，食前煎萱草根汤调下，日三服。

发灰散　治血淋。

乱发烧灰，一钱　麝香少②许

上为末，作一贴，醋汤空心调服。又治妇人转脬不尿，最效。男子小便尿血，谓之茎衄，此方主之。

五苓散方见伤寒门　加辰砂细末，每服三钱，灯心煎汤，空心调服。镜面草捣汁，同蜜水调服，亦可。

叶氏治血淋方

阿胶二两，麸炒　猪苓　赤茯苓　滑石　泽泻各一两　车前子

---

① 沙：原作"炒"，据《玉机微义》卷二十八改。
② 少：原作"炒"，据嘉靖本、《世医得效方》卷八改。

半两

上咬咀，每服三钱，水一盏煎七分，五更时服。

一方，治血淋尿血。

生蒲黄　生地黄　赤茯苓　甘草炙，各等分

上为细末，每服三钱，用油头发烧灰，或自己发灰，与前药等分，空心酒调服。

琥珀散　治尿血血淋。

琥珀为细末，每服三钱，空心薄荷、灯心煎汤调服。治诸淋，浓煎葱白汤调二钱服，效。

膏　淋

五淋散　治诸淋，或如豆汁，或如①沙石，或尿血如膏。

赤茯苓二钱　赤芍药　山栀子各五钱　甘草　当归酒浸，各三钱二分半

上咬咀，分二贴，每贴水二钟煎八分，空心服。

鹿角霜丸　治膏淋②，小便③淋闭，黄赤白黯如脂膏。

鹿角霜　白茯苓　秋石各等分

上为末，面糊为丸如梧桐子大，每服五十丸，空心米汤送下，或白汤亦可。

海金沙散　治膏淋。

海金沙　滑石末各一两　甘草二钱半

上为细末，每服一二钱，麦门冬煎汤，空心调服，灯心煎汤服亦可。

劳　淋

地肤子汤　治下焦结热，小便赤黄，茎中痛，出赤血，亦有温病后余热，饮酒房劳，行路冒热，小腹坚，脬胀如斗，并治。

地肤子二钱八分　知母　黄芩　猪苓　瞿麦穗　枳实炒　升麻

---

① 或如：原脱，据《和剂局方》卷六补。

② 膏淋：原脱，据《三因极一病证方论》卷十二补。

③ 小便：原脱，据《三因极一病证方论》卷十二补。

通草　葵子　海藻各九钱

上咬咀，分二贴，每贴水二钟，姜三片，煎至八分，去粗，空心温服。

茯苓调血汤　治酒面过度，房室劳伤，小便出血。

赤茯苓三钱　赤芍药　川芎　半夏曲各一钱半　前胡　柴胡　青皮　枳壳麸炒　桔梗　桑白皮　灯心　甘草　白茅根各一钱二分半

上咬咀，分二贴，每贴姜三片，蜜少许，水二盏，煎八分，空心温服。

鹿角胶丸　治房室伤损，小便尿血。

鹿角胶五钱　油发灰　没药另研，各三钱

上为末，茅根煎汁打糊，丸如梧桐子大，每服五十丸，空心盐汤送下。

溲 多①

菟丝子丸　治小便频多或不禁。

菟丝子酒蒸为饼，一两　牡蛎粉五钱　苁蓉酒洗，一两，焙　附子炮，去皮脐，五钱　五味子五钱　鸡肶胵晒干，炙，一钱半　鹿茸酥炙，五钱　桑螵蛸酒炙，一钱半

上为细末，面糊为丸如梧桐子大，每服五七十丸，空心盐汤或酒送下。

橘皮煎丸　治脾肾俱虚，不进饮食，肌体羸瘦，四肢乏力，常服壮脾胃，益肾水。

三棱煨，一两　陈皮去白，五两　当归酒浸　萆薢　吴茱萸　厚朴姜制　苁蓉酒浸，焙干　肉桂去皮　阳起石酒浸，另研　附子炮，去皮脐　巴戟去心　石斛去根　菟丝子酒浸，焙干为饼　牛膝酒浸　鹿茸酥炙　杜仲去皮，姜汁炒　干姜炮，各一两五钱　甘草炙，三钱

上为细末，用酒二升半，于银石器内将橘皮末熬如饴，却将诸药末入在内，一处搅和匀，仍入臼内捣千百杵，丸如梧桐子大，

---

① 溲（shī 施）多：多尿。溲，水貌。

每服三五十丸，空心温酒或盐汤送下。

川方五子丸　治小便频多，脚膝倦弱。

菟丝子酒蒸　韭子炒　益智仁　小茴香炒　蛇床子炒，各等分

上为细末，酒糊为丸如梧桐子大，每服五七十丸，空心米饮或盐汤下。

遗　尿

家韭子丸　治少长遗尿，男子衰剧，白浊，夜梦泄精，补元气，进饮食。

家韭子炒，一两　鹿茸酥炙，四两　苁蓉酒浸　牛膝酒浸　熟地黄　当归酒浸　菟丝子酒蒸，各二两　巴戟去心，一两半　杜仲炒　石斛　桂心　干姜各一两

上为末，酒糊丸如梧桐子大，每服五十丸，空心盐汤或酒下。小儿丸如绿豆大，量服之。

鸡肠散　治肾与膀胱虚冷，不能约制，故遗尿失禁，或睡自出。

肉桂　龙骨各钱半　鸡肠烧存性　牡蛎粉　白茯苓去皮　桑螵蛸各三钱

上㕮咀，分二贴，每贴水二钟，姜二片，枣一枚，煎至八分，去粗，空心温服。小儿分四贴服。

缩泉丸　治脬气不足，小便频多。

天台乌药去木　益智仁各等分

上为细末，酒煮山药为糊，丸如桐子大，每服五十丸，空心盐汤或酒送下。

鸡内金散　治尿床失禁。

鸡肶胵一具，并肠洗净焙干，烧存性，男用雌鸡，女用雄鸡

上为细末，作一服，空心温酒调服。一方加猪尿脬一个，烧存性，为末，加入前药内服，亦效。

秘真丸方见遗精门　一名秘元丹，治遗尿不禁。

桑螵蛸散方见白浊门　治遗尿失禁。

一方，治禀赋虚弱，小便频数不禁。

五味子四两　熟地黄六两　苁蓉半斤　菟丝子饼二两

上为细末，酒煮山药为糊，丸如梧桐子大，每服五七十丸，空心盐汤或酒送下。

萆薢丸　治小便频数。

川萆薢不以多少

上为细末，酒糊丸如桐子大，每服五十丸，空心盐汤送下。

一方，治夜多小便，老人虚人多有此证。

白芷一两　糯米五钱，炒赤黑色

上为细末，糯米粉糊丸如桐子大，每服五十丸，用木馒头煎汤，空心送下，根亦可。

补脬饮　治妇人生产伤动，尿脬破，终日不能小便，但漏湿不干，服之极效。

用黄系绢一尺生者剪碎，白牡丹根皮为末千叶者，用无不效，白及末一钱。

上用水二碗煮，至绢烂如饧，空心顿服。服时勿得作声，如作声不效。

易简诸方

《肘后方》治诸淋下血，用火麻根十根，咀碎，水三钟煎至一钟，空心作一贴温服。

《外台秘要》治淋，取生续断，不拘多少，捣绞汁，每服空心半盏。即马苏根。

《简要济众》治淋疾，用石燕子七个，捣如黍米粒大，新桑白皮三两，咀如麻豆大，同拌令均，分作七贴，每贴用水一盏煎至七分，去粗，空心午前各进一服。

《姚氏方》① 治卒得淋，取牛尾烧灰存性，为细末，每服二钱，空心白汤调服，瘥。

_____

① 《姚氏方》：指南北朝医家姚僧垣所撰《集验方》。

《道藏经方》① 治淋，取土牛膝净洗一握，水五盏煎至一盏，去粗，用麝香、乳香各少许，研细末，空心调服。

一方，治淋，用黑豆一百二十粒，粉草二寸，剉咀，新水二钟煎至八分，去粗，乘热入滑石末一钱调，空心服。

《修真秘旨》治淋，用赤小豆三合，慢火炒熟，为细末，每服二钱，入葱一茎，细切，用热酒一钟空心调服。

一方，治诸淋，茎中痛不可忍者，用鸡肫内黄皮五钱，取去沙石，阴干，烧存性，为末，作一服，不拘时白汤调下，立愈。

《肘后方》治石淋，乱发烧灰，为细末，每服一钱，空心井水调服。

《道藏经》云：治沙石淋，疼痛不可忍，用九肋鳖甲一个，醋酥炙令脆，上研为末，每服一钱，空心温酒调服。

一方，治诸淋，以大萝卜切作一指厚片，将四五片用好蜜淹片时，安鏊②上慢火焙干，又蘸又焙，蜜尽三两，及覆③，令香熟，不可焦，食前细嚼，盐汤下。

《外台秘要》治尿血，车前子叶捣绞取汁，每服五合，空心服之。

一方，治血淋，用山栀子细末，加滑石，各等分，每服二钱，空心用葱白汤调服。

一方，治男子尿血，用隔年烟薰干柿为末，每服二钱，空心盐汤或酒任下。

一方，治大人小儿尿血，川升麻一两，剉碎，用水二钟煎八分，空心温服。

一方，治小便尿出血条，用豆豉一撮浓煎，不拘时服。

一方，治血淋，用鸡心槟榔一枚，麦门冬煎汤细磨浓，沸汤

---

① 《道藏经方》：指《仙传外科秘方》，元代杨清叟撰，明初赵宜真集，收入《正统道藏·太平部》。

② 鏊（ào 傲）：一种烙饼的炊具，平面圆形，中间稍凸。

③ 及覆：《急救良方》卷一作"翻覆炙"三字。

烫热，空心服一盏，当时血止。

《道藏经方》治血淋①，多因虚损得之，可用平胃散，每服五钱，加龙骨一钱，水二钟煎至八分，去粗，空心温服，数服见效。

一方，治血淋，白梅三两，烧灰存性，为末，入麝香少许，酒糊丸如桐子大，每服五十丸，空心白汤送下。

《千金方》治遗尿，用羊肚盛水令满，系两头煮熟，开取水，顿服。

一方，治遗尿失禁，以茯苓四两为末，白面一斤，水和，捏饼烧熟，空心食之。

孙思邈方，治遗尿，小便涩赤。用白术、防己各二钱，上咬咀，作一贴，水一钟煎至七分，去粗，空心温服，瘥。

一方，治遗尿失禁，用小茴香净一钱，入盐少许，同炒为末，临卧炙糯米糕一片，蘸茴香末食之，温酒送下。

一方，治遗尿失禁，猵猪脬②一个，盛糯米，入椒盐煮烂，去米，只用猪脬②切片，蘸茴香末吃，以好热酒送下，空心临卧空腹各进一服。

《集验方》治遗尿，取雄鸡肠烧为末，用三指一撮，空心白汤调下，或服二钱亦可。

一方，治血淋，用竹茹五钱，水二钟煎至一钟，去粗，空心温服，皆治失血。

一方，治血淋，以生地黄、生姜各不拘多少，捣取自然汁，相和，空心服一盏，不愈再服。

本草方：治血淋，用棕榈不拘多少，烧灰，每服一钱，空心米饮调服。

一方，治血淋，以干姜、茅根等③分，入蜜少许，水二钟煎至一钟，空心温服，多服见效。

---

① 淋：原作"林"，据嘉靖本、《仙传外科秘方》卷十改。
② 脬：原作"浮"，据嘉靖本改。
③ 等：原作"寺"，据嘉靖本改。

关格门

《难经》云：五脏之气于何发起？通于何许？可晓以不？然。五脏者，当上关于九窍也。故肺气通于鼻，鼻和则知香臭矣；肝气通于目，目和则知黑白矣；脾气通于口，口和则知谷味矣；心气通于舌，舌和则知五味矣；肾气通于耳，耳和则知五音矣。五脏不和则九窍不通，六腑不和则留结为痈。邪在六腑，则阳脉不和，阳脉不和则气留之，气留之则阳脉盛矣；邪在五脏，则阴脉不和，阴脉不合则血留之，血留之则阴脉盛矣。阴气太盛，则阳气不得相营也，故曰格；阳气太盛，则阴气不得相营也，故曰关；阴阳俱盛，不得相营也，故曰关格。关格者，不得尽其命而死矣。经言气独行于五脏，不营于六腑者，何也？然。夫气之所行也，如水之流，不得息也。故阴脉营于五脏，阳脉营于六腑，如环无端，莫知其纪，终而复始，其不覆溢①，人气内温于脏腑，外濡于腠理②。

四明陈氏曰：腑有邪则阳脉盛，脏有邪则阴脉盛。阴脉盛者，阴气关于下，阳脉盛者，阳气格于上，然而未至于死。阴阳俱盛，则既关且格，格则吐而食不下，关则二阴闭，不得大小便而死矣。脏腑气和而相营，阴不覆，阳不溢，又何关格之有？

治 法

关格必用吐，提其气之横格③，不必在出痰也。有痰宜吐者，二陈汤吐之，吐中便有降。有中气虚不运者，补气药中升降。

---

① 覆溢：据《难经·三难》，脉"上鱼为溢"，为外关内格，阴乘之脉，"入尺为覆"，为内关外格，阳乘之脉。
② 五脏……腠理：语本《难经·三十七难》。
③ 横格：交错而格拒不顺。

一妇人心①脾疼，后大小便不通，皆是痰隔②中焦，气滞于下焦，二陈加木通，初吃后煎相吐之。

　　寒在上，热在下，脉两寸俱盛四陪以上。

---

　① 　心：《丹溪心法》卷三无此字。
　② 　隔：原作"膈"，据《丹溪心法》卷三改。

二便不通门

林诚中曰：大肠为传导之官，变化出焉。膀①胱为州都之官，津液藏焉，气化则能出矣。平居之人，五藏贵乎平顺。阴阳二气不偏，然后津液流通，肠脏滋润，则传送入经矣。摄养乖理，或致邪气客搏，三焦气约，运导不行，则二便为之闭结矣。燥则润之，涩则滑之，塞则通之，此一定之法也。

治　法

大便不通，不言冷而言热燥风燥，有阳结阴结，年老气虚，津液不足而结者。治法云：肾恶燥，急食辛以润之，结者散之。如少阴不得大便，以辛润之；太阴不得大便，以苦泻之。阳②结者散之，阴结者热之。若小便自利，大便硬，不可下，以脾约丸润之。诸风热燥结者，亦可润之。有物而结，当下之。若不究其源，一概用巴豆、牵牛之类下之，损其津液，燥结愈甚，复下复结，遂成不救之证，可不慎③哉？

小便不通者，用吐之，吐之以提其气，气升则水自降下，盖气承载其水也。

气虚，参、芪、升麻等先服后吐，或参芪药中探吐之；血虚，四物汤先服后吐，或芎归汤中探吐亦可；痰多，二陈汤先服后吐。已上皆用探吐。若痰气闭塞者，加木香、香附探吐。有寒④热者，当利之。有热有湿，有气结于下，宜清宜燥宜升。

附：养生方导引法

一法，正坐，以两手交背后，名曰带便，愈不能大便，利腹，

---

① 膀：原作"胱"，据嘉靖本改。
② 阳：原作"肠"，据《兰室秘藏》卷四改。
③ 慎：原作"通"，据《兰室秘藏》卷四改。
④ 寒：《丹溪心法》卷三作"实"。

愈虚赢。反叉①两手着背上，推上使当心许，踑坐，反到②九通，愈不能大小便，利腹③，愈④虚赢也。

一法，龟行气，伏衣被中，覆口鼻，头面正卧，不息，九通，微鼻出气，治大便闭塞不通。

一法，偃卧，直两手，捻左右胁，除大便难，腹痛，腹中寒。口内气，鼻出气，温气咽之数十，病愈。

四物汤

芎归汤并见妇人门

二陈汤方见痰饮门

小便不通

八正散方见淋门　加灯心、枳壳、车前、地肤子，煎服。

五苓散方见伤寒门　用灯心、车前叶煎汤，调三钱，空心服。

通心饮方见淋利门　加灯心、滑石⑤、麦门冬、桑皮，煎，去粗，入车前子末，调服。

琥珀散　琥珀一味，为末，用人参、萱草根、灯心皆可煎汤，空心调一钱服。

葱白汤　治小便卒暴不通，小腹胀急，气上冲心，闷绝欲死，此由暴气乘膀胱，或惊忧气无所伸，郁闭迫冲胕气致此。

陈皮三两　葵子一两

上咬咀，每贴八钱，水二盏，葱三茎，煎一盏，去粗，食煎温服。

滋肾丸　治不渴而小便闭，邪热在血分也。

黄柏三两，剉，酒浸拌，阴干　知母酒浸，阴干，二两　肉桂一钱半

上为末，熟水丸如桐子大，每服五十丸，白汤下，日进三服，

---

① 叉：原作"久"，据《诸病源候论》卷十四改。

② 到：同"倒"。《说文解字通正》："《太玄经》'颠衣到裳'，是'到'正字，'倒'，新字。"

③ 腹：与下句"愈"字原倒，据《诸病源候论》卷十四移此。

④ 愈：与上句"腹"字原倒，据《诸病源候论》卷十四移此。

⑤ 滑石：此下原衍"煎"字，据《世医得效方》卷六删。

食前。

清肺饮子 治渴而小便闭，邪热在气分也。

茯苓去皮　猪苓去皮　白术　泽泻　琥珀　瞿麦　官桂各一钱
灯心二分　木通一钱四分　车前子炒，四钱　通草四分　萹蓄一钱四分

上咬咀，分二贴，每贴水二盏煎八分，去粗，食前热服。此证
五苓散、八正散皆可服之。

导气除燥汤 治饮食劳倦而小便闭塞，乃血涩，气不通而窍
涩也。

知母酒洗，三钱　黄柏酒洗，四钱　滑石四钱　泽泻三钱　茯苓
二钱

上咬咀，分二贴，每贴水二盏煎八分，去粗，空心服。

黄连汤 治因服热药过多，小便不利，或脐下闷痛不可忍。

黄连炒　黄柏炒　甘草炙，各等分

上咬咀，每服五钱，水一盏半煎七分，去粗，空心服，如昼不
通，加知母助阴。

一方，治小便不通，脐下满闷。

海金沙一两　腊面茶半两

上为细末，每服三钱，煎生姜甘草汤调下，未通再服。

转　胞

一方，治转胞，小便不通，先用：
良姜　葱头　紫苏茎叶①

上三件煎汤，密室内熏洗小腹、外肾、肛门，留汤再添，蘸
洗拭干，绵被中仰坐垂脚，自舒其气。次用：

葵子二钱　赤茯苓　赤芍药　白芍药②

上咬咀　分二贴　每贴水二盏煎八分，乘热调苏合香丸一丸，
并研细青盐半钱，食前服。

---

① 紫苏茎叶：《世医得效方》卷六此下有"各一握"三字。
② 白芍药：《世医得效方》卷六此下有"各半两"三字。

滑石散 治脬为热所迫，或因忍小便致令水气①迫于脬系，屈擗②不得充胀，小便不得通，小腹急痛，不治则害人性命。

寒水石一两，研 滑石一两，研 葵子一合 乱发烧灰 车前子木通各一两

上咬咀，每贴一两，水二盏煎至一盏，去粗，食前服。

又法，炒盐半斤，囊盛熨小腹，冷即易之。

发灰散方见淋门 男子小便尿血，谓之茎衄，此方主之。又治男子妇人转胞不尿，最效。

八味丸方见虚损门 治肾虚，小便闭涩不通，或过服凉药者，每服五十丸，空心盐汤下。又治虚人下元冷，胞转，不得小便，膨急切痛，经四五日困笃欲死者，服之效。

附子散 治小便不通，两尺脉俱沉微，乃阴虚故也，曾服通滑之药不效者，宜服之，效。

附子一个，重一两，炮，去皮脐，盐水浸透 泽泻不蛀者，一两

上咬咀，分四贴，每贴水二盏，灯心七茎，煎八分，食远服。

治小便不通，诸药不效，或转胞至死危困，此法用之，小便自出而愈。用猪尿胞一个，底头出个小窍，见着翎筒通过，放在窍内，根底用细线系定，翎筒口子细杖子堵定，上用黄蜡封尿胞口头，吹满气七分，系定了，再用手捻定翎筒根头，放了黄蜡，堵塞其翎筒，放在小便头，放开翎筒根头，手捻其气透里，自然小便即出，大有神效。

大便不通

凡大便不通，三焦约证，小腹痛，不得大小便。邪气入客，约而不行，故水谷皆不通也，宜服枳壳丸。

枳壳丸 治三焦约证，调顺三焦，消痞滞，利胸膈，治风，通大小便。

---

① 气：原作"道"，据《世医得效方》卷六改。
② 屈擗：《世医得效方》卷六作"屈辟"。

陈皮一两　槟榔五钱　枳壳二两，麸炒　木香二钱半　黑牵牛末半生半炒，七钱半

上为细末，炼蜜丸如桐子大，每服三十丸，日三服，姜汤下。

凡大便不通，脾约证约者约束也。《内经》曰：饮入于胃，游溢精气，上输于脾，脾气散精，上归于肺，通调水道，下输膀胱，水精四布，五经并行，是脾主为胃行其津液者也。若趺阳脉浮而涩，则胃气强而脾气弱，约束津液，不得四布，但输膀胱，致小便数，大便难也，宜服脾约麻仁丸，以通肠润燥。

脾约麻仁丸

麻子仁另研　大黄半生半煨　厚朴制　赤芍药各二两　杏仁去皮尖，另研　枳实麸炒，各二两

上为末，炼蜜丸如桐子大，每服五十丸，空心米饮送下。

疏风散　治大便不通，风毒闭结。

枳壳麸炒　防风　羌活　独活　麻子仁炒，另研　杏仁去皮尖，炒　甘草炙　槟榔　白芷　威灵仙　蒺藜炒，各钱半

上㕮咀，分二贴，每贴水二盏，姜五片，蜜一匙，煎八分，去柤，空心温服。

搜风顺气丸方见脚气门　治风气脚气，大便闭结，虚老小儿宜服。

神功丸　治气壅风盛，大便闭涩，后重疼痛，烦闷。

大黄四两，煨　人参二两　诃子肉四两　麻仁二两，另研

上为末，炼蜜丸如梧桐子大，每服五十丸，空心米饮送下。

积热闭结证

积热闭结，宜三黄丸方见积热门。

倒换散　治无问久新，癃闭不通，小腹急痛，肛门肿疼。

大黄大便不通用一两，小便不通用五钱　荆芥大便不通用半两，小便不通用一两

上为细末，每服一二钱，食远白汤调服。

千金丸　治脏腑壅滞气结，或内有癥瘕，痔虫蛔虫所攻，心腹俱痛，及脚气肿满，休息久痢，并风痰疮肿，疥癣积热，大便

闭结。

大黄十两　木香一两

上为末，醋糊丸如桐子大，每服二三十丸，食远白汤送下。

虑瘕证

槟榔丸　治大肠有遗热，津液壅滞，腹痛闭涩。

槟榔　大黄煨　枳壳麸炒，各二两　桃仁去皮尖，炒，另研　麻子仁另研　木香各一两

上为末，炼蜜丸如桐子大，每服二三十丸，空心温酒或白汤送下。

虚人风闭证

皂角丸　治大肠有风，大便闭结，老人宜服。

皂角炙，去皮弦子　枳壳去穰，麸炒，各等分

上为末，炼蜜丸，或饭饮丸亦可，如桐子大，每服七十丸，空心米饮下。

歌曰：

皂角除皮带性烧，研为细末蜜和调。

丸如桐子米饮下，脏腑通行在一朝。

润肠丸　治大便闭涩不通。

杏仁炒，去皮尖　枳壳麸炒　麻仁另研　陈皮各半两　阿胶炒　防风各二钱半

上为末，炼蜜丸如桐子大，每服五十丸，空心苏子、荆芥煎汤任下。

润肠汤　治大便闭涩，连日不通。

麻仁盏半，细研，用水浸，滤取浓汁　脂麻半盏，略炒，研，用水浸，滤取浓汁　桃仁汤浸，去皮炒黄，研如泥　荆芥穗各一两

上入盐少许，同荆芥穗煎，去相，每服一盏，不拘时，可以代茶饮之，以利为度。

气闭证

三和散方见气门　治七情气结，以致脾胃不和，心腹痞闷，大

便秘涩，及脚气上攻，胸腹满闷，大便不通。

六磨汤　治气滞，腹急闷，大便秘涩。

沉香　木香　槟榔　乌药　枳壳　大黄各等分

上用白汤俱磨浓汁，空心温服。

橘杏丸　治弱人气秘，大腑不通。

橘皮　杏仁去皮尖，各等分

上为末，炼蜜丸如桐子大，每服五十丸，食远米饮送下。

紫苏麻仁粥　能顺气，滑大便。

紫苏子　麻子仁

上二味不拘多少，研烂，水滤取汁，煮粥食之。

推气丸方见气门　治三焦痞塞，气不升降，大便秘，小便黄。

枳壳丸　与前治证同。

皂角炙，去皮弦子　枳壳麸炒　大黄　羌活　木香　陈皮　桑皮炒　白芷各等分

上为末，炼蜜丸如桐子大，每服七十丸，空心米饮送下。

小通气散　治虚人忧悲伤肝，致令秘涩，或服燥药太过。

陈皮去白　嫩紫苏茎叶　枳壳去瓤，麸炒　木通去皮节，各等分

上㕮咀，每贴八钱，水二盏煎八分，去粗，食远温服。

推车散　治大小便秘，经月欲死者。

推车客①七个，男用头，女用身　土狗七个，女用头，男用身

上二物，新瓦上焙干为末，用虎目树皮②向南者浓煎汁调③，不拘时，只一服神效。

木香逐气丸　治食积气滞，通利大便，兼治脚气，小肠气，攻刺疼痛。

陈皮　青皮　槟榔各半两　木香一钱半　巴豆霜钱半

上为末，姜汁调神曲末糊，为丸如梧桐子大，每服十丸，食

---

① 推车客：即蜣螂。

② 虎目树皮：香椿树皮。

③ 调：当作"调服"二字。

远姜汤下。气攻腹痛，枳壳、木瓜煎汤下。

积滞秘结证

木香脾积丸 方见积聚门

虚秘证

半硫丸 治心腹一切痃癖冷气，及年高风秘冷秘。

半夏洗①七次，研为末　明硫黄搥，研极细

上各等分，以姜汁熬，浸蒸饼末和匀，杵数百下，为丸如梧桐子大，每服十五丸，空心温酒或姜汤下，妇人醋汤下，日进三服。

滋肠②五仁丸 治津液干枯，大便闭涩，传导艰难。

桃仁　杏仁各炒，去皮尖，一两　松子仁一钱二分　柏子仁半两　郁李③仁炒，一钱　陈皮四两，为末

上五仁研匀为膏，入陈皮末和匀，炼蜜丸如桐子大，每服五十丸，空心米饮送下。

润肠丸 治发汗过多，虚耗精液，大便秘结。

苁蓉酒浸，焙干，二两　沉香一两，另研

上为末，麻仁汁煮糊，丸④如桐子大，每服七十丸，空心米饮送下。

威灵仙丸 治老人肠胃虚弱，津液不能内润，气涩不能运导，大便秘结，不问风冷气秘皆治。

威灵仙　黄芪蜜炙，各一两　枳壳麸炒，五钱

上为末，炼蜜丸如梧桐子大，每服七十丸，空心米饮送下。

通　治

厚朴汤 凡脏腑之秘，不可一例治疗，有虚秘实秘。胃实而

---

① 洗：原作"先"，据嘉靖本改。《和剂局方》卷六作"汤浸"二字。
② 肠：原作"赐"，据嘉靖本、《杨氏家藏方》卷四改。
③ 李：原作"里"，据嘉靖本、《杨氏家藏方》卷四改。
④ 丸：原脱，据《卫生易简方》卷五补。

秘者，能饮食，小便赤，当以麻仁丸、搜风顺气丸、三黄丸、推气丸、千金丸方并在前、七宣丸、七圣丸之类下之；胃虚而秘者，不能饮食，小便清利，厚朴汤主①之。盖实秘，物也，虚秘，气也②。

厚朴制，一钱六分　白术四钱　半夏曲一钱八分半　枳实麸炒，钱半　陈皮三钱　甘草炙，二钱

上㕮咀，分二贴，每贴水二盏，姜三片，煎八分，去柤，食远温服。

七宣丸　治风气结聚，宿饮不消，兼砂石皮毛在腹中，及积年腰脚疼痛，冷如冰石，脚气冲心，烦愦闷乱，头旋晕倒，肩背重痛，心腹胀满，胸膈闭塞，风毒肿气，连及头面，大便或秘，小便时涩，脾胃气痞，不能饮食，脚转筋，掣痛挛急，心神恍惚，眠卧不安等疾。

柴胡去苗，洗　枳实麸炒　木香　诃黎勒皮各五两　桃仁去皮尖，炒，六两，甘草炙，四两　大黄煨，十五两

上为细末，炼蜜丸如桐子大，每服二十丸，米饮食后服，稍增至四五十丸，取宣利为度，觉病势退止服。量老少虚实加减。

七圣丸　治风气壅盛，痰热结搏③，头目昏重，涕唾稠黏，心烦面赤，咽干口燥，精神不爽，夜卧不安，肩背拘急，胸膈痞闷，腹胁胀满，腰胯沉重，大便秘结，小便赤涩。

川芎　肉桂去皮　木香　羌活去芦　槟榔各半两　郁李④仁去皮　大黄蒸焙，一半生用，各一两

上为细末，炼蜜丸如梧桐子大，每服十五丸至二十丸，食后临卧白汤下，量虚实加减。

一方，治大人小儿见风，与滞血留蓄上焦，胸膈高起，大便

---

① 主：原作"生"，据嘉靖本改。
② 也：原作"丸"，据《卫生宝鉴》卷十七改。
③ 搏：原作"博"，据《卫生宝鉴》卷十七改。
④ 李：原作"里"，据《卫生宝鉴》卷十七改。

不通。

芍药　大黄　枳壳麸炒　桔梗炙，各一钱　木香　甘草炙，各半钱

上咬咀，作一贴，水二盏，姜三片，煎八分，去粗，食远温服。

掩脐法　治大小便不通，用连根葱一枝，带土不洗，以生姜一块，淡豉二十粒，入盐一匙，同研极烂，捏作饼，烘热，掩脐中，以帛扎①定，良久气通自下，愈。

蜜煎导　凡秘结虚羸之人，服药不得，欲通利者，宜用蜜法以导之。用蜜四两，内铜器中，微火煎之，稍凝似饴状，搅之勿令焦，捻作挺子，令头锐大如指，长二寸许，当热时急作，冷则硬，内谷道中，以手急抱，欲大便时乃去之。

导滞通幽汤　治大便难，幽门不通上冲，吸门不开噎塞，不便燥闭，气不得下，治在幽门，以辛润之。

当归　升麻　桃仁泥各一钱　生地黄五分　红花一分　熟地黄五分　甘草炙，一分

上咬咀，作一贴，水二盏煎八分，去粗，调槟榔末半钱，稍热服。

易简诸方

歌曰：
酸浆草入治淋科，新汲井泉双手接。
绞取汁来如意饮，小便当日解通和。
又：
车前草汁治诸淋，烂捣将来井水浸。
滤②汁浓煎五苓散，食前数服便宽心。

一方，治腹满，大小便不利，气急，甘遂一钱半，为末，每服五分，食前白汤调下。如觉心下烦，得微利为度。

---

① 扎：原作"札"，据《世医得效方》卷六改。
② 滤：原作"虑"，据嘉靖本改。

经验方，治大小便不通，用白矾细研末，令患人仰卧，置矾末①于脐中满，以新汲水滴之，候患人觉冷透，腹内即自然通。如曾灸无脐孔，即于原灸盘上用纸作圈子笼灸盘，高一指半已来，著矾末在内，仍依前法用水滴之。

一方，治小便不通及脬转，取梁上土三指一撮，水一盏空心调服。

一方，治小便不通，以朴硝为末，每服二钱，空心煎茴香汤调服。

一方，治小便不通，用萹竹②一握，水一盏半煎至一盏，空心服。

一方，治小便不通，以莴苣菜捣如泥，贴脐。或用盐填脐内，灸三壮。

葛稚川③方：治忍小便脬转，自取手爪甲烧灰，空心温水调服。

《日华子》云：治小水不通，用海巴儿一对，一个生，一个烧存性，为末，作一服，空心温酒调服。

《道藏经》云：治小便不通，用乌桕木皮煎汤，调下五苓散二钱，空心服，立通。如无药处，只以桕皮煎汤亦可，或用木尤佳。

一方，笔头灰年久者，主小便不通，小便数难，阴肿中恶，脱肛淋沥，烧灰，水调服。

一方，用车前子捣末，空心白汤调服三钱，效。

《外台秘要》治下部闭不通，取蒴藋根一把捣烂，入水和，绞去滓，强人服一升，数用之，并治脚气。

一方，治大便不通，大田螺三五枚，以盐一匙和捣烂，置脐下一寸三分，以帛扎定。

《肘后方》治卒关格，大小便不通，支满欲死。葵子二升，水四升煮取一升，顿服。内猪脂如鸡子一丸，则弥佳。

---

① 末：此下原衍"涂"字，据《证类本草》卷三删。
② 萹竹：即萹蓄。"萹"原作"篇"，据文义改。
③ 葛稚川：即葛洪。葛洪字稚川，故称。

《简要济众》治大便涩不通，牵牛子半生半炒熟，捣为末，每服二钱，煎姜汤调下。如未通再服，以热茶调下，量虚实，无时候加减服之。

《圣惠方》治大便卒结，涩滞不通，用羊蹄根一两，为咀，水一大盏煎取六分，去相，空心温服。

《肘后方》治大便不通，研麻子，相和为粥食。

《产书》疗小便不通及胞转，用桑螵蛸为末，米饮服方寸匕，日三。

《产宝方》治卒不得小便，杏仁二七枚，去皮尖，炒黄，米饮服之，瘥。

疝气门

子和曰：疝有七，前人论者甚多，非《灵枢》《素问》《铜人》之论，余皆不取，非余好异也，但要穷其原耳。俗工不识，因立谬名，或曰膀胱，或曰肾冷①，或曰小肠气。立名既谬，并丧其实。何哉？盖医者既断为膀胱、肾冷②、小肠气，必曰虚寒所致，其药之用也，不附子、乌头，则干姜、官桂之类，饵之曾无殊效，浸成大错，曾无觉者。岂知诸疝皆归肝经，其奈庸流归之小肠腪囊。夫膀胱水府，专司渗泄，小肠水道，专主通流，肾为少阴，总统二水。人之小溲自胃入小肠，渗入膀胱，膀胱者腪囊也，气化则水出茎端，此常道也。及其为疝，乃属足厥阴肝经，盖环阴器而上入小肠者，足厥阴肝经也。夫肝肾皆属于下，与冲、任、督相附，然《灵枢经》言足厥阴③肝经病，则有遗溺、癃闭、狐疝，主④肾与膀胱、小肠三经则不言疝，是受疝之处乃肝之部分也。且《内经》男子宗筋为束骨之会也，而肝主筋，睾者囊中之丸，虽主外肾，非厥阴环而引之，与玉茎无由伸缩。在女子则为篡户，其内外为二，其一曰廷孔，其二曰窈漏，此是厥阴与冲、任、督之所会也。

《灵枢》言：足厥阴之经筋聚⑤于阴器，其病伤于寒则阴缩入，伤于热则纵挺不收，治在行水⑥，清⑦阴气⑧。故阳明与太阴、厥阴之筋皆会于阴器，惟厥阴主筋，故为疝者必本之厥阴。《灵枢》又言：足厥阴之别，名曰蠡沟，去内踝五寸，别走少阳，循

---

① 冷：原作"余"，据《儒门事亲》卷二改。
② 冷：原作"余"，据《儒门事亲》卷二改。
③ 阴：原脱，据《儒门事亲》卷二补。
④ 主：当作"至"。
⑤ 聚：《灵枢·经筋》作"结"。
⑥ 水：原作"卧"，据《灵枢·经筋》改。
⑦ 清：原作"渍"，据《灵枢·经筋》改。
⑧ 气：原作"器"，据《灵枢·经筋》改。

胫上睾①，结于茎，其病气逆则②睾肿卒疝，实则挺长，虚则暴痒，取之所别矣。岂非厥阴为受病之处耶？《灵枢》又言：邪在小肠，连睾系，属于脊③，贯肝肺④，络⑤心系，气盛厥逆，上冲肠胃，熏肝，散于肓⑥，结于脐，故取之肓原以散之，刺太阴以平⑦之，取厥阴以下之，取巨虚下廉以去之，按其所过⑧之经以调之。此其初虽言邪在小肠，至其治法必曰取厥阴以下之，乃知诸疝关于厥阴，可以无疑。

以脉考之，《素问》论六疝虽见于他脉中，皆言风疝者，足厥阴肝经之气也。《灵枢》亦云三脏⑨脉之疝，皆以滑为疝也。三阴急为疝，三阳急为瘕。王太仆云：太阳受寒，血凝为瘕；太阴受寒，气聚为疝⑩。此言太阴受寒，传之肝经也，可以温药逐之，不可以温药补之。若补之者，是欲病去而强挽留之也。历考《素问》三阳为病，发寒热，其传为癞疝，此亦言膀胱非受病之处，必传于厥阴部分，然后为疝也。又言病在少腹，腹痛，不得大小便，病名曰疝，得之寒⑪，言脉急者曰疝瘕，少腹痛⑫。凡言少腹者，岂非厥阴之部分耶？又言脾风传肾⑬，名曰疝瘕。此谓非肝木不能为风气。名曰厥疝，盖脾土虚而不能制水，又为肝木所凌也。又言督脉为冲疝，盖厥阴与冲、任、督俱会于前阴也。岂不明哉？

又尝遍阅《铜人》俞穴，亦相表里，惟厥阴言疝独多，为疝

---

① 循胫上睾：《灵枢·经脉》此上有"其别者"三字。
② 则：原脱，据《灵枢·经脉》补。
③ 脊：原作"肾"，据《灵枢·四时气》改。
④ 肺：与下句"络"字原倒，据《灵枢·四时气》乙正。
⑤ 络：与上句"肺"字原倒，据《灵枢·四时气》乙正。
⑥ 肓：原作"盲"，据嘉靖本改。下同。
⑦ 平：《灵枢·四时气》作"予"。
⑧ 过：原作"遇"，据《灵枢·四时气》改。
⑨ 三脏：指心、肝、肾。
⑩ 太阳……为疝：语出《素问·大奇论》王冰注。
⑪ 病在……得之寒：语出《素问·长刺节论》。
⑫ 脉急……少腹痛：语出《素问·平人气象论》。
⑬ 肾：原作"胃"，据《素问·玉机真脏论》改。

之主也。其它经穴虽亦治疝，终非受疝之地，但与足厥阴相连耳。如运气或在泉寒胜，木气挛缩，禁于此经，或司天燥胜，木气抑郁于此经，或忿怒悲哀，忧抑顿挫，结于此经，或药淋外固，闭尾缩精，壅于此经，其病差别如此。

　　且夫遗溺闭癃，阴痿胕痹，精滑白淫，皆男子之疝也，不可妄归之肾冷。血涸不月，月罢腰膝上热，足躄，嗌干癃闭，少腹有块，或定或移，前阴突出，后阴痔核，皆女子之疝也，但女子不谓七疝而谓之瘕。若年少而得之，不计男子妇人，皆无子。故隐蔽委曲之事，了不干胕、肾、小肠之事，乃足厥阴肝经之职也。奈俗方止言胕、肾、小肠，殊不言肝木一句，惑人甚矣。且肝经乙木也，木属东方，为心火之母也。凡疝者，非肝木受邪，则肝木自甚也，不可便言虚而补之。《难经》所谓东方实，西方虚，泻南方，补北方，此言泻火木自平，金自清，水自旺①也。

　　七疝，下去其病之后，可调则调，可补则补，各量病势，勿拘俗法。经所谓阴盛而腹胀不通者，癫癃疝也，不可不下。

　　《脉经》曰：肾脉大急沉为肾疝，肝脉大急沉为肝疝，心脉搏滑急为心疝，肺脉沉搏为肺疝。三阴急为脾疝。三阴，脾脉也。寸口脉弦而紧，弦紧相搏，则为寒疝。趺阳脉虚迟为寒疝，寒疝绕脐痛，若发则自汗出，手足厥寒②。

治　法

　　大凡治疝痛，湿热痰积流下作病，大概因寒郁而作。即痰饮、食积并死血，专主肝经，与肾经绝无相干，大不宜下。

　　食积与死血成痛者，栀子、桃仁、山楂、枳实、吴茱萸，以生姜汁、顺流水煎汤调服。一方加茴香、附子。

　　又有挟虚者，当用参、术为君，佐以疏导之药，其脉沉紧豁③

---

　　① 旺：原作"土"，据《儒门事亲》卷二改。
　　② 《脉经》……厥寒：语本《玉机微义》卷二十四。
　　③ 豁：原作"滑"，据《丹溪心法》卷四改。

大者是。

按之不定者须用桂枝，属虚故也，桂枝、山栀炒、乌头细切、炒，上为末，姜汁糊丸，每服三四十丸，姜汤下，大能劫痛。

附：养生方导引法

挽两足指，五息止，引腹中气，去疝瘕，利孔窍。

一法，坐，舒两脚，以两手捉大拇指，使足上头下，极挽，五息止，引腹中气遍行身体，去疝瘕病，利诸孔窍，往来易行，久行精爽，聪明修长。

一方，治诸疝，定痛速效。

枳实十五个　山栀炒　山楂炒　吴茱萸炒①，各等分

上为末，酒糊为丸如桐子大，每服五十丸，食前姜汤送下。或为末，生姜水煎服二钱。湿胜，加荔枝核炮。

一方，治疝痛。

山楂炒，四两　枳实麸炒　茴香炒　山栀炒，各二两　柴胡　牡丹皮　桃仁　八角茴香炒　吴茱萸炒，各半两

上为末，酒糊丸如桐子大，每服五十丸，空心盐汤下。

寒　疝

其状囊冷，结硬如石，阴茎不举，或控睾丸而痛。得于坐卧湿地，或寒月涉水，或置雨雪，或坐卧砖石，或风寒冷处，使内过劳。宜以温剂下之，宜禹功散、加味五苓散送下青木香丸。

禹功散

牵牛头末一钱　茴香二钱半

上为末，姜汁调三钱，临卧服。或加木香二钱。

加味五苓散

泽泻二钱半　肉桂一钱　赤茯苓　白术　猪苓各一钱半

上咀一贴，加葱三茎，灯心十五茎，茴香盐炒一撮，川楝子三个去核，共用水煎或酒煎，送下青木香丸。

---

① 炒：原作"或"，据《丹溪心法》卷四改。

青木香丸

黑牵牛头末钱二分　补骨脂炒　荜澄茄　木香各三钱　槟榔酸粟米饭裹，湿纸包，火中煨令纸焦，去饭，四钱

上为细末，入牵牛末令匀，以清水和，为丸如绿豆大①，每服二十丸，茶汤、熟水任下。

水　疝

其状阴囊肿痛，阴汗时出，或如水晶，或囊痒，搔出黄水，或小腹中按之作水声。得于饮水醉酒，使内过劳，汗出而遇风寒冷②□。

□上咀，每服七钱，水二盏，麦门冬十个，煎熟，加柴胡、薄荷。

血　疝

其状如黄瓜，在小腹两旁，横骨两端约中，俗云便痈。得于重感，春夏大燠③，劳于使内，气血流溢，渗入脬囊，留而不去，结成痈肿，又或强致情欲，或当泄不泄。宜以和血之剂下之。

玉烛散 治法具痈疽内

当归酒浸　芍药　川芎　枳实　芒硝　熟地黄　大黄　厚朴制，各等分

上㕮咀，每服五钱，水二盏，生姜三片，煎七分，去滓服。

气　疝

其状上连肾区，下极阴囊，或因号泣忿怒，则气郁而胀，怒哮哭罢则气散者是也。宜以散气之药下之。

荡疝丹

川楝子去核，炒　茴香炒　补骨脂炒　牵牛头末各一两　青皮

---

① 大：原作"火"，据《和剂局方》卷三改。
② 冷：此下原书缺卷八第四十四页。嘉靖本留版未刻。
③ 燠（yù 遇）：热。

陈皮各三钱　广茂四钱　木香四钱

上为末，酒糊丸如梧桐子，每服五十丸，空心温酒下。

三①茱丸

山茱萸肉　吴茱萸　石茱萸②炒，各一两　破故纸炒，七钱　黑牵牛炒末，一两　青皮　川楝子一钱，用斑蝥十五个去翅足，炒赤色，去斑蝥不用　茴香炒　青盐各一两半

上为末，醋煮面糊丸如桐子大，每服三五十丸，宜烂研炒桃仁十五个，入温酒或盐汤下药，空心炒茴香汤亦得。

灸法：小儿亦有此疾，俗曰偏气，得之父衰老或年少多病，阴痿精怯，强力入房，因而有子，胎中病也，此疝亦可治，宜灸筑宾穴。

狐　疝

其状如卵，卧则入小腹，行立则出小腹，入囊中。狐则昼出穴而溺，夜则入穴而不溺，此疝出入上下往来与狐相类，亦与气疝大同小异，今③人带钩钤是也。宜以逐气流湿之药下之。

俗呼奔豚气，宜服胡芦巴丸方见后，治大人小儿小肠气，盘肠奔豚疝气，偏坠阴肿，小腹有形如卵，上下走痛不可忍。

立效散　治疝气。

川芎　川楝子　青皮去白　茴香舶上者　黑牵牛炒　桃仁各二钱

上为末，每服二钱，无灰酒一盏煎七分，空心温服。

癞　疝

其状阴囊肿坠，如升如斗，不痒不痛是也。得之地气卑湿，宜以去湿之剂下之，宜三花神佑丸方见前。

橘核丸

橘核炒　海藻洗　昆布洗　海带洗　川楝取肉，炒　桃仁麸炒，

---

① 三：原作"二"，据《杨氏家藏方》卷十改。
② 石茱萸：《杨氏家藏方》卷十作"食茱萸"。
③ 今：原作"令"，据《儒门事亲》卷二改。

各一两半，去皮尖　厚朴制　木通　枳实炒　玄胡索炒　桂心炒　木香各五钱

上为末，酒糊丸，每服七十丸，空心温酒、盐汤①任下。坚胀不消，硇砂二钱醋煮旋入服之。

女人阴户突出，虽以此类，乃热则不禁固也，不可便谓虚寒，而涩之燥之补之。本名曰㿉，宜以苦下之，以苦坚之，宜禹功散方见前、加味五苓散，用葱白三茎，灯心十茎，茴香盐炒一②撮，川楝三个去核，煎汤③调服，或送下青木香丸方见气门七十丸。一法酒煎，妙。服此后，更宜服荜澄茄散方见补益门。

又法，青木香丸二百粒，斑蝥七个去头翅足，为末，用瓦铫于文武火上同炒香，磁碟盖放铫冷，少时吹去斑蝥，取丸作二服，空心酒下，茴香酒亦可。

三花神佑丸

导水丸二方并见前　内加甘遂一两，去湿热腰痛，泄水湿肿满，久雨亦加之；加白芥子三钱二分，加甘遂三钱三分，去遍身走注疼痛；加朴硝三钱三分，退热，散肿毒，止痛，久旱亦加之；加郁李仁三钱三分，散结滞，通关节，润肠胃，行滞气，通血脉；加商陆三钱三分，去腰痛沉重，水肿。

泻心汤

加味通心饮二方见前　治肾与膀胱实热疝气，小便不通，加灯心二十茎，车前子叶五片，煎服。

又方，名如神散，专治小肠气，加黄芩、木通各七钱，甘草炙一钱。

下痔疮④方见诸疮内

玉烛散方见前

---

① 盐汤：此二字原脱，据《济生方》卷四补。
② 一：原脱，据《世医得效方》卷三补。
③ 汤：原脱，据《世医得效方》卷三补。
④ 下痔疮：此三字疑误。

荡疝丹

三茱丸二方见前　治疝气痛，外肾肿坠。

胡芦巴丸　治大人小儿小肠气，盘肠奔豚，疝气偏坠，阴肿，小腹有形如卵，上下走痛不可忍。

胡芦巴炒，二两　茴香盐炒，一两半　吴茱萸汤洗，炒，一两二钱半　川楝子去核，炒，二两二钱半　巴戟去心，炒，七钱半　川乌炮，去皮尖，七钱半　黑牵牛炒，取头①，二两半

上为末，酒糊丸如梧桐子大，每服三五十丸，空心酒送下，小儿服三五丸，茴香汤下。

立效散　治疝气。

橘核丸二方见前　治一切癞疝，卵核肿胀，偏大小，坚硬如石，或引脐腹疗痛，胕囊成疮，毒轻则时出黄水，甚则成痈溃烂。

三白散　治膀胱蕴热，风湿相乘，阴囊肿胀，大小便不利。

白牵牛一两　桑皮炒　白术　木通　陈皮各五钱

上为末，每服二钱，食前姜汤调服。

茱萸内消丸　治阴癞偏大，上攻脐腹疗痛，胕肿，生疮疡。

山茱萸去核，炒　海藻洗，焙　川乌炮，去皮尖　茴香舶上者，炒　白蒺藜炒，去刺　青皮　食茱萸　吴茱萸汤洗七次，焙　肉桂去皮，各二两　大腹皮酒洗，焙　玄胡索各二两半　木香一两半　川楝子炒，二两　桃仁去皮尖，麸炒　枳实去穰，麸炒　陈皮去白，各一两

上为末，酒糊丸如梧桐子，每服二十丸，空心温酒下。一方五味子一两。

海藻丸　治偏坠疝气。

海藻　海带各一两　斑②蝥二十八个，去翅足　巴豆二十八个，去壳

上将斑蝥、巴豆二味生绢袋盛，用米醋一碗，以瓦铫盛，四味同煮干，去斑、豆，将带、藻二味焙干，细研末，以淡豆豉百粒，以煮豆余醋略浸，蒸研为膏，和末丸如桐子大，入麝香少许，

---

①　头：当作"头末"二字。
②　斑：原作"盘"，据《世医得效方》卷三改。

朱砂三钱，研细，入麝香再研匀，为衣，晒干，以新瓦罐收之，每初服七粒，次服十粒，三服十五粒。若未愈，再进三两服，皆用十五粒，以盐炒茴香细嚼①，酒吞下，空心服。忌鸭、酢酱、动气等物。久病三五服效。

敷法

牡蛎一两，煅　　良姜一两

上为末，唾津调，敷偏处，须臾如火热着痛，即安。

歌曰：

二钱牡蛎一干姜，煅蛎炮姜细研良。

葱汁和调临睡傅，久新癞气便安康。

乌头桂枝汤　治风寒疝气，腹中疼痛，手足逆冷，及贼风入腹，攻刺五脏，拘急转侧，叫呼阴缩，悉主之。

肉桂去粗皮　芍药各三钱三分　甘草炙，二钱半　大乌头去皮，一个，蜜煮，洗切

上咀，分二贴，姜五片，枣三枚，入前蜜半合，煎八分，食前服。

仓卒散方见心腹痛　治寒疝，心腹卒痛，膀胱肾气，冷重如石。

夺命散　治疝气。

玄胡索盐炒　全蝎各五钱

上为末，每服半钱，盐酒调下，空心。

苦楝丸　治奔豚气，小腹痛不忍。

川楝肉　茴香　附子各一两，炮

用酒二升煮，酒尽为度，晒干为末，每一两入全蝎十八个，玄胡子五钱，丁香十五个，为末，酒糊丸，每服百丸，空心酒下，痛甚，当归酒下。

川楝散　治证同前。

木香末　茴香盐炒　川楝肉各一两，剉，巴豆十个同炒，去豆

上为末，酒调服二钱，空心。

---

① 嚼：原作"爵"，据嘉靖本、《世医得效方》卷三改。

神保丸方见心痛门　治肾气，胁下痛，膀胱气。炒茴香酒下。

寸金丸　治元阳虚弱，寒气攻冲，膀胱小肠发肿作痛①，牵连小腹阴间，致身上增②寒撮痛。

楮③实子　川楝子去枯，各一两　巴豆炒，七粒　全蝎炒，二十七个　当归酒浸一宿，一两半

上为末，浸药酒糊④糊丸芡实大，空心酒下三丸，盐汤亦可，日三服。

麝香大戟丸　治阴癫肿胀，小肠气痛。

胡芦巴四两，炒　大戟半两，炒黄　麝香一钱，另研　舶上茴香川楝子各六两　槟榔去底　附子炮，去皮脐　诃子煨，去核，酒浸，干木香各一两

上为末，将川楝以酒二升，葱白七根长四寸煮，练子软，取肉和药杵，丸如梧桐子，空心温酒下五七丸至十丸，姜汤亦可。痛甚，姜酒下。

香壳散　治小肠气，脐腹痛，阴股中急疼。

茴香盐炒　枳壳各一两　没药五钱

上为末，每服一二钱，热酒下，并三两服。

荔枝散　治外肾大如升。

茴香　青皮　荔枝核

上各等分，㕮咀，炒，出火⑤毒，为末，酒调下二钱，日三服。

硇砂丸　治诸疝作痛，大效。

木香　沉香　巴豆仁全者，各一两　青皮二两　铜青半两，研硇砂二钱半，制如前法，研

上以二香、青皮三味细剉，同巴豆慢火炒令紫色为度，去豆

---

① 发肿作痛：此四字原脱，据《和剂局方》卷八补。
② 增：《和剂局方》卷八作"憎"。
③ 楮：原作"褚"，据《和剂局方》卷八改。
④ 浸药酒糊：《和剂局方》卷八作"浸当归酒打糊"六字。
⑤ 火：原作"大"，据嘉靖本改。

不用，为末，入青、砂二味研匀，蒸饼和丸如桐子大，每服七丸至十丸，空心盐汤送下，日进二三服。

茱萸散 治偏坠，如鸭蛋①大者即消，如升大不过六朝瘥，永不发。

　吴茱萸炒　豌豆炒脆，各等分

　上为细末，每服方寸匕，五更初温酒调服。

聚香饮子 治七情伤，遂成七疝，心腹胀痛，引腰连胁，不可俯仰。

　檀香　木香　乳香　沉香　丁香　藿香各一钱六分　玄胡子炒　片姜黄　川乌炮，去皮尖　桔梗炒　桂心　甘草炙，各八分

　㕮咀，分二贴，姜枣煎，食前温服。

益智仁汤 治疝痛，连小腹挛搐不已，其脉沉紧，是肾积冷。

　益智仁　干姜炮　甘草炙　茴香炒②，各二钱半　乌头炮，去皮脐　生姜各四钱　青皮一钱六分

　㕮咀，分二贴，盐少许，煎，温服。

玄附汤 治七疝，心腹冷痛，肠鸣走气，身寒自汗，大肠自利。

　玄胡索炒　附子去皮脐，各六钱，炮　木香不见火，半两③

　上剉散，每服四钱，水一盏，姜七片，煎七分，不拘时温服④。

金铃子散 治七疝，寒注下焦，小腹引外肾痛，大便多闭。

　用金铃子肉一两，巴豆七粒去壳，同⑤炒黄，去豆为末，每服二钱，酒调服。

盐煎散

蟠葱散

---

① 蛋：原作"弹"，据文义改。
② 炒：与下句"各"字原倒，据《重订严氏济生方·诸疝门》乙正。
③ 不见火，半两：此五字原脱，据《世医得效方》卷三补。
④ 上剉……温服：此二十一字原脱，据《世医得效方》卷三补。
⑤ 同：原作"用"，据《重订严氏济生方·诸疝门》卷二改。

葱白散 <small>已上三方并见心腹痛门</small>

去铃丸 治奔豚疝气，阴囊肿大。

川乌尖七个，生用 巴豆不去皮尖，九分油

上为末，糕糊丸如桐子大，朱砂、麝香为衣，每服二粒，同青木香丸三十五粒，空心冷盐酒或盐水下，三两一服，不可多。

金铃丸 治膀胱肿痛，并小肠阴囊肿，毛间出水。

马蔺花炒 茴香炒 海蛤 破故纸 菟丝子 海带各二两 木香 丁香各一两 金铃子四五两

上为末，面糊丸如桐子大，每服三五十丸，温酒、盐汤任下。

夺命丹 治久新小肠疝气偏坠，搐痛闷乱，外肾肿硬成疮。

吴茱萸去梗，一斤，四两酒浸，四①两醋浸，四两汤浸，四两童便浸，各一宿，焙干 泽泻二两

上为末，酒糊丸如梧桐子，每服五十丸，空心盐汤②、酒任下。

金铃子丸 治钓肾气，膀胱偏坠，痛不忍。

川楝肉五两，一两用斑蝥二个（去头）炒，去蝥，一两用③茴香三钱、盐半钱同炒，去盐，留茴香入药，一两同④牵牛三钱同炒，去牛，一两用补骨脂同炒，留三钱补骨脂入药，一两用莱菔子同炒，去莱菔子

上为末，酒糊丸如梧桐子大，每服五十丸，空心盐酒下。

四神丸 治疝气胀痛不已。

吴茱萸净一两，半两酒浸，半两醋浸，各浸一宿 好香附子净，一两 荜澄茄 木香各五钱

上为末，面糊丸如梧桐子大，每七十丸，空心盐汤下，乳香、葱⑤任下。

桃仁膏 治疝气，膀胱小肠气，痛不可忍。

---

① 四：原作"二"，据嘉靖本、《是斋百一选方》卷十五改。

② 汤：原脱，据《是斋百一选方》卷十五补。

③ 用：原脱，据文义补。

④ 同：当作"用"。

⑤ 葱：《古今医统大全》卷六十引《医林》作"葱汤"二字。

桃仁炒，去皮尖　茴香炒，各一两

上为末，每二钱，葱白三寸煨熟，蘸药细嚼①，空心热酒下。

祛痛丸　治证同前。

固子②炒　牵牛头末等分

先用米醋煮蒜瓣熟烂，研入药丸，空心醋下。

香蝎散　治证同前。

乳香一钱　蝎梢一钱　川乌去皮尖，生用，三钱

上为末，每服一钱，盐汤少许，空心调服。

神效丸　治证同前。

芫花一两，醋浸炒　木香　槟榔　三棱各半两　茯苓　青皮　全蝎　附子炮　硇砂　官桂各二钱半

上硇砂水浸去泥，顿成膏子，糠醋糊丸如豆大，每服三十丸，空心温酒送下。

香砂丸

茴香盐炒，去盐　新蚕沙晒干，为末

炼蜜丸如弹子大，每一丸空心细嚼，酒下，日三服。

《活法机要》云：男子七疝，妇人瘕聚带下，皆任脉所主，阴经也，肾肝受病，治法同归于一。

酒煮当归丸

当归剉　附子炮　川楝剉　茴香各一两

上剉，以酒三升同煮，酒尽为度，焙干为末，入后药：

木香二钱　全蝎二十二个　玄胡二两　丁香二钱

同为末，与前药一处拌匀，酒糊丸，每服五十丸至百丸，空心酒下。凡疝气带下，皆属于风。全蝎乃治风之圣药，茴香、川楝皆入小肠，故以附子佐之，丁香、木香引导为用也。一名丁香楝实丸。

苦楝丸　治奔豚及小肠痛不忍方见前，与酒煮当归丸大同

---

① 嚼：原作"爵"，据《景岳全书》卷五十四改。

② 固子：《医方类聚》卷八十九引《必用全书》作"破故纸"三字。

小异。

川苦楝散方见前　大抵此疾因虚得，不可以虚而骤用补药。盖邪之所凑，其气本虚，留而不去，其病则实，故必先涤所蓄之邪，然后补之，是以诸方多借巴豆气者，盖此谓也①。

天台乌药②散

乌药　木香　茴香炒　青皮去白　良姜炒，各五钱　槟榔二个，剉　川楝十个　巴豆七十粒

先将巴豆打破，同川楝用麸炒黑色，去巴、麸不用，为末，每服一钱，酒下。痛甚者，炒生姜，热酒下。

茴香楝实丸

川楝炒　茴香　山茱萸　食茱萸　吴茱萸炒　青皮　陈皮　马蔺花醋炒　芫花各一两

上为末，醋糊丸，每三十丸温酒下，加减量虚实服。

金铃散　治疝气作痛时先曲腰啼哭，眼中无泪，脚冷唇干，额上多汗，或外肾钓上，阴囊偏大。治小儿疝气，极效。

金铃子半两，煨，取肉　砂仁七钱半　荜澄茄　木香各五钱

上为末，盐汤或酒下二钱，效。

茴香散　治小儿阴核气结，肿大钓痛，或喘先而后疝痛，外肾木硬③，大小便脐下痛楚。

木通　葱白　茴香盐炒

上三味各等分，煎汤，调五苓散服，小便利效方见伤寒门。

当归散　治疝气，大便秘，阴囊引小腹撮痛甚。小儿证宜服，唇青者不治。

官桂　牵牛炒，取末，各半两　当归　大黄　桃仁去皮尖，焙，各二钱半　全蝎一钱半

上剉散，每二钱入蜜三钱煎，温服，后以：

---

① 谓也：原字漫漶，据嘉靖本补。
② 药：原脱，据《医学发明·滑脉生癞疝》补。
③ 木硬：此二字原脱，据《世医得效方》卷十二补。

青皮　陈皮　茯苓　木香　砂仁　甘草　生姜

上各等分煎服，和胃。

牡丹散　治小儿癫卵偏坠。

防风去芦　牡丹皮去木①，各等分

上为末，每二钱，温酒调服，盐汤亦可。

补肾汤　治寒疝入腹，小腹疼痛，时复泄泻，胸膈痞塞。

人参　茯苓　黄芪　附子炮　白术各一两　沉香四钱　木瓜一两半　羌活半两　甘草炙　川芎各五钱　紫苏三钱

上咬咀，每服四钱，水二盏，姜三片，枣二枚，煎服。

十补丸　治小肠寒疝。

附子一两，用防风一两（剉）、盐四两、黑豆一合同炒，取附子，去皮尖用　胡芦巴　木香　巴戟肉　川楝子去核　官桂　玄胡　荜澄茄　舶上茴香　破故纸炒，各一两

上为末，糯米粉酒打糊，丸如梧桐子大，朱砂为衣，每服五十丸，空心酒下

一方，治诸疝，发时服。

海石　香附各等分。一方去香附，用小茴香

上为细末，姜汁调服二钱。亦治心痛。

一方，治癫疝，外肾囊偏大。

荔枝核　橄榄核　鼻涕团果核②

上各等分，共烧灰为末，每服三钱，空心小茴香汤调下。

灸　法

一法，大敦二穴，在足大指端去爪甲如韭叶及三毛中，灸三壮。《千金》云足大指聚毛中③。

三阴交二穴，在内踝上三寸骨下陷中，灸三壮。或蒸脐中。

---

① 木：原作"末"，据《严氏济生方》卷四改。
② 鼻涕团果核：山楂核。
③ 足大指聚毛中：语出《备急千金要方》卷十五上。

一法，于小腹下横纹①斜尖上灸一壮，已下连灸三处，神效。

一法，灸小儿疝气偏坠，将儿阴物扶向上，阴头尽处是穴，灸三壮。如在左，斜扶向左尽处，灸三壮，右亦如此。大人亦依此法。

一法，小儿偏坠，午时令儿坐土上，灸印下偏坠处七壮。

治诸气，心腹痛，小肠气，外肾吊痛，疝气，小腹急痛不可忍，足大母②指次指下中节横文当中，灸五壮，男在左，女在右，极效。

一法，用一节细小绳量患人口角两角为一折，如此三折成三③角，如"人"此样，以一角安脐心，两角在脐下两傍尽处是穴，灸二七壮。

一法，治肾气，外肾肿，小肠气痛，腹内虚鸣，灸风市穴五七壮。亦灸④腹内⑤气海穴七壮，在脐下一寸半。灸脐左右各去一寸半名外陵穴各七壮，灸之立效，永不发。

关元穴，一名丹田，在脐下三寸，灸百壮，主阴卵偏大癩病。

易简诸方

《圣惠方》，治寒疝，小腹及阴中相引痛，汗出欲死，以丹参一两杵为散，每服热酒调下二钱匕⑥，佳。

一方，治寒疝心痛，四肢逆冷，全不欲食，用桂心二两去皮，捣罗为散，不计时候热酒调下一钱匕。

《外台秘要》治膀胱气，宜下气，芜荑捣，和食盐末，二物等分，以绵裹如枣大，内下部，或下水恶汁，并效。

---

① 纹：原作"绞"，据《杂病治例·疝》改。
② 母：通"拇"。《说文通训定声·颐部》："母，叚借为'拇'。"
③ 三：原作"二"，据《世医得效方》卷三改。
④ 灸：原作"在"，据《世医得效方》卷三改。
⑤ 腹内：《世医得效方》卷三无此二字。
⑥ 匕：原作"已"，据《证类本草》卷七改。

一方，治多年疝气，服诸药不效者，用腊月八日活瓦雀①一个，肚上割一小孔，填白矾令满，用线缝合，以筒瓦合定，盐泥固济，炭火内煅存性，取出研末，每服二钱，空心酒调，甚效。

《经验方》治丈夫本脏气伤，膀胱连小肠等气，金铃子一百个，热汤浸过，去皮，巴豆二百个，捶破，麸二升，于铜锅内一处炒，金铃子赤为度，令②冷取出，去核为末，每三钱，不拘时热酒、醋汤服。麸、巴不用。

一方，治血疝，以苦楝七个炮，为末，空心温酒调下，屡效。

---

① 瓦雀：麻雀。
② 令：《证类本草》卷十四作"放"。

健忘门

《袖珍方》云：健忘者，陡①然而忘其返也。虽曰此证皆由忧思过度，损其心胞，以致神舍不清，遇事多忘，然过思伤脾，亦能令人健忘。治之须兼理心脾，神凝意定，其证自除。

治　法

归脾汤　治思虑过度，劳伤心脾，健忘怔忡方见失血门。

歌曰：

菖蒲远志桂甘草，地骨人参巴戟天。

倍煮茯苓糊丸服，读书日记万千言。

朱雀丸　治心神恍惚，举措忘前失后。

茯苓二两　沉香五钱

上为末，炼蜜丸如梧桐子大，每服三十丸，食后人参汤下。

加味茯苓汤　治痰迷心胞，健忘失事，言语如痴。

半夏炮　陈皮各一两半　白茯苓一两　甘草炙，五钱　益智　香附炒，各一两　人参一两半

上㕮咀，每服七钱半，水二钟，姜三片，乌梅半个，煎八分，食远服。

定志丸　治心气不定，五脏不足，恍惚振悸，忧愁悲伤，差错谬忘，梦寐惊魇，恐怖不宁，喜怒无时，朝瘥暮剧，暮瘥朝剧，或发狂眩，并宜服之，常服益心强志，令人不忘。

茯苓去皮　人参去芦，各三两　远志去苗心　菖蒲各三两

上为末，炼蜜丸如桐子大，朱砂为衣，每服三四十丸，米饮下②，食后临卧，日三服。

寿星丸　治因事惊心，神不守舍，以致事多健忘，或痰迷心

---

① 陡：原作"陟"，据文义改。

② 下：原脱，据《和剂局方》卷五补。

窍，忘语如有所①见。

天南星一斤，先用炭火三十斤烧地坑通红，去炭，以酒五升倾坑内，候渗酒尽，下南星在坑内，以盆覆坑周回，用灰排定，勿令走气，次日取出，为末　朱砂另研，二两　琥珀另研，一两

上各研，用生姜汁面糊为丸，如梧桐子大，每服三十丸，加至五十丸，煎石菖蒲人参汤，食后送下。

二丹丸　治健忘，安神定志，和血，内以安神，外华腠理。

熟地黄　天门冬去心　丹参各一两半　茯苓　甘草各一两　远志去心　人参各五钱　麦门冬一两，去心　朱砂五钱，为末

上为细末，炼蜜丸如梧桐子大，每服五十丸，空心白汤送下，愈。

读书丸　治健忘，能除百病，日记万言。

石菖蒲　菟丝子酒浸　远志去心，各一两，用甘草水煮　地骨皮二两　生地黄　五味子　川芎各一两

上为细末，薄糊丸如梧桐子大，每服五十丸，空心枣煎汤送下。

易简诸方

《肘后方》治心孔昏塞，多忘喜误，丁酉日蜜②自至市买远志，著巾角中还，为末，白汤调服之，勿令人知。

一方，治健忘，远志、菖蒲等分，煎汤常服。

一方，治人心孔昏塞，多忘喜误，丙午日取鳖甲，着衣带上。

《千金方》治好忘③，久服聪明益智，甲子日取菖蒲一寸，九节者，阴干百日，为末，酒调服方寸匕，日三服。

一方，治好忘，久服聪明益智，龙骨、远志二味等分，为末，食后酒调方寸匕，日三服。

---

① 所：原作"听"，据《普济方》卷一百〇一改。
② 蜜：嘉靖本、《肘后备急方》卷六并作"密"。
③ 好忘：此二字原脱，据《备急千金要方》卷十四补。

《圣惠方》：补心虚，治健忘，令耳目聪明，用戊①子日取东引桃枝二寸枕之，验。

　　《卫生易简方》治健忘，用白商陆花，阴干百日，捣末，日暮水服方寸匕，卧思念所欲事，即于眼中自觉。

----

　　①　戊：原脱，据《太平圣惠方》卷四补。

虚烦门

《袖珍方》云：虚烦之疾，非止一端，究其大概，多是体虚者摄养①有乖，荣卫不调，使阴阳二气有所偏胜，或阴虚而阳盛，或阴盛而阳虚。《素问》云：阳虚则外寒，阴虚则内热，阳盛则外热，阴盛则内寒。此固不易之论，而今虚烦之病多是阴虚生内热所致。如虚劳之人，肾水有亏，心火内蒸，其烦必躁，吐泻之后，津液枯竭，烦而有渴。惟伤寒及大病后虚烦之证，却无霍乱，临病之际，又宜审之。治法宜用以平和之药清心实下，不可峻用补药。又若妇人产后去血过多，虚烦发热，又当各以类求。

治 法

竹叶石膏汤方见伤寒门　治大病后表里俱虚，内无津液，烦渴心躁，及诸虚烦热，与伤寒相似，但不恶寒，身不疼痛，不可汗下，宜服之。

温胆汤方见惊悸门　治大病后虚烦不得睡卧，及心惊虚怯，触事易惊，短气悸怖②，或复自汗，并服之。

竹茹麦门冬汤　治大病后表里俱虚，内无津液，烦渴心躁，及诸虚烦热，与伤寒相似，但不恶寒，身不痛，不可汗下，宜服此。

淡竹茹　麦门冬去心，等分

上㕮咀，每服七钱，水二钟，煎八分，不拘时服。

橘皮汤方见伤寒门　治动气在下，不可发汗，发之反无汗，心中大烦，骨节疼痛，目眩恶寒，食返呕逆，谷不得入，宜服之。

酸枣仁汤　治霍乱，吐下增剧，虚劳烦扰，奔气在胸中，不得眠，或发寒热，头疼晕闷。

① 养：原作"有"，据《普济方》卷二百三十改。
② 怖：原作"之"，据《卫生易简方》卷六改。

酸枣仁炒，一两三分　人参　桂心各一分　知母　茯苓各三钱
石膏煅，半两　甘草炙，二钱

上咬咀，每服七钱，水二盏，姜三片，枣一枚，煎八分，食
前服。

辰砂妙香散方见虚损门　治心气不足，精神恍惚，虚烦少睡。

竹叶汤　治大病后及霍乱吐泻后，心虚烦闷，内热不解。

竹叶　人参　麦门冬去心　半夏汤洗　小麦炒，各二钱半　甘草
炙，半钱

上咬咀，分二贴，每贴水二钟，姜三片，煎八分，食远服。

小草汤　治虚劳，忧思过度，遗精白浊，虚烦不安。

小草　黄芪　当归酒浸　麦门冬去心　石斛　酸枣仁炒，各二钱
二分　甘草　人参各半钱

上咬咀，分二贴，每贴姜五片，水二钟，煎八分，食远服。

地仙散　治诸病后烦热不安，及虚劳烦热。

地骨皮一两　防风五钱　甘草炙，二钱

上咬咀，分二贴，每贴姜五片，水二钟，煎八分，食远服。

淡竹茹汤　治心虚烦闷，头疼气短，内热不解，心中闷乱，
及妇人产后心虚，惊悸烦闷。

麦门冬　小麦炒，二钱七分半　甘草炙，一钱　人参　白茯苓各
二钱二分半　半夏泡，二钱

上咬咀，分二贴，每贴水二钟，姜三片，枣一枚，竹茹一块，
煎八分，食远服。

清心莲子饮　治心中蕴热虚烦方见遗精门。

人参竹茹汤　治胃口有热，呕吐咳逆，虚烦不安。

人参五钱　半夏汤洗，一两

上咬咀，分二贴，每贴水二钟，姜七片，竹茹一块，陈皮二钱
半去白，同煎去粗，食远温服。

易简诸方

《圣惠方》治夜不得睡，酸枣仁半两，炒黄研末，酒三合浸

汁，先以粳米三合煮作粥，临熟下酸枣仁汁，更煮三五沸，空心食之。

一方，治烦闷，用白术末，以水调半钱匕服。

一方，治不眠，用榆白皮，阴干为末，每日朝夜用水五合，末三钱，煎如膏服，兼治蚵、五淋。

一方，治大病之后昼夜虚烦，不得睡，心多惊悸，用酸枣仁、榆白皮等分，煎汁温服，则自睡矣，大妙。

一方，治男子妇人虚烦不眠，用竹沥①汤：茯苓三两，竹沥②一升，水四升，合竹沥同煎，取二升，分三服，不瘥再服。

《肘后方》：从早夜连时不得眠，暮以新布火炙，以熨目，并蒸大豆，更番囊盛枕，枕冷后更易热，终夜常枕热豆，即愈。

《圣惠方》治胆虚，睡卧不安，心多惊悸，用③酸枣仁一两，炒令香熟，捣细为散，每服二钱，竹叶汤调下，不计时候服。

一方，治发汗不得，心中大烦，骨节疼痛，目眩恶寒，食返呕逆，谷不得入，用橘皮二钱半，甘草炙、竹茹各一钱，人参少许，水一钱，姜三片，枣一枚，煎八分，去粗，空心温服。

《食医心镜》方：治心烦闷，益气力，止渴，苦笋熟煮，任性食之。又苦竹笋煮食，治消渴，利水道，下气，理风热脚气，取蒸煮食之。又篁竹笋亦治消渴，风热气胀，煮炒任食之，效。

---

① 沥：原作"历"，据《证类本草》卷十三改。
② 沥：原作"历"，据《证类本草》卷十三改。
③ 用：原作"困"，据《证类本草》卷十二改。

吞酸门 附嗳气、恶心、嘈杂

治　法

丹溪曰：吞酸与吐酸不同。吐酸，《素问》以为热，东垣又为寒，何也？吐酸是吐出酸水如醋，平时津液随上升之气，郁积而久，湿中生热，故从火化，遂作酸味，非热而何？其有郁积之久，不能自涌而出，伏于肺胃之间，咯不得上，咽不得下，肌表得风寒则内热愈郁，而酸味刺心，肌表温暖，腠理开发，或得香热汤丸，津液得行，亦可暂解，非寒而何？《素问》言热，言其本也，东垣言寒，言其末也。予尝治吞酸，用吴茱萸、黄连各炒，随时令选其佐使，苍术、茯苓为辅佐，汤浸炊饼为丸，吞之，仍教以粝食蔬菜自养，则病易安①。

曲术丸　治中脘宿食留饮，酸蜇心痛，或口吐清水。

神曲炒，三两　　苍术泔浸，炒，二两半　　陈皮②

上为末，生姜汁煮神曲糊，为丸如桐子大，每服七十丸，食远姜汤下。

加味平胃散　治吞酸或宿食不化。

生料平胃散方见脾胃门加神曲、麦蘖俱炒各半钱。

上咬咀，每服七钱，水二盏，生姜三片，煎八分，食远温服。

藿香安胃散　治脾胃虚弱，不进饮食，呕吐，不待腐熟。

藿香去土　　丁香　　人参各二钱半　　陈皮五钱

上为细末，每服二钱，入生姜，水煎服。

加减二陈汤　治痰饮为患，呕吐，头眩心悸，或因食生冷，脾胃不和。

丁香一两　　半夏洗　　陈皮各五两　　茯苓三两　　甘草炙，一两半

---

①　吞酸……易安：语本《丹溪心法》卷三。
②　陈皮：用量原缺。

上㕮咀，每服五钱，水一盏半，生姜三片，煎七分，食远温服。

一方，治咽酸。

黄芩一两，东壁土炒，去土　苍术米泔浸，一两半　吴茱萸一两，去梗，煮少时，浸半日，晒干　陈皮一两　黄连二两，陈壁土炒，去土秤

上为细末，水煮神曲糊，丸如桐子大，每服五十丸，食远白汤送下。

嗳 气

嗳气是胃中有火有痰，用南星炮、半夏洗、软石膏、香附、山栀子炒各等分，上为细末，姜汁糊为丸如桐子大，每服四五十丸，食后白汤送下。或㕮咀，每服七钱，生姜煎服亦可。

恶 心

治法：盖恶心有痰者，有热者，有虚者，皆用生姜随证佐药。凡恶心欲吐不吐，心中兀兀①，人如畏舟舡②，宜大半夏汤，或小半夏茯苓汤，或理中汤加半夏亦可。若胃中有热，恶心者，以二陈汤加生姜汁、炒黄连、黄芩各一钱，最妙。

大半夏汤

小半夏汤

茯苓汤

理中汤并见伤寒门

二陈汤见痰饮门

灸法：

胃俞二穴，在十二椎下两旁各寸半，灸三壮。

幽门二③穴，侠巨关④两旁各五分，灸五壮。

商丘二穴，在内踝下微前陷中，灸三壮。

---

① 兀兀：原作"几几"，据嘉靖本、《丹溪心法》卷三改。

② 舡（xiāng 香）：船。

③ 二：原作"一"，据《针灸资生经》卷一改。

④ 巨关：即巨阙。

中府二穴，一名膺中俞，肺之募，在云门下一寸，乳上三肋间，灸五壮。

石门，一名利机，一名精露，在脐下二寸，灸三七壮。

膈俞二穴，在七椎下两旁各寸半，灸三壮。

阳关①二穴，在十②六椎下间，伏而取之，灸三壮。

嘈　杂

治法：盖嘈杂是痰因火动。痰因火动，姜汁炒黄连，入痰药，用炒山栀、黄芩为君，南星、半夏、橘红，热多加青黛。嘈杂，此乃食郁有热，栀子、姜炒黄连不可无。肥人嘈杂，二陈汤少加抚芎、苍术、白术、炒山栀。嘈杂，若湿滞不喜食，三补丸加苍术，倍香附。

二陈汤 方见痰饮门

三补丸方

黄芩　黄连　黄柏各等分

上为细末，蒸饼为丸如桐子大，每服五十丸，食后白汤送下。

---

① 阳关：即腰阳关。

② 十：原脱，据《针灸资生经》卷一补。

失血门

《内经》云：阳明厥逆，喘咳身热，善惊衄吐血①。又云：温淫汗出衄衄②。又云：脾移热于肝，则为惊衄；胞移热于膀胱，则癃溺血③。又云：怒则气逆，甚则呕血，故气上矣④。又云：结阴者便血一升，再结二升，三结三升⑤。

《玉机微义》云：经云荣者水谷之精也，和调五脏，洒陈于六腑，乃能入于脉也。源源而来，生化于脾，总统于心，藏受于肝，宣布于肺，施泄于肾，灌溉一身。目⑥得之而能视，耳得之而能听，手得之而能摄，掌得之而能握，足得之而能步，脏得之而能液，腑得之而能气，是以出入升降濡润宣通者，由此使然也。注之于脉，少则涩，充则实，常以饮食日滋，故能阳生阴长，取汁变化而赤为血也。生化旺则诸经恃此而长养，衰耗竭则百脉由此而空虚，可不谨养哉？故曰血者神气也，持之则存，失之则亡。是血盛则形盛，血弱则形衰，神静则阴生，形役则阳亢，阳盛则阴必衰，又何言阳旺而生阴血也？盖谓血气之常，阴从乎阳，随气运行于内，苟无阴以羁束，则气何以树立？故其致病也易，调治也难，以其比阳常亏而又损之，则阳易亢⑦阴易乏之论可以见矣。诸经有云阳道实，阴道虚，阴道常乏，阳常有余，阴常不足。以人之生也，年至四十经行，至四十九而经断，可见阴血之难成易亏如此。阴气一伤，所变之证妄行，于上则吐衄衰涸，于外则

---

① 阳明……吐血：语本《素问·厥论》。
② 温淫汗出衄衄：语出《灵枢·经脉》。
③ 脾移……溺血：语出《素问·气厥论》。
④ 怒则……上矣：语本《素问·举痛论》。
⑤ 结阴……三升：语出《素问·阴阳别论》。
⑥ 目：原作"自"，据嘉靖本、《玉机微义》卷十七改。
⑦ 亢：原作"充"，据《玉机微义》卷十七改。

虚劳忘反，于下则便红，移①热膀胱则癃闭溺血，渗透肠间则为肠风，阴虚阳搏则为崩中，湿蒸热瘀则为滞下，热极腐化则为脓血，火极似水，血色紫黑，热胜于阴，发为疮疡，湿滞于血则为痛痒瘾疹，皮肤则为冷痹，畜之在上则人喜忘，畜之在下则人喜狂，堕恐跌②仆则瘀恶内疑③。若分部位，身半以上同天之阳，身半以下同地之阴。此特举其所显之证者④。

陈无择曰：衄者，因伤风寒暑湿，流传经络，涌泄于清气道中而致者，皆外所因；积怒伤肝，积忧伤肺，烦伤脾，失志伤肾，暴喜伤心，皆能动血，随气上溢清气道中而致者，属内因；饮酒过多，啖炙煿辛热，或坠堕车马伤损致者，为不内外因⑤。

又云：吐血者，或因四气伤于外，七情动于内，及饮食房劳，坠闪伤损，致荣血留聚膈间，满则吐溢，世谓妄行，或吐瘀血，此名内伤⑥。

又云：便血，或清或浊，或鲜或黑，或在便前便后，或与泄物并下，此由内外有所感伤，凝停在胃，随气下通，亦妄行之类。尿血，因心肾气结所致，或忧劳房室过多，此得之虚寒，不可专以血得热而淖溢，二者皆致尿血，与淋不同⑦。

《巢氏病源》云：九窍四肢出血者，由荣卫大虚，腑脏伤损，血脉空竭，因而恚怒失节，惊忿过度，暴气逆溢，致令腠理开张，血脉流散也，故⑧九窍出血，喘咳而上气逆，其脉数有热，不得卧者死。汗血者，由肝藏血，心之液为汗，言肝心俱伤于邪，故血

---

① 移：原作"稍"，据文义改。
② 跌：原作"咮"，据《玉机微义》卷十七改。
③ 疑：同"凝"。《荀子·解蔽》杨倞注："疑，或为'凝'。"嘉靖本、《玉机微义》卷十七并作"凝"。
④ 经云……所显之证者：语本《玉机微义》卷十七。
⑤ 衄者……外因：语本《三因极一病证方论》卷九。
⑥ 吐血……内伤：语本《三因极一病证方论》卷九。
⑦ 便血……不同：语本《三因极一病证方论》卷九。
⑧ 故：原作"言"，据《诸病源候论》卷二十七改。

从肤腠而出也①。

《脉经》云：先见血，后见便，此近血也；先见便，后见血，此远血也②。

《内经》云：脉来悬钩③，为衄血常脉。脉至而搏，血衄身热者死。肠癖④下脓血，脉弦⑤绝则死，滑大则生。血温身热者死⑥。

《脉经》曰：脉得诸涩濡弱，为亡血。脉来轻轻在肌肉，尺中自浮，目精晕黄，衄必未止。太阳脉大而浮，必衄吐血。病人面无血色，无寒热，脉沉沉弦，衄也。脉浮弱，手⑦按之绝者，下血。脉芤为失血，涩为少血。尺脉滑而疾，为血虚。脉弦而紧，胁痛，脏伤有瘀血。吐血唾血，脉滑小弱生，实大者死。唾血⑧，脉紧强者死，滑者生。肾脉小搏沉，为肠癖⑨下血，心肝癖⑩亦下血⑪。

治　法

邪在五脏则阴脉不和，阴脉不和⑫则血留之。结阴之病，阴血内结，不得外行，无所禀，渗入肠间，故便血也。外灸中脘、三里、气海等穴，内服平胃、地榆汤而愈。

大法补阴抑火，使复其位，用交趾桂⑬五钱为末，冷水调服。山栀子最清胃脘之血。

①　九窍……出也：语本《诸病源候论》卷二十七。
②　先见……血也：语出《脉经》卷八。
③　悬钩：《素问·大奇论》作"悬钩浮"三字。
④　肠癖：《素问·通评虚实论》作"肠澼"。
⑤　弦：《素问·通评虚实论》作"悬"。
⑥　脉来……者死：语本《素问·通评虚实论》《素问·大奇论》。
⑦　手：原作"半"，据《脉经》卷八改。
⑧　血：原作"脉"，据《脉经》卷四改。
⑨　癖：《脉经》卷五作"澼"。
⑩　癖：《脉经》卷五作"澼"。
⑪　脉得……下血：语本《脉经》卷四、卷五及卷八。
⑫　和：原作"知"，据《难经·三十七难》改。
⑬　交趾桂：产于交趾郡（今越南北方）的肉桂。

吐血，觉胸中气塞上，便吐①紫血者，桃仁承气汤下之。

先吐红，后吐痰，嗽多，是阴虚火动，痰不下降，四物汤为主，加痰药火药。

先痰嗽，后见红，多是痰积热，降痰火为急。

痰涎带出血，此是胃中清血热蒸而出，重者栀子，轻者蓝实。或暴吐紫血一碗者，无事，吐出为好，此热伤血死于中，用四物汤、解毒汤之类。

大吐红不止，以干姜炮末，童便调，从治。

喉脘痰血，用荆芥散。

舌上无故出血，如泉不止②，以槐花炒干末，掺之。

若吐血，一方童便一分，酒半分，擂柏叶，温饮，非酒不行。

呕吐，血出于胃也，实者犀角地黄汤主之，虚者小建中汤加黄连主之。

凡血证上行，或唾或呕或吐，皆逆也。若变而下行为恶痢者，顺也。上行为逆，其治难；下行为顺，其治易。故仲景云畜血证下血者当自愈也，与此意同。若无病，人忽然下痢，其病进也。今病血证，上行而复下行恶痢者，其邪欲去，是知吉也。

桃仁承气汤

解毒汤二方并见伤寒门

荆芥散方见妇人门

小建中汤方见心痛门

小柴胡汤方见伤寒门　治吐血，盖由醉饱房劳，或醉后大怒，伤动荣血，以致妄行。吐血者，内加天门冬、麦门冬，煎送下。

龙脑鸡苏丸

薄荷煎并见积热门

四顺清凉饮子方见积热门　内加朴硝，煎送下。

三黄丸方见消渴门

---

① 便吐：此二字原倒，据《丹溪治法心要》卷五乙正。
② 不止：原作"下上"，据《普济方》卷五十九改。

洗心汤方见眼门　内加百草霜半钱，米泔调服。

四物汤方见妇人门　内加山栀子、大黄，煎服。

凉膈散见积热门　内加当归身、芍药、生地黄，煎服。

黑神散　治一切吐血，及伤酒食醉饱，低头掬损，吐血至多，并血妄行，口鼻中俱出，但声未失，无有不效。

百草霜不拘多少

上研极细末，每服二三钱，糯米煎汤调下。喜凉者，新汲水调服。鼻衄者，用少许嗅鼻。皮破出血，灸疮出血，掺上便止。

一方，治吐血。

百草霜　香白芷各等分

上为细末，每服二三钱，糯米饮调服。一方又加蚌粉等分，治伤损大吐血。或用侧柏叶枝研汁调服，尤效。

一方，侧柏叶焙干，为末，每服三钱，米饮调服。

一方，白垩为末，新汲水调服，亦效。

一方，治男妇吐血。

陈槐花炒，二两　百草霜五钱

上为细末，每服三钱，茅根煎汤调下。治血崩亦可。

舌忽然肿破，以百草霜末干掺之。

犀角地黄汤　治吐血鼻衄不尽，余血停留，致面黄便黑。

犀角　生地黄　白芍药　牡丹皮各等分

上㕮咀，作一贴，水二钟煎八分，食远温服。如狂者，加黄芩、大黄。

赤茯苓汤　治薄厥，暴大怒伤肝，气逆胸中，则吐血鼻衄。

赤茯苓　人参　桔梗　陈皮各三钱　麦门冬去心　芍药　槟榔各钱半

上㕮咀，分二贴，水二钟，姜三片，煎八分，去粗，食远温服。

劳心吐血

天门冬汤　治思虑伤心，吐衄不止。

远志甘草水煮，去心　天门冬去心　白芍药　藕节　麦门冬去心
黄芪　阿胶蛤粉炒　没药另研　当归酒浸　生地黄各钱半　人参一钱
甘草炙，钱半

上咬咀，分二贴，每贴水二钟，姜三片，煎八分，去柤，食远
温服。

莲心散　治劳心吐血。

莲心　糯米各五十粒

上为细末，作一服，空心用温酒调服。

归脾汤　治思虑伤脾，心多健忘，以致妄行，或吐血下血。

白术　茯神去木　黄芪炙　酸枣仁炒　龙眼肉　人参各二钱二分
木香一钱　甘草炙，半钱

上咬咀，分二贴，每贴水二钟，姜一片，枣一枚，煎八分，去
柤，食远温服。

歌曰：

愁烦心气血妄行，小乌沉汤偏效灵。

或末或丸随意服，时时不辍自安宁。

伤胃吐血

加味理中汤　治醉饱过度①，吐血，其色鲜红，或心腹疼，自
汗，名伤胃吐血。

人参　干姜炮　白术各三钱六分　葛根二钱七分　甘草一钱，炙

上咬咀，分二贴，每贴水二钟，煎八分，去柤，食远温服。去
葛根，加川芎，治鼻衄。

白术散　治饮食过度，负重伤胃吐血者宜服。

白术　人参　白茯苓　黄芪蜜炙，各二钱　山药　百合各六钱
甘草炙，□钱　前胡　柴胡各六钱

上咬咀，分二贴，每贴水二钟，姜二片，枣二枚，煎八分，去
柤，食远温服。忌煎煿发风之物。

---

① 度：原作"皮"，据嘉靖本改。

辛热伤肺吐血

大蓟散　治饮啖辛热，邪①伤肺，呕吐血一合或半升，名肺疽。

大蓟根　犀角屑　升麻　桑皮炒　蒲黄　杏仁去皮尖，炒　桔梗各二钱　甘草炙，半钱

上咬咀，分二贴，每贴水二盏，姜三片，煎八分，食远服。或服犀角地黄汤，亦佳方见前。

虚损吐血

桂附汤　治吐血自汗，大效方见虚损门。

鸡苏散　治虚损气逆，吐血不止。

鸡苏　黄芩各一钱半　当归酒浸　芍药各七分半　阿胶炒，三钱　伏龙肝三钱　小蓟　生地黄　黄芪各钱半，炙

上咬咀，分二贴，每贴水二钟，姜三片，加竹茹一弹大，煎八分，去粗，食远温服。

阿胶丸　治劳伤肺胃，吐血呕血方见劳嗽门。

鸡苏散　治劳伤肺经，唾②内有血，咽喉不利。

鸡苏叶　黄芪炙　生地黄　阿胶蛤粉炒　白茅根各二钱　桔梗　麦门冬去心　蒲黄炒　贝母　甘草炙　桑皮各一钱，炒

上咬咀，分二贴，每贴水二钟，姜三片，枣一枚，煎八分，去粗，食远温服。

侧柏散　治内损吐血下血，或因酒大过，劳伤于内，血妄行，其出如涌泉，口鼻皆流，须臾不救则死。

侧柏叶一两半，蒸焙　人参　荆芥穗烧灰，各一两

上为末，入飞罗面一钱，每服二钱，新汲水调如稀糊，空心啜服。

---

① 邪：《世医得效方》卷七作"热邪"二字。
② 唾：原作"吐"，据《严氏济生方》卷四改。

通治一应吐血

生地黄饮子 治诸见血无寒，衄血吐血，下血溺血，皆属热。

生地黄 熟地黄 枸杞子 地骨皮 黄芪炙 天门冬去心 芍药 甘草 黄芩各等分

上㕮咀，每贴七钱，水二钟煎八分，去粗，食远服。如脉微，身凉恶风，加桂半钱，吐血者多如此。

五苓散 以茅花煎汤调服，专治暑月衄血，三服效方见伤寒门。

必胜散 治男妇血妄行，或吐或咳或衄，并治。

乌梅肉 小蓟连根 人参 蒲黄炒 熟地黄 当归酒浸 川芎各等分

上㕮咀，每贴七钱，水二钟煎八分，去粗，食远温服。

龙脑鸡苏丸 治消烦渴，凉膈，解酒毒，除邪热，并治咳嗽唾血，鼻血吐血，诸淋下血，胃热口臭，肺热喉腥，脾疸口甜，胆疸口苦，并宜治之。

柴胡银州者，二两，和木通，以汤半升浸一二宿，取汁后入膏 生干地黄六两，另为末 黄芪去芦，一两 麦门冬去心，四两 阿胶炒 蒲黄炒，各二两 甘草炙，一两半 人参去芦，一两 木通二两，同柴胡浸 鸡苏净叶一斤，即薄荷

上除别研药外，并捣为末，将好蜜二斤先炼一二沸，然后下生干地黄末，不住手①搅令匀，取木通、柴胡汁慢火熬成膏，勿令焦，然后将其余药末同和，为丸如豌豆大，每服二十丸，嚼破，熟水下。虚寒烦热，消渴惊悸，人参汤下；咳嗽唾血，鼻衄吐血，麦门冬汤下。惟诸淋用车前子煎汤下，或以茅花煎汤调百草霜末送下。此药亦可不拘时。

救脉散 治吐血虚羸，脉虚涩。

升麻 柴胡 人参 苍术各一钱，泔浸炒 当归酒浸 熟地黄 芍药 黄芪炙 苏木各二钱 甘草炙，半钱 陈皮半钱

---

① 手：原作"乎"，据嘉靖本、《和剂局方》卷六改。

上咬咀，分二贴，每贴水二钟煎八分，去柤，食远温服。

大蓟饮 治吐血呕血。

大蓟汁 生地黄汁和匀 生姜汁少许

上已上药汁每服一钱，入蜜少许，食远冷服。

伏龙肝膏 治吐血不止。

伏龙肝二两 生地黄汁 麦门冬汁 小蓟汁各三合

入白蜜半匙相合，慢火熬成膏，每服一匙，噙咽不拘时。

五神汤 治男妇热毒上攻，吐血不止。

生藕汁 小蓟汁 生地黄汁各三盏 生姜汁半盏 白蜜一盏

上已上药汁和煎三两沸，每用一小盏调炒面一钱，食前①服。去生姜汁，一名藕汁饮，亦治鼻衄。

四生丸 治吐血衄血，阳乘于阴也，血热妄行宜此。

生荷叶 生艾叶 生柏叶 生地黄各等分

上四味捣烂，为丸如鸡子大，每服一丸，用水二盏煎至一盏，滤去柤，不拘时服。

犀角地黄汤方见伤寒门 治血积胸中，热之甚也，吐血衄血。

咯 血

以槐花末二钱，食后酒调服。

四君子汤为末，加蒲黄、藕节灰，人乳汁调服，效。

咳 血

治法见劳嗽门。

衄 血

先以新汲水调薄荷煎见积热门、百草霜细末服之，止血。四顺清凉饮子加当归、朴硝煎服，茅花煎汤，调百草霜送下。

鸡苏丸见积热门

门冬饮子 治衄血不止。

---

① 前：原作"煎"，据嘉靖本改。

麦门冬去心　生地黄

上各等分，每服七钱，水二钟煎八分，去粗，食远温服。

五黄丸　治衄血不止，大便结燥者下之。

大黄一两　芒硝六钱　甘草一钱　黄连三钱　生地黄六钱　栀子二钱　黄芩二钱

上为末，炼蜜为丸如梧桐子大，每服三十丸，食远白汤送下。

茜根散　治鼻衄终日不止，心神烦闷。

茜根　黄芩　阿胶蛤粉炒　侧柏叶　生地黄各三钱　甘草炙，钱

上咬咀，分二贴，每贴水二钟，姜三片，煎八分，去粗，食远温服。

川芎三黄散　治积热衄血。

大黄煨　川芎　黄芩　黄连各等分

上为细末，每服三钱，食后井水调下。

麝香散　治鼻衄不止。

明矾枯，另研　龙骨另研，各钱　麝香半字，另研

上和匀，每服一字，先以冰水洗净鼻内血涕，然后吹入鼻中。或以湿纸蘸药塞鼻，尤妙。

败毒散方见伤寒门　内加桑白①皮、麦门冬煎汤，送下鸡苏丸方见热证，治肺热衄血，血淋，吐下血，口臭。

止衄散　治气郁发衄。

黄芪炙　赤茯苓　白芍药　当归酒浸　生地黄　阿胶炒，各等分

上咬咀，每服七钱，水二钟煎八分，去粗，临卧服。

歌曰：

石榴花片可以塞，莱菔藕汁可以滴。

火煅龙骨可以吹，水煎茅花可以吃。

墙头苔藓可以塞，车前草汁可以滴。

火烧莲房可以吹，水调锅墨可以吃。

一方，郁金末，井水调二钱服，亦治吐血。

---

①　白：原作“柏”，据《普济方》卷一百九十改。

头发烧存性，研末，米汤调下，仍以搐鼻。

一方，乌贼鱼骨、槐花等分为末，吹鼻。

槐花末半生半炒，为末，搐鼻。

或以莱菔汁入盐，服一盏，立效。

一方，大蒜煨研，傅脚心，鼻中有蒜气去之。

一方，蒲黄、血竭为末，吹鼻中，效。

或以香墨汁滴。

又以葱汁磨京墨少许，滴入鼻。

苏合香丸方见气门 治因气作衄，或呕吐作脓，煎茅花汤化服。

一方，治呕吐血，用侧柏叶、茅花煎汤，调木香匀气散服方见气门。

舌 衄

歌曰：

舌间有孔血无常，但取槐花略炒香。

细末重罗干掺上，须知奇病有奇方。

血 汗

黄芪建中汤方见虚损门 治血汗出污衣，其如坏染，皆由大喜伤心，喜则气散，血随气行故也。体虚者宜服此。

辰砂妙香散方见虚损门 治证同前，虚实皆可服。

一方，治产后因喜伤心，汗出染衣及膏淋，以葎草汁二升，醋二合，和匀，空心服。

茎 衄

治男子小便出血，名茎衄，宜发灰散方见淋门，最治女人转脬，不尿血淋。

一方，竹茹一大块，水煎服。

镜面草捣汁，蜜水调服。

牛膝一两，水①顿服。

一方，生地黄汁、姜汁合和匀服。

当归、白芷末二钱，米饮调下，疗小便遗出血条。

又，以淡豆②一撮③煎服。

一方，治尿后有血，以干柿烧存性，为末，米饮调下。

一方，治小便出血，宜酒蒸黄连丸方见暑门，白茅根煎汤送下。

辰砂五苓散方见伤寒门，灯心煎汤调服。

又方，姜七片，蜜半盏，白茅根一握，同煎服，效。

茯苓调血汤　治酒面过度，房劳，小便出血方见淋利门。

鹿角胶丸　治证同前方见淋利门。

下血风热证

败毒散方见伤寒门　治风热下血，流入大肠，出血不止。煎服，内加姜三片，薄荷七叶，桑柏皮三寸，乌梅一个，同煎服。或加麦门冬，兼治鼻衄。

防风散　治食热物过多，风气蕃盛，销烁大肠脂膏，以致流渗下血。

羌活　防风　荆芥　枳壳炒　僵蚕炒　薄荷

上各等分，每贴七钱，水二钟煎八分，去粗，食远温服。

下血湿毒证

胃风汤方见痢门　治肠胃受湿，下如豆汁，或如瘀血。

当归和血散　治肠澼湿毒下血。

槐花略炒　青皮各六分　当归身　升麻各一钱　荆芥穗六分　川芎四分　熟地黄　白术各六分

上为细末，每服二三钱，空心米汤调服。

黄连汤　治便后下血，腹不痛，名湿毒下血。

---

① 水：当作"水煎"二字。

② 淡豆：疑是"淡豆豉"。

③ 撮：此下原衍"一撮"二字，据嘉靖本删。

黄连　当归各三钱半　甘草半钱

上咬咀，作一贴，水二钟煎八分，去粗，食远温服。

下血热毒证

芍药黄连汤　治大便后下血腹痛，谓热毒下血。

芍药　黄连　当归各四钱，酒浸　大黄一钱　官桂一钱　甘草炙，半钱

上咬咀，分二贴，每贴水①二盏煎八分，空心温服。痛甚，调木香、槟榔末，送下三黄丸方见积热门。

枳壳一味煎汤，入蜜少许，送下麻仁丸方见二便不通门。

槐花煎汤，调滑胎散方见妇人门，送下黄连阿胶丸方见痢门。

百草霜、荆芥末，蜜汤调，送下三黄丸，治肛门肿痛，下鲜血。

下血酒毒证

聚金丸　治大肠蓄热，因酒毒下血不已。

黄芩　防风各一两　黄连四两，生一两，煨一两，酒浸一两，炒一两

上为末，醋糊为丸如桐子大，每服七十丸，空心米饮下。

酒蒸黄连丸　治酒毒积热，下鲜血，肛门作热即黄龙丸，方见暑门。

通治一切下血

乌梅丸　乌梅烧存性，为末，醋糊为丸如桐子大，每服七十丸，米饮下。

平胃地榆汤　治结阴便血。

白术　陈皮　茯苓　厚朴　葛根各半钱　地榆七分　干姜五分甘草炙　当归　神曲炒　白芍药　人参　益智各三分　苍术　升麻附子炮，各一钱

上咬咀，作一服，水二盏，姜三片，枣一枚，煎八分，去粗，温服。

---

① 水：原作"二"，据《古今医统大全》卷三十六改。

槐角散 治肠胃不调，胀满下血。

苍术 厚朴去粗皮，酒浸 陈皮 当归 枳壳各一两 槐角二两 甘草 乌梅各半两

上㕮咀，每服七钱，水二盏煎八分，食前服。

四物汤方见妇人门 治下血。清热补血，内加后药。

栀子炒 黄连 秦艽 升麻 阿胶炒 棕榈烧灰

上各等分，水煎，去粗，送下槐角丸方见痔门。

一方，治下血因寒者，四物汤内加升麻、干姜炮、棕榈烧灰。

当归四逆散方见伤寒门、**平胃散**方见脾胃门，俱治肠胃寒，受湿下血。

一方，治下血，解络脉之结。

黄连 枳壳各二两 槐花八两

上以槐花炒上二味药，去花不用，止以二味，每服七钱，水一盏半煎七分，去粗，食前温服。

一劫剂

百药煎一两，一半烧灰，一半为末

上同为细末，面糊丸如桐子大，每服五六十丸，空心白汤下。

一劫剂

血余 棕榈 鞋底 猪牙皂角

上各烧灰，等分为末，每服三钱，空心温酒调服。

已上六方兼伤寒下血通用。

一方，治粪前有血，面色黄，以石榴皮，上为末，煎茄子枝汤，调一钱匕服。

一方，治粪后下血不止，艾叶不以多少，上以生姜汁一合和服。

灸 法

一法，治虚劳吐血，灸胃脘三百壮。即上脘，在巨阙下一寸，当寸五分，去蔽骨三寸。

一法，治吐血唾血，上气咳逆，灸肺俞二穴，随年壮。在三椎①下两旁各寸半。

一法，治吐血呕逆，灸大陵穴。在掌后两骨间是。

一法，治口鼻出血不止，名脑衄，灸上星穴五十壮。入发际一寸。

一法，治便血不止，宜灸等穴。劳宫二穴，在掌中央横纹动脉中，屈无名指着是，灸三壮；太白二穴，在足内侧核骨下陷中，灸三壮；会阳二穴，在阴尾骨两旁，灸五壮；三里二穴，在膝下三寸，胻骨外廉两筋间，当举足取之，灸三壮。

易简诸方

《简要济众》治吐血热极，黄柏二两，涂蜜，于慢火炙黄，捣末，每服二钱，温糯米汤食远调下。

一方，治吐血不止，白胶香不以多少，细研为散，每服二钱，食后用新汲水调下。

一方，治吐血咯血，以人参慢火煎服。

一方，治吐血衄血，茅花三钱，紫苏叶二钱，为末，新汲水一碗煎七分，乘热调生蒲黄二钱，旋服，仍以大蒜两颗煨熟捣扁，贴傅两脚心，少顷自觉胸中有蒜气，其血立止。若下部出血，可以煨蒜傅掌心。

一方，治肺损吐血嗽血，生地黄四两取汁，鹿角胶一两捣碎炒黄，为末，拌和，每服三钱，童子小便一盏，乘热入姜汁少许，调下。无鹿胶，则以透明阿胶炒成珠代用。

一方，治九窍出血方，龙骨末，酒煎，通口服。

《千金方》治齿间血出，以竹叶浓煮，与盐少许，适寒温所②含漱吐之。

一方，治齿龈间津液血不止，苦竹茹四两，以醋浸一宿，含

---

① 椎：原作"推"，据《针灸甲乙经》卷三改。
② 所：《备急千金要方》卷六作"得所"二字。

嗽吐之，效。

《本草》云：治齿血不止，刮生竹皮，醋渍之，令患者解衣，乃别用一人含噀其背上三过，并取茗草①浓煮汁，适寒温含嗽服之，瘥。

《食疗》云：治下鲜血，栀子仁烧灰，水和一钱服之，量其大小，不拘时多少服之。

《梅师方》治热毒下血，或因食物发动，用栀子三十枚劈破，水二钟煎取一钟，去柤，食前服。

一方，治吐血不止，烧白马粪，研，以水绞取汁，服一升，不拘时。

《孙用和方》治阳毒入胃，下血频频，疼痛不可忍，郁金五个大者，牛黄一钱，皂荚子七粒，别研二味，同为散，每服用酸浆水一盏同煎三沸，食远温服。

《肘后方》治舌上忽出血如簪孔，赤小豆一升杵碎，水三碗和搅取汁，每服一盏，不拘时服。

《广和方》治泻血不止，木贼二两，㕮咀作二贴，每贴水二钟煎八分，去柤，空心温服，如人行五里再服。

一方，治鼻衄不止，或素有热而暴作，诸药无验者，以纸一张作八牒或十牒，于极冷水内湿过，置顶中。不止，仍以热熨斗于湿纸上熨之，立止。

一方，白及散，治食饱负重，损肺吐血，用白及为末，糯米饮调服，井水亦可。亦治肺痿咯血，效。

《圣惠方》治心热吐血口干，用刺蓟叶及根捣绞取汁，每服一小盏，效。

---

① 茗草：《备急千金要方》卷六作"竹茹"。

肠风脏毒门

《仁斋直指》云：肠胃不虚，邪气无从而入①。人惟坐卧风湿，醉饱房劳，生冷停寒，酒面积热，以致荣血失道，渗入大肠，此肠风脏毒之所由作也。挟热下血，清而色鲜②，腹中有痛，挟冷下血，浊而色黯，腹内略疼，清则为肠风，浊则为脏毒。有先便而后血者，其来也远；有③先血而后便者，其来也近。世俗粪前粪后之说非也④。

治　法

大要先当解散肠胃风邪，热者与败毒散，冷者与不换金正气散。风邪既去，然后随其冷热而对治之。或曰血遇热则行，止血多用凉药，如地榆散、蘗⑤皮汤、黄连阿胶丸、酒蒸黄连丸辈，施之热证，固当然尔。其或阳虚阴走，正气不得归元，则用木香理中汤、附子理中汤、震灵丹、黑锡丹辈，如之何而废之？要之芎归汤一剂，又调血之上品，热者加茯苓、槐花，冷者加茯苓、木香，此则自根自本之论也。虽然精气血气生于谷气，靖惟走肠下血⑥，大抵以胃药收功，真料四君子汤、参苓白术散，以枳壳散、小乌沉汤和之，胃气一回，血自循于经络矣。与失血内方参用。

败毒散方见伤寒门

不换金正气散方见☒

① 肠胃……而入：原作"挟热下血清虚，邪气无从而入"，据《仁斋直指方论》卷二十三改。

② 挟热……色鲜：原作"此肠胃不虚而色鲜"，据《仁斋直指方论》卷二十三改。

③ 有：原作"者"，据嘉靖本、《仁斋直指方论》卷二十三改。

④ 肠胃……非也：语见《仁斋直指方论》卷二十三。

⑤ 蘗：疑为"檗"，形近之误。

⑥ 靖惟走肠下血：《仁斋直指方论》卷二十三作"靖为大肠下血"。

蘖皮汤方见伤寒门

黄连阿胶丸方见☒

酒蒸黄连丸方见黄疸门

附子理中汤方见中寒门　　本方中去附子，加木香，名木香理中汤。

震灵丹方见妇人门

黑锡丹方见伤寒门

芎归汤方见妇人门

四君子汤

参苓白术散并见脾胃门

枳壳散

小乌沉汤并见气门

地榆散　治肠风热证下血。

地榆　黄连　茜根　黄芩　茯苓各半两　栀子仁一分

上为粗末，每服三钱，薤白五寸同煎服。

一方，治肠风下血。

滑石　当归　生苄①　黄芩　甘草　苍术各等分

上以水煎服。或以苍术、生苄，不犯铁器，为末，丸服。

地榆汤　治肠风下血。

苍术米泔浸焙，一两　地榆五钱

上㕮咀，分二贴，每贴水二盏煎八分，去粗，空心服。

加减四物汤　治肠风②下血，血不止。

侧柏叶　生地黄　当归酒浸　川芎各二钱半　枳壳麸炒　荆芥穗　槐花炒　甘草炙，各一钱二分

上㕮咀，分二贴，每贴水二盏，姜三片，乌梅肉少许③，一方加防风二钱一分半，去粗，空心服。

---

① 苄（hù 户）：地黄。

② 风：原脱，据《严氏济生方》卷六改。

③ 乌梅肉少许：《严氏济生方》卷六此下有"煎至七分"四字。

肠风黑散　治大便鲜血，脐腹疼痛，里急后重，肛门脱出，久患酒痢，大便频并。

败棕　木馒头各烧存性　乌梅去核　甘草炙，各等分

上为细末，每服二钱，空心白汤调服。一方加枳壳二两，烧存性，入前药服。

肠风黑散　治证同前。

甘草炙，一两半　荆芥二两　枳壳二两，炒　乱发　槐花　槐角　猬皮各一两半　木馒头二两

上将猬皮、乱发入瓷瓶内，盐泥固济，烧存性，放出火毒，同余药为细末，每服二钱，空心温酒调服，水煎服亦可。

黄连散　治肠风下血，疼痛不止。

黄连　鸡冠花　贯众　大黄　乌梅肉各一两　甘草炙，三分

上为细末，每服二钱，空心米饮调服。

神应丸　治肠风脏毒。

黄连去须净，八两，咬咀，分二分，一①分用姜四两切片，同炒黑色，去姜，一②分姜汁浸一宿，次日晒干

上为细末，汤浸蒸饼为丸如桐子大，每服五十丸，空心米汤送下。

秘传得效猪脏丸　治远年近日诸般肠风痔漏。外痔便红等证皆治。

大鹰爪黄连去芦　白芷　枳壳年深者，水浸，去穰，麸炒　槐子净者，炒　防风去芦　粉草节　槐角去枝梗，炒　香附子炒　猪牙皂角无蛀者，刮去皮，蜜涂上炙　木香各三两

上用陈熟仓米三合，同③香附子一处为末，已上前药共为细末，先用水洗大猪脏一条，约二尺长，多则又佳，装入香附子、仓米在内，线缚脏口，勿令药出，约量用水二大碗，干则逐旋斟

---

① 一：此上原衍"每"字，据《普济方》卷三十八删。
② 一：原脱，据《普济方》卷三十八补。
③ 同：原作"香"，据嘉靖本、《古今医统大全》卷四十二改。

酌加水，瓦罐盛之，以文武炭灰①风炉上煮熟猪脏为泥，除去所缚线，倾出脏内所煮香附子、仓米二味，瓦器内盛之，用刀切碎猪②脏成小片，于擂盆内搋捣脏不成片如泥，下黄连等药一处，并香附子、仓米和匀，脏与药相匀，如药干加煮脏汁，和丸如桐子大，每服八十丸，早起、午后、临卧三次米饮汤下。服药戒欲，少饮酒，忌炉煎煿热毒生冷之物。凡有患内外等痔及便红，服药一料病愈。

一方，治证同前。

用猪脏一节，洗净控干，约一尺，入槐花炒，为末，填入脏内，两头扎定，于砂锅内用米醋煮烂，捣为丸如梧桐子大，每服五七十丸，空心当归酒下。

蒜连丸

黄连不拘多少

上为末，用独头蒜一个煨香熟，研和，入臼杵极烂，丸如梧桐子大，每服四十丸，空心陈米煎汤送下。

香梅丸

乌梅同核烧存性　香白芷　百药煎烧存性，各等分

上为末，米糊丸如桐子大，每服五十丸，空心米饮下。

圣金丸　已上三方治证皆同前。

百药煎一两生，一两炒，一两烧存性

上为末，炼蜜丸如梧桐子大，每服五十丸，空心米汤送下。

椿皮丸　东行椿根白皮为末，醋糊丸如梧桐子大，每服七十丸，空心米饮下。

歌曰：

酒浸黄连九遍蒸，枳壳一两木香秤。

粟米饭丸米饮下，肠风脏毒一时平。

黄连酒浸，四两　枳壳一两　木香三钱，同研

---

① 灰：当作"火"。
② 猪：原作"楮"，据嘉靖本改。

上为末，粟米饭丸如梧桐子大，每服三十丸，空心米饮下。

歌①曰：

烧取包茶蒲②蓳研，更须些少麝香添。

空心糯米煎汤服，脏毒肠风便脱然。

槐花散　治证同前。

槐花炒　柏叶捣焙　荆芥穗　枳壳等分

上为末，每服三钱，空心米汤调下。

一方，治证同前。

枳壳麸妙　黄连　地榆　当归酒浸　甘草各等分

上咬咀，每贴七钱，水一盏，酒一盏，煎八分，露一宿，去粗，食远冷服。

卷柏散　治脏毒神效。

卷柏生石上，高四五寸，根黄如丝，上有黄点子，取之焙干用　黄芪各等分

上为细末，每服三钱，空心米饮调下。

一方

荆芥穗　缩砂各等分

上为末，每服二钱，空心米饮调下。入百草霜一钱亦可。

一方

茄蒂烟上熏干，烧存性

上为末，每服三钱，空心米饮调下。隔年者尤佳。

升阳去热和血汤　治肠澼下血，别作一派③，其血唧④出有力而远射，乃阳明气冲，热毒所作也。

生地黄　牡丹皮　生甘草各半钱　炙甘草　黄芪各一钱　当归身酒浸　苍术米泔浸　秦艽　熟地黄　肉桂各三钱　陈皮二分　升麻

---

① 歌：此上原衍"烧取"二字，据文义删。

② 蒲：原作"部"，据文义改。

③ 别作一派："别""一"二字原脱，据《兰室秘藏》卷五补。

④ 唧：原作"即"，据《兰室秘藏》卷五改。

七分　白芍药一钱半

上咬咀，分三贴，每贴水二盏煎八分，去粗，食前热服。

孙尚药方　治肠风痔漏如神。

草薢细剉　贯众逐瓣擘下，去土，等分

上为细末，每服二钱，空心温酒调下。

虫蛀下血，宜黑玉丹方见痔门。

灸　法

第二十椎①，随年壮灸之。

又法，平立竹杖比脐平，却向后脊骨当中灸七壮。

易简诸方

一方，治肠风脏毒下血，用山里果俗名鼻涕团晒干，不拘多少，为细末，每服二钱，空心米饮调下。

《经验方》治肠风下血，枳实半斤麸炒，去瓤，绵黄芪半斤洗，剉为末，米饮非时下二钱匕。若难服，以糊为丸，汤下三五十丸，效。

一方，用柏子仁五十粒研破，纱袋盛，用好酒二盏煎至一盏，不拘时服之，初服□□，再服立止。

《斗门方》治小肠风，用血师一两，米醋一升，以火烧血师通赤，淬入醋中，以碎为度，捣罗如面，空心米汤调下一大钱，即瘥，如神血师即代赭石也。

《梅师方》治热毒下血，或因食热物发动，以赤小豆杵为末，每服三钱，空心米饮调下。

一方，治肠风下血，五倍子为末，每服二钱，空心麝香酒调服。

《斗门方》治肠风痔泻血，羊蹄根叶烂蒸一碗来，食之立瘥。

《王氏博济方》治脏毒下血不止，用豆豉、大蒜等分杵匀，丸

---

①　椎：原作"推"，据文义改。

如桐子大，每服三十丸，空心盐汤下。亦治血痢。

《孙用和方》治肠风泻血。

黄芪　黄连等分

上为末，面糊丸如绿豆大，每服三十丸，空心米饮送下。

《道藏经》云：治肠风痔漏，皂角去子及皮，蜜炙，为末，水糊丸如桐子大，每服三十丸，空心米饮吞下。

《经验方》治脏毒下血，用大田螺五个，洗净，仰顿火上烧，以壳内白肉干焦为度，研为细末，只作一服，热酒调下。

一方，治脏毒久下血，以苦楝子二两炒令黄，为末，炼蜜丸如梧桐子大，每服二十丸或三十丸，空心米饮下，甚妙。

一方，治酒毒便血溅，用麦曲一块，湿纸裹煨，研末，空心米饮调服二钱。

诸痔门

《内经》云：因而饱食，筋脉横解，肠澼为痔。注曰：甚饱则肠胃横满，肠胃满则筋脉解而不属，故肠澼而为痔也。《痹论》曰：饮食自倍，肠胃乃伤。此伤之信也。

治 法

脏腑本虚，外伤风湿，内蕴热毒，醉饱交接，多欲自戕，以故气血下坠，结聚肛门，宿滞不散，而冲突为痔也。肛边发露肉珠，状如鼠乳，时时滴渍脓血，曰牡痔；肛边生疮肿痛，突出一枚，数日脓溃即散，曰牝痔；肠口颗颗发瘟，且痛且痒，出血淋沥，曰脉痔；肠内结核有血，寒热往来，登溷①脱肛，曰肠痔。若血痔，则每遇大便，清血随下而不止；若酒痔，则每遇饮酒，发动疮肿而血流；若气痔，则忧恐郁怒适临乎前，立见肿痛，大便艰难，强力则肛出而不收矣。此诸痔之外证然也。大抵以解热调血顺气先之，盖热则血伤，血伤则经滞，经滞则气不运行，气与血俱滞，乘虚而坠入大肠，此其所以为痔也。诸痔出血，肛门间别有小窍，下如血线，不与便物共道。痔久不愈，必至穿穴，疮口不合，漏无已时，此则变而为瘘矣。肠风脏毒之与痔瘘，同出而异名也，岁积月累，淫蚀肠头，湿烂可畏。此果何物致然哉？虫是也，其间执剂又当为之化虫，不然古书何以谓之虫痔？

肠风之与虫痔，特介乎毫芒之间。肠风之血自肠中来，虫痔之血，肛门边傍别一小窍，射如血线是也。迨夫肛门既脱，腐血浸淫于其间，则俱化为虫，蠹蚀肠口，滴血淋沥，自此又不能约而收之矣。善调理者尤当以芜荑、艾叶、苦楝根辈为之化虫。

---

① 溷（hùn 混）：厕所。

附：养生方导引法

气血下坠，冲突为痔，既不能坐，又不容行，立则愈则其坠矣。一法云惟高枕偃仰，心平气定，其肿自收。

一法，一足踏地，一足屈膝，两手抱犊鼻下，急挽向身，极势，左右换易四七，去痔，五劳，三里气不下。

一法，踞坐，合两膝，张两足，不息两通，治五痔。

一法，两手抱足，头不动，足向口①受气，众节气散，来去三七，欲得捉足②，左右侧身，各急挽，腰不动，去四肢腰上下髓内冷，血冷，筋急闷痔。

一法，两足相踏，向阴端急蹙，将两手捧膝头，两向极势，捩③之二七竟，身侧两向取势二七，前后努腰七，去心劳痔病。

香壳丸　治湿热内甚，因而饱食，肠澼为痔，久而成漏，速治悉愈也。

木香　黄柏各三钱　厚朴制　枳壳麸炒，各五钱　黄连一两　猬皮二钱，烧灰　当归酒洗　荆芥穗各三钱

上为末，面糊丸如梧桐子大，每服三五十丸，煎白汤下，日三服。

清心丸　《素问》云诸痛痒疮，皆属于心，心生血热，诸痔受病之源也，此药主之。

黄连净，一两　茯神去木　微赤茯苓各半两

上为末，炼蜜丸如桐子大，每服一百丸，食前米饮下。患痔只是吃白米稀粥，疏其肠胃。

清凉饮　治诸痔热证，大便秘结。

当归　赤芍药　甘草炙　大黄米上蒸，晒，各等分

上为粗末，每服二钱，新水煎服。

五痔散　治诸痔，不问冷热内外。

① 口：《诸病源候论》卷二十二作"口面"二字。
② 足：原脱，据《诸病源候论》卷二十二补。
③ 捩：原作"捧"，据《诸病源候论》卷三改。

鳖甲醋浸，炙焦　猬皮剉碎，炒焦　猪甲剉碎，炒焦　蜂房炒，各半两　蛇皮一条，烧，并各存性

上为末，入麝少许，每服一钱半，食前米饮调下。

收痔丸　诸痔通用。

透明阿胶炒酥　黄连净　贯众各半两　盈尺皂角去核弦，醋炙焦黄连净　猬皮炙焦　蜂房炒焦　蛇皮略烧　皂角刺略烧　穿山甲插入热灰中令焦　猪后蹄垂甲烧，已上各存性　当归　川芎　槐花并用二钱半

上为末，米醋煮面糊丸如桐子大，每服七十丸，调气用枳壳散方见妇人门下，消血热，荆芥煎汤下，食前服。

干葛汤　治酒痔。

干葛　枳壳炒　半夏制　茯苓去皮　生地黄　杏仁各半两，去皮　黄芩　甘草炙，各二钱半

上剉，每服五钱，黑豆百粒，姜五片，白梅一个，煎服。

猪甲散　治诸痔。

猪后蹄垂甲不拘多少，烧存性

上为末，陈米饮调二钱，空心服。

神应黑玉丹　治男妇久新肠风痔漏，著床头痛不可忍，此药不过三服见效。初得或痒或痛，谷道周回多生硬核，此是痔破便漏，下血肠风，皆因酒色气风食五事过度，成此疾多，人外涂，殊不知病在肠脏有虫，去根易愈。

刺猬皮剉，八两　猪悬蹄百只　牛角䚡八两　槐角二两　雷丸脂麻各二两　乱发皂角煎汤洗，焙　败棕咀，各四两　苦楝根二两半

上咀碎，用瓷罐内烧存性，研细末，入乳香一两，麝香四钱，研合和匀，酒糊丸如梧桐子大，每服五十丸，先细嚼胡桃一枚，以温酒吞下，日二服，甚者日三服，空心。切忌别药。

治痔漏，用：

五倍子　朴硝　桑寄生

莲房煎，先熏后洗。肿者用木鳖子、五倍子研细末，调付血漏，专收血，再服后药：

人参　黄芪①炙　生地黄　当归酒浸　川芎　黄芩　升麻　枳壳麸炒　槐角各等分

上为细末，面糊丸如梧桐子大，每服三十丸，空心米汤下。

黑丸子　专治年久痔漏下血。

白姜　白草霜各一两　木馒头各一两　乌梅　败棕　柏叶　乱发各一两二钱半，各烧存性，为末，再入桂心三钱，白芷五钱

上同为末，醋糊丸如梧桐子大，每服五十丸，空心米饮送下。

槐角丸　治五种肠风下血，痔瘘脱肛，服此药除根。

槐角一两，炒　地榆　当归酒浸一宿　黄芩　防风　枳壳炒，各半斤

上为细末，酒糊丸如梧桐子大，每服三四十丸，食前米饮送下，杀虫，止疼痒。

猬皮丸　治五种痔瘘。

猪左足悬蹄甲烧存性　猬皮一个，烧存性　黄牛角腮烧存性　贯众　槐角子炒　雷丸　鸡冠花　玄参　槐花炒　油发灰　黄芪　白芷　当归酒浸　黄芩　黄连　防风　枳壳去穰，生用　鳖甲醋炙，各五钱　麝香另研，半钱

上为末，米糊丸如梧桐子大，每服七十丸加至百丸，空心米饮送下。

黄芪丸　治五痔出血疼痛。

榼藤子②煨，用肉五钱　川续断酒浸　黄芪　贯众　附子炮，去皮　黄矾另研　刺猬皮烧灰　当归酒浸　阿胶炒，各一两　麝香另研，一字

上为末，米糊丸如梧桐子大，每服七十丸，空心米饮送下。气壮人不可服。

钩肠丸　治久新诸痔，肛门肿痛或生痒，时有脓血。

瓜蒌实二个，烧存性　猬皮二个，剉，罐内烧存性　白矾煅　绿矾

---

① 芪：原作"氏"，据嘉靖本改。
② 榼藤子：木质藤本植物榼藤的种子。

枯　胡桃肉十五个，烧存性　白附子　半夏汤洗　南星　鸡冠花各五两，剉碎，炒　枳壳麸炒　附子去皮脐①，炮　诃子肉各二两

上为末，醋糊丸如梧桐子大，每服三五十丸，空心临卧温酒下。

橘皮丸　治气痔。

陈皮　枳壳麸炒　川芎　槐花炒，各二钱　槟榔　木香　桃仁去皮尖　紫苏连叶用　香附子炒　甘草炙，各一钱

上咬咀，分二贴，每贴水二钟，姜三片，枣一枚，煎八分，去粗，空心温服。

逐瘀汤　通利大小肠，取下黑物，痔漏热证用之，瘀血作疼。

川芎　白芷　生地黄　赤芍药　五灵脂　枳壳麸炒　阿胶炒　茯苓去皮　蓬术煨　茯神去木　木通　生甘草各一钱　大黄一钱半　桃仁去皮尖，一钱半

上咬咀，每服八钱，水二盏，姜三片，蜜三匙，煎八分，空心服，以利为度。

一方，治诸痔疮。

槐花一合②，炒　皂角刺八两，搥碎　胡椒十粒　川椒一两

上猠猪肚一个，入药在内，扎定口煮熟，去药，空心吃猪肚。

地榆散　治痔生疮肿痛。

地榆　黄芪　枳壳　槟榔　川芎　黄芩　赤芍药　槐花　羌活各半两　白蔹　蜂房炒焦　甘草炙

上剉，每服五钱，水一盏半煎七分，温服。

皂刺丸　治痔痛而复痒。

皂角刺二两，烧烟③尽存性　白矾煅　白蒺藜炒，去刺　枳壳制　羌活各半两　防风　槐花各三分　蛇床五钱　蜂房炒焦　五倍子各一分

---

① 脐：原作"齐"，据嘉靖本改。

② 合：原作"个"，据文义改。

③ 烟：原脱，据《仁斋直指方论》卷二十三补。

上为末，醋调绿豆粉为糊，丸如小豆大，每服五十丸，以苦楝根煎汤下，仍用童子热尿入白矾末，浇洗肛门。

皂角煎丸 治内痔，肠头里面生核，寒热往来。

满尺皂角三尺，去弦核，醋炙　刺猬皮一两，炙黄　白矾煨，一两　猪后垂蹄甲十枚，烧存性　桃仁浸，去皮，炒　川芎　北梗　甘葶苈炒焦，各半两　薏苡仁　白芷各一分

上为末，炼蜜丸如桐子大，每服五十丸，桑白皮煎汤下，仍以藩篱草①根煎汤熏洗。

芎归丸 治痔下血不止。

川芎　当归　黄芪　神曲炒　地榆　槐花微炒，各二两　阿胶炒酥　荆芥穗　木贼　头发烧存性，各一分

上为末，炼蜜丸桐子大，每服五十丸，食前米饮下。

地黄丸 治五痔，滋阴必用之。

地黄酒蒸熟，一两六钱　槐角炒　黄柏炒　杜仲炒　白芷各一两　山药　山茱萸　独活各八钱　泽泻　牡丹　茯苓各六钱　黄芪一两半　白附子二钱

上为细末，炼蜜丸如桐子大，每服五十丸，空心米汤送下。

水澄膏 系护肉药。

郁金　白及各等分

上为细末，候痔出侧卧，以盐汤洗，拭干，用新水和蜜，盏内调匀，却入药末，敷在谷道四向好肉上，留痔头在外，用纸盖药，仍用笔蘸水涂纸令常润，却用枯药。

枯药方

明矾四两　明生砒二钱半　朱砂一钱，研

上各研，先用砒末安建盏②内，次用白矾末盖之，用火煅令烟断，其砒尽随烟去止，借砒气在白矾中取出，为细末，先看痔头大小多少，将矾末抄在掌心上，加朱砂末少许，以津唾

---

① 藩篱草：即木槿。
② 建盏：宋代建州（今属福建）所产的一种瓷器。

调匀，用篦子点涂痔上周道令遍，日三次。上须是看痔头颜色，欲其转焦黑，乃取落之。渐至夜自有黄水出，以多为好，此乃恶毒水，切无他疑。次日看痔头，有缩一半，若更上①药一二日为好。若年高人，应外肾牵引疼痛，可用人以手火烘热，于大小便熨之，其痛自定。如换时，用新瓦器成②新水或温汤，在痔边以笔头蘸水，或轻轻刷洗旧③药，却上新药，仍用护药，直至痔头焦枯方可住也。次用洗药，洗药方以荆芥煎汤，瓦器盛，时时洗之。

润肠丸

大黄煨　枳壳去穰，麸炒　当归各等分

上为末，炼蜜丸如梧桐子大，每服三五十丸，空心白汤下。服此以防肛门急燥，欲无涩痛而已。

龙石散

龙骨煅，去火毒　软石膏煅，去火毒　白芷　黄丹各等分

上为末，量疮大小，斟酌干掺疮口上。

导赤散

生地黄　木通　黄芩各等分

上㕮咀，作一贴，水二钟煎八分，去粗，食远服，以利小便也。

双金散

黄连　郁金

上为末，每服二钱，蜜水调服。入脑子佳。

十宣散方见痈疽门　服此以生气血。

国老汤

生甘草煎汤熏洗，以解砒毒。疮极痒亦主之。

已上共九方。

---

① 上：原作"止"，据文义改。

② 成：同"盛"。《释名·释言语》："成，盛也。"王先谦疏证补："成、盛声义互通。"嘉靖本作"盛"。

③ 旧：原作"药"，据《古今医统大全》卷七十四改。

五灰膏 治脏腑一切蕴毒，发为痔疮，不问远近，形似鸡冠、莲花、胡桃、牛奶，或内或外，并治。

荆柴 蓟柴 山白竹 老杉枝 荞麦茎灰半斗

以上四般，柴、竹截作二尺许，以斧劈破成片，合取一束晒干，于火上烧，置罐中为炭，以大锅煮出炭汁，又用酒漏，以布帛实其窍，置荞麦灰于内，以炭汁淋之，然后取汁，于锅内慢火熬汁，约取一小碗，候冷，入石灰、国丹调和成膏，以瓷器盛之，上用石灰盖面，不令走气，用①却去石灰，以冷水②调开，令病者以水洗净疮痔，仰卧，搭起一足，先以湿纸于疮四向贴护，却用竹篦挑药点痔上，须臾痛息，用纸去药再点，如此三四次，要痔疮如墨样黑方止，以水洗净，每日常置冷水一盆，以葱汤和之，日洗三五遍，六七日后脓秽出尽，其疮自消。

宽肠丸 五灰膏涂痔之后，恐脏腑秘结，用此药宽肠。

黄连 枳壳麸炒，各等分

上为末，面糊丸如梧桐子大，每服五七十丸，空心米汤下。

敷药蜗牛膏

蜗牛一枚 脑子 麝香少许

掺之，用瓷合盛，次早取汁付。不用脑亦可。

一方，熊胆、脑子研，井花水调，以鸡翎拂痔上。

一方，枯矾半钱，脑子一字，细研，先用鱼腥草煎汤洗，次用此敷之。

一方，寒水石、朴硝为末，以津调，手指点药敷痔上。

一方，葱青刮去涎，入蜜调匀，先以木鳖子煎汤熏洗，然后付药，其冷如水③。

又方④，用耳环草一名碧蝉儿花手挪软⑤，内患处，三两次安。

---

① 用：《世医得效方》卷七作"临用"二字。
② 水：此下原衍"冷水"二字，据《世医得效方》卷七删。
③ 水：《世医得效方》卷七作"冰"。
④ 又方：原脱，据《世医得效方》卷七补。
⑤ 挪软：授软。"软"原作"敷"，据《世医得效方》卷七改。

洗痔方

槐花　荆芥　枳壳　艾叶各等分

上咬咀，水煎，入白矾熏洗。

一方，白矾末洗熏。枳壳末煎汤熏洗，亦可。

一方

黄连　黄芩　荆芥　蛇床子　侧柏叶　槐条　镜面草　蚵蚾

草各等分

上咬咀，每服一两，水一碗煎至八分，盛于磁器内，熏洗痔上①。

灸　法

一法，治五痔，取对脐脊骨上，灸七壮。

一法，治痔疾大如胡瓜，贯于肠头，热如煻火，发则僵仆，以柳枝浓煎汤洗之，次以艾炷灸其上三五壮。若觉一道热气入肠中，大泻鲜红血秽恶，一时许甚甚痛楚，泻后其疾乃愈。

一法，治五痔便血，灸长强穴，随年壮。穴在脊穹②骨上。

熨　法

凡医痔，用枯痔药后及大小便间好肉疼如针刺，及痛上肾根，令人将衣物火上烘之令热，熨痛处三五次，其痛立止。

又法，治痔疮初起，痛痒不止，以自己穿旧毡袜底烘热，频频熨之痛痒处，冷则再烘，其痒即止。

易简诸方

一方，治五痔，不以年月日久，新枳实为末，炼蜜丸如桐子大，空心饮下二十丸。

歌曰：

五痔皆因肠癖生，忽然疼痛不能禁。

---

① 上：原作"土"，据嘉靖本改。

② 穹：当作"穷"。

全蝎三个烧香饼，瓶内烧熏可去根。

《肘后方》治肠痔，每大便常血，水服蒲黄方寸，七日三服，良。

一方，治痔瘘有头，用芫花入土根不限多少，以净水洗，却入木臼捣，用少许水绞取汁，于银器内慢火煎成膏，将丝线于膏内度过，系痔，系时时微痛，候心躁落时，以纸捻子入膏药于窍内，永除根本。未落不得使水。

《简要济众》治肠痔，下部如虫啮，猬皮烧末，生油和傅之，佳。

一方，治野鸡痔，用槐柳枝煎汤，洗痔上，便以艾灸七壮。

《集验方》洗痔，以连翘汤洗讫，刀上飞绿矾，入麝香贴之。

一方，治酒痔便血。用青蒿，子叶根皆可，用一味捣烂，空心服三钱，粪后下血酒调服，粪前下血冷水调下。

《食医心镜》治五痔瘘疮，鸳鸯一只，治如食法，煮令极熟，细细切，以五味醋食之，羹亦妙。

一方，治野鸡痔，下血肠风，明目方，嫩槐叶一斤，蒸如茶法，取叶碾作末，如茶法煎服。

《必效方》熨痔，痔头出，或痛不可忍，枳壳于煻①灰中煨热，微熨，尽七枚立定，发即熨之。

《外台秘要》治痔，取骆驼领②下毛，烧作灰，如半鸡子大，以酒一盏空心调服之。

一方，治痔，谷道痛，取杏仁炒熏，杵膏敷之。

一方，治痔发疼痛，肥大枣一枚，剥去皮，取水银，掌中以唾研令极热，傅枣瓢上，内下部，瘥。

一方，治肠痔，大便常下血，取葱白三五斤煮作汤，盆中坐洗，立瘥。

《千金方》治痔疾下血，疼痛不止，以玩月砂不限多少，慢火

---

① 煻：原作"糖"，据《证类本草》卷十三改。
② 领：《外台秘要》卷二十六作"颔"。

炒令黄色，为末，每服二钱，入乳香半钱，空心温酒调下，日三四服。砂即兔子粪是也。

一方，治痔，腊月牛血脾一具，熟食之尽，瘥。勿与盐浆同食。未瘥，再作食。

一方，治五痔，苍耳茎叶以五月五日采，阴干为末，空心以水服方寸匕①，立效。

一方，治痔漏，脓血不止，棕榈花晒干，研为极细末，空心米汤调三钱服。

一方，治痔，用穿山甲，自尾根尽处数除三鳞不用，取第四第五第六鳞横三行烧存性，为末，入麝香少许，腊茶一匙同调，空心服，以澄下浓者付疮上，其冷如水，永不痛，大效。

猪肾散 通行痔漏疮，恶水自大便出，黑牵牛末一钱，入猪肾中，以线扎，青蘘叶包，慢火煨熟，细嚼，空心盐汤或酒送下。

《肘后方》治漏，蜂房一枚，炙令黄赤色，为末，每用一钱，腊月猪脂调匀，敷疮上。

一方，治五痔脱肛，以死蛇一条如指大者，温用，挖地作坑烧，取有孔板覆坑上，坐熏之，虫尽出也。

一方，治痔发痛如虫啮，菟丝子炒令黄黑，为末，用少许和鸡子黄涂之。亦治谷道中赤痛。

一方，治肠痔，大便常下血，下部痒痛如虫咬者，掘地作坑②，烧令赤，酒沃中，捣茱萸二升，内中，乘热扳开小孔，以下部揣上，冷乃下，不过三四度即瘥。

《圣惠方》治翻花痔，用马齿苋一斤，烧灰细研，猪脂调敷之。

一方，治翻花痔，生木瓜干为末，用鳝鱼身上涎调贴，以纸搭之。

---

① 匕：原作"已"，据《证类本草》卷八改。
② 坑：原作"抗"，据嘉靖本、《证类本草》卷十三改。

一方，治痔疼痛，枇杷叶涂蜜炙，同乌梅肉烂捣为末，先用乌梅核煎汤洗了，后敷药痔疮上。

《斗门方》治痔疾有头如鸡冠者，用黄连末傅之，即瘥。更加赤小豆末，尤良。

脱肛门

治　法

《儒门事亲书》云谓：此证乃大肠热甚也，宜用酸浆煎三五沸，稍热淋洗净，次以苦剂金花丸、解毒汤之类兼之。或有因洞泄及用力过多，小儿叫呼，并久痢与肠风下血，致肛门脱出，治各有方，不可执一见也。

钩肠丸方见痔门　治肠风下血，以致肛门脱出。

文蛤散　治用力过多，肛门脱出，及小儿叫呼久利后，皆令人脱肛。

用五倍子为末，水煎汁，浸洗。更入白矾、蛇床，尤佳。洗后用赤石脂为末，掺些在芭蕉叶上，频用托入。或长尺余者，以器盛药浸之。小儿脱肛，用五倍子细末，蜜摊调油纸上，贴之，手托入。一方加百草霜，二味末，醋调，如前用。

猬皮散　治肛门或因洞泄或用力脱肛。

猬皮一枚，烧存性　磁石煅　桂心各五钱

上为末，每服二钱，空心米饮调下。若女人阴脱，加鳖头一枚，烧灰研入。

香附散　治脱肛。

香附子一两半，炒　荆芥穗二两

上为末，煎汤淋洗。一方加皂角。

紫蕺膏

紫背蕺一大握，又名鱼腥草，擂烂如泥，先用朴硝汤洗净肛门，用芭蕉叶托入，却用药于臀下贴坐，自然收入。

一方，治脱肛。

蒲黄一两　猪脂二两

上炼猪脂和蒲黄成膏，涂肠头，即缩入。

灸 法

大人，灸长强穴，在脊尾穷骨尽处，可灸七壮。又灸脐中，随年壮。

小儿，可于百会穴灸三壮。又灸长强穴。

易简诸方

《集验方》治脱肛历年不愈，以生铁二斤，水一斗煮取五升，出铁，以汁洗之，日再洗。

《乘闲方》治泻多，时脱肛疼痛。

黑圣散 大蜘蛛一个，瓠叶重裹，线系定盒子内，烧令黑色存性，取出细研，入黄丹少许同研。凡有上件疾，用白矾、葱椒煎汤洗浴，拭干后将药末掺在软帛上，将手掌按托入，收之，妙。

一方，用石灰炒热，以故帛裹，坐其上，冷即易之。

一方，治脱肛出，用炙麻鞋底，令人频按，永瘥。

又，故麻鞋底、鳖头各一枚，烧鳖头，捣为末，傅肛门，将鞋底按入，即不出。

《经验后方》治下部脱肛，以葛蒉子一两炒焦，研末傅之。

《圣惠方》治疗肛门凸出方，烧虎骨，为末，水调服方寸匕，日三服，良。

《道藏经》云：治脱肛，乌龙尾即到吊灰同鼠粪和之，烧烟于桶内，令坐其上熏之，数遍即不脱矣。

一方，治脱肛，煎葱汤洗软，用芭蕉叶托上。

一方，治脱肛，用木贼烧存性，为末，掺①肛门上按入，即愈。

---

① 掺（sǎn 伞）：涂敷。

虫积门

治 法

《三元参赞书》① 云：人元之寿，饮食有度。倘饮食不节，或伤饥，或过饱，喜啖腥脍，多食生冷，酷嗜曲蘖，爱食肥甘，脏腑虚弱，致生虫积也。又古书云：饮白酒食牛肉，令人生虫。或桑柴炙羊肉食之，生寸白虫。团鱼与苋菜同食，则生鳖虫。且小儿多有诸虫，脏腑虚弱，食肥甘则动，腹痛叫哭，倒身扑手，呕清水涎沫，面色青黄，饮食不进，不生肌肤，或寒或热，或沉沉嘿②嘿。其虫不早治，相生不已，长一尺则能害人。虫若贯心，杀人尤急，不可不早为之治疗也。

集效丸　治因脏腑虚弱，多食甘肥，致蛔虫动作，心腹疗疼发作，肿聚往来上下，痛有休③止，腹中烦热，口吐涎沫，即是蛔咬，宜服之，又疗下部有虫，生痔痒痛。

大黄剉，炒，三两　木香　槟榔　鹤虱炒　诃子煨，去核，酒浸，焙④干　附子炮，去皮脐　芜荑炒，研　干姜炮，各一两三钱

上为末，炼蜜丸如梧桐子大，每服五十丸，煎陈皮汤食前下，妇人醋汤下。

乌梅丸　治脏寒蛔厥，虫动烦闷呕吐，又治久痢。

乌梅　细辛　附子炮　官桂　人参　黄柏各六两　当归　蜀椒炒出汗，各四两　干姜十两　黄连十六两

上用苦酒浸乌梅一宿，去核蒸，捣成泥，余药为细末，和匀

---

① 　《三元参赞书》：即《三元延寿参赞书》，元代李鹏飞撰。
② 　嘿（mò 墨）：同"默"。《玉篇·口部》："嘿，与'默'同。"
③ 　休：原作"林"，据《和剂局方》卷七改。
④ 　焙：原字漫漶，据嘉靖本、《和剂局方》卷七补。

入蜜，杵二千下，丸如桐子大，每服三十丸，不拘时米饮①下。

化虫丸 小儿病多有虫，因脏腑虚弱而动，食甘肥腹中疼痛，往来上下，亦攻心，痛则哭不休，合眼仰身摇手，心神闷乱，呕哕涎沫，吐清水，四肢羸困，面青黄，饮食难进，不生肌肉，寒热沉嘿，不知痛处。

鹤虱 槟榔 胡粉炒 苦楝根去厚皮，各五两 白矾一两二钱半

上为末，面糊丸如梧桐子大，一岁五丸，食前温浆水入香油一点打匀下之，米饮亦可，小虫化水，大虫打下。一方，加芜荑、雷丸、黄连、酸石榴皮各二两半，上为细末，面糊为丸如梧桐子大，每服三十丸，猪肉汤下。

化虫丸

雷丸二粒 槟榔二个 鹤虱一钱 使君子七个 轻粉少许

上为末，分二服，当晚用精猪肉一两切成片，以皂角浆浸一宿，至五更慢火炙熟，又香油拭肉，候温，取一服药擦肉上，略烘过食之，至巳时虫下了，乃进饮食。

木香三棱散 治腹中有虫，面色痿②黄，一切积滞。

黑牵牛半炒半生，二两 大腹子二两 槟榔二两 雷丸 锡灰醋炒 三棱煨 蓬术煨 木香 大黄各一两

上为细末，每服三钱，空心蜜水调服，砂糖水化下调服亦可，须先嚼烧肉一片，吐去了服药。

万灵丸 取虫宣积。

黑牵牛末，一两 大腹子研末，七两 三棱五两，炮 南木香面煨，五两 雷丸炮，五两 蓬术煨，三两

上为末，皂角半斤去皮核，切碎，用水二大碗浸一宿，冬二宿，去粗，磁器熬膏，待冷和药，每服四钱，砂糖汤五更送下，待取去虫积了，白粥补之。忌生冷腥硬物。

---

① 饮：原作"饱"，据嘉靖本改。
② 痿：同"萎"。

治寸白①虫，贯众酒，晚夕用贯众细切，煎酒一盏，五更前嚼肉一片，莫吞，候虫闻肉香，其头向上，吐去肉，嚼使君子三个，并轻粉一字，以贯众酒②送下解毒雄黄丸七粒，即泻下寸白虫。

雄黄丸方见厉风门

遇仙丹　追虫逐积，消癖利痰，万病可除，四时宜服。

槟榔一斤　大黄半斤　三棱醋煮，四两　蓬术四两，醋煮　牵牛头末二斤　木香不拘多少

上为末，皂角膏丸如梧桐子大，每服四十丸，壮弱加减，茶清五更初下。如未通再吃，温茶清助之。下虫积恶物尽了，白粥补之。

妙应丸　一名剪红丸。

大黄　槟榔　牵牛头末各三两　雷丸　锡灰　大戟各五钱　鹤虱　茴香　贯众　使君子各二钱半　轻粉少许　苦楝根一两

上将诸药为细末，用皂角膏丸，服依前。

一方

槟榔四两　牵牛头末二两　大黄一两　三棱　雷丸　大戟各半两

上将诸药为细末，用皂角膏丸，服依前。凡服泻药，须忌生冷油腻筋韧之物。

琥珀万安散　治男妇酒食虫。先服青木香丸方见胀满三四服，若肿势未退，可服此。

槟榔四两　白牵牛末二两　黑牵牛末二两　雷丸　大黄　知母　贯众各一两　沉香　木香各半两　芜荑一两

上为末，每服四钱，五更先嚼生姜一块，次用鬲③宿汤露一夕，次早调药服，取下黄赤黑白虫积病根，直至日晡吃白粥补之。先服生姜，免至恶心。此方亦可水丸，服四钱重。

---

①　白：原作"虫"，据文义改。
②　酒：原脱，据《世医得效方》卷十补。
③　鬲：嘉靖本作"隔"。

易简诸方

《杨氏产乳》治虫状如蜗牛，食下部痒，取萹蓄一把，水二升煮热，五岁儿空腹服三五合，隔宿食，明早服之佳。

《梅师方》治蛔虫攻心腹痛，薏苡根二斤切，水七升煮三升，先①食尽服之，虫死尽出。

《圣惠方》治蛔虫攻心如刺，吐清水。龙胆草一两去头，剉，水二盏煮取一盏，去滓，隔宿不食，平旦时一顿服之，即差。

《葛氏方》治蛔虫，或心如刺，口吐清水，捣生艾取汁，宿勿食，但取肥香脯一方寸片先吃，令虫闻香，然后即取饮一升，当下蛔。

一方，治虫心腹痛，用青黛不拘多少，水煮面糊为丸如莲子大，每服三丸，冷水送下。

《经验前方》：下寸白虫，用雷丸水浸软，去皮切，焙干为末，每有疾者，五更初先食炙肉少许，便以一钱匕药，稀粥调半钱服之。

《食疗》云治寸白虫，日食榧子七颗，七日满，其虫皆化为水。

《外台秘要》治蛔虫攻心如刺，吐清汁，七月七日采蒺藜子，阴干作灰，先食服方寸匕，日三。

---

① 先：原作"食"，据《证类本草》卷六改。

中蛊毒门

治　法

一云：蛊之为毒，中土少见之。世传云是闽广深山之人，于端午日以蛇虺、蜈蚣、虾蟆三物同器盛之，听其互相吞啖，俟一物独存者，谓之蛊。欲害其人，蜜取其毒于酒食中，人中其毒，必心腹疞痛，如有虫啮，吐下皆如烂肉。若不即治，食人五脏即死，亦有十数日死者，更有缓者，待以岁月，气力羸惫，食尽五脏而后死。死后亦有传注他人，名曰蛊疰。大率试验之法，咳唾水中，沉者是，浮者非。或口含一大豆，若豆胀皮脱者是。治之有方。

又一说，病者能记于何物之中中毒，终身再不食此物，其毒亦不复作。虽传闻若此，但未之见。外有一应中药毒之人，但嚼生黑豆不腥，嚼白矾而觉味甘者，皆中毒也。《叔和脉诀》云：凡脉尺寸紧数形，又似钗直吐转增。此患蛊毒急须救，速求神药命难停。中毒洪大脉应生，细微之脉必危倾。吐血但出不能止，命难返没痊平。

急救解毒之方详载于后。

丹砂丸　治蛊毒。

雄黄　朱砂另研，各五钱　藜芦略炒　鬼臼　巴豆去油，各二钱半

上为细末，炼蜜丸如梧桐子大，每服二丸，空心干姜汤下，当转下恶物并蛊毒。当烦闷后，以鸭为羹食之。

雄射散　治五种蛊毒。

雄黄末　麝香另研，各一字

用生羊肺一指大，以刀切开，内药在内，肺裹吞下。

石刻方　治蛊毒，无论年深月久，但煮一鸭卵，插银钗脚在内，并嚼之约一时久，取视钗卵俱黑，即中毒也。

五倍子二两　硫黄末，一钱　甘草三寸半，炙　丁香　木香　麝香　轻粉少许　糯米二十粒

用水一大碗于砂锅内煮至七分，候药面生皱皮，熟绢滤去粗，通口服，口服毕，平正仰卧，枕令头高，觉腹中有物冲心者三，即不得动。若出，以盆盛之，如鳅鱼之类，乃是恶物。吐罢饮茶一盏，泻亦无妨，旋煮白粥补，忌生冷油腻鲊①酱，十日后服解毒丸三五丸。

解毒丸　治误食毒草并百物毒，不救人必死。

板蓝根干者，四两　贯众去土，一两，判　青黛研　生甘草各一两

上为末，炼蜜丸如梧桐子大，别以青黛为衣，如稍觉精神恍惚，恶心，即是误中诸毒，急用十五丸烂嚼，新水下，即解。或用水浸蒸饼丸，尤妙。常服可三五丸，大能解暑。

泉僧方　治金蚕蛊毒，才觉中毒，先吮白矾，味甘而不涩，次嚼黑豆不腥是也。

石榴皮根煮汁饮之，即吐出活虫，无不愈者。

国老饮　治蛊毒。

白矾末　甘草各等分

上为细末，每服二钱，食远水调下，或吐黑涎，或泻，皆效。若平生预服防蛊者，宜以甘草熟炙煮服，即内消，不令吐，神验。

保灵丹　治诸蛊毒，一切药毒，神效。

朱砂另研，一两　大山豆根五钱　雄黄　黄丹　麝香　黄药子　续随子生研

巴豆不去油　斑蝥去翅足，各二钱半　糯米半生半炒　赤蜈蚣二条，一炙一生

上各修制，入乳钵研和，于端午、重阳、腊日修合，勿令鸡犬妇人见，用糯米糊丸如龙眼核大，阴干，瓷盒收，每服一丸，好茶清吞下，不得嚼破。须臾病人自觉心头如拽断皮条声，将次毒物下，或自口出，或自大便出，嫩则是血，老则成鳖或蛓蜋等

---

① 鲊（zhǎ 眨）：盐腌的鱼。

状，药丸凝血并下。如口禁，揞开下药。或蛇蝎诸毒，以醋磨，傅患处。忌酒肉毒物，一月惟软饮饭可也。或急用，但择吉日，精絜①修合。

万病解毒丸 治蛊毒，挑生毒②，药毒，畜兽毒。

文蛤即五倍子，一两　山茨菰即金灯花，一两　全蝎五个　大山豆根　续随子霜各五钱　麝香一钱　朱砂　雄黄各三钱　红牙大戟洗，焙，七钱半

上先以五味药入木臼，捣罗为末，次研麝、续、朱、雄③匀，和糯米糊丸，分作三十五丸，端午、重九或择日修合，每一丸，生姜蜜水磨下，井水浸研，敷患处。一方无全蝎、山豆根，名玉枢丹，治一切恶疮。

单方，蚕退纸，以香油纸燃烧存性，为末，水调频服。诸中毒，面青脉绝，昏迷如醉，口噤吐血，服之即愈。

一方，治五种蛊毒。

大戟　斑蝥去翅足，炒　东引桃白皮大火烘之

上三件等分为末，水服半方寸匕，其毒即出，不出，更服并出。若酒中得酒服，食中得食服，奇效。

一方，治解诸毒。

石菖蒲　白矾各等分

上为末，新汲水调下二钱，两服见效。

一方，治中诸毒，用黄连、甘草节，水一碗煎服。

矾茶散 治中诸物毒。

晋矾　建茶各等分

上为细末，每服三钱，新汲水调服，得吐即效，不吐再服。

挑生毒 鱼、肉、瓜果、汤茶皆可挑生，初中毒觉胸腹稍痛，

---

① 絜（jié 杰）：同"洁"。《广韵·屑部》："洁，清也。经典用'絜'。"

② 挑生毒：古时所谓"蛊毒"的一种。

③ 雄：原作"烑"，据文义改。

明日渐加疔刺，满十日则物生能动，腾上则胸痛，沉下则腹痛，积以瘦悴，此其候也。

其法若在上膈，用热茶一碗，投胆矾半钱于中，候化了，通口欲服良久，鸡翎探，即吐出毒物。若在下者，以米调郁金末二钱，毒即泻下，仍用人参、白术为末半两，入无灰好酒一瓶内，慢火熬，温服之，每日一盏，五日乃止，任便饮食。

升麻汤 治挑生毒，肋下忽肿起而生痈疖状，顷刻间大如碗，此即中挑生毒也。候五更，以绿豆细嚼试，若香甜则是。

川升麻为细末

上取冷熟水调二三钱，连服之。若洞泄出如葱数茎，根须皆具，肿即消缩，宜煎平胃散方见脾胃门调补，兼进白粥。

荠苨汤 解诸药毒。

荠苨　黑豆　甘草各等分

上㕮咀，每服七钱，水二盏煎八分，去粗，温服。

奇方，治一切毒。

白扁豆晒干，为末，每服二三钱，新汲水调，顿服，得利则安。

一方，解砒霜毒。

白扁豆　青黛　甘草各等分　巴豆擂，去壳，用半斤

上为细末，每服一钱，以砂糖一大块，水一盏化开，调药饮之，毒随利，后宜进五苓散、益元散并见暑门。

易简诸方

一方，解砒霜毒，以早禾秆烧灰，新汲水淋汁，绢袋滤过，冷服一碗，毒从下利，即安。

一方，解砒霜毒。

上用绿豆半升细擂，去粗，以新汲水调，通口服。或用真靛花二钱，分作二服，以井水浓调服。或用紫河车研水，调下。或用黑铅，井水磨服。或用青蓝汁磨甘草节，同服。或用生麻油一盏，饮之，不能饮灌之，立见起死。

此毒于肉饭中得之则易治，饮酒中得之，则酒气散归百脉，难治。有在胸膈作楚，则用稀涎散吐之，若在腹中作楚，急以雄黄丸泻之，徐服参苓白术散，无恙矣。仍忌鸡鹅肉数日。

一方，用旋刺羊血及鸡鸭血，热服，兼解鼠莽①毒及丹药毒。

一方，蓝饮子，解砒毒及巴豆毒。用蓝根、砂糖二味相和研，水服之。或更入薄荷汁，尤妙。

解射罔毒，生蓝汁、黑豆煮汁，饮之，妙。

解巴豆毒，寒水石磨水服，黄连煮汁服，菖蒲新者捣取汁服。

中巴豆毒，其证口渴脸赤，五心烦热，利不止，用芭蕉根叶捣取自然汁服②。

解草乌毒，歌曰：

草乌之毒最粗凶，甘草浓煎服有功。

米醋砂糖皆可用，白矾水点亦能功。

解天雄、附子、乌头毒，防风、枣肉浓煎服。

解丹毒，地浆水服之，最妙。

解一切菌毒，掘一地窟，取黄土，以新汲水于内搅之，澄清，少取水饮之名地浆。

一方，用花生为末，每服一钱，新汲水调服，以利为度。

解河豚毒，一时困悶，急以清油多灌之，使毒物尽吐出为愈。

或以白矾为末，调汤服。中河豚毒能杀人，服此毒药自消。

解鳝鳖虾蟆毒，生豆豉一大合，新汲水一碗，煮豆豉浓汁，顿服，效。

解食牛马肉中毒，大甘草四两，以无灰酒研服，尽病人量饮之，须臾吐大泻。如渴，不可饮水，饮之必死。

《简要济众》治诸蛊在脏腑，久不瘥，槟榔半两，炮，捣为末，每服一钱至二钱，葱蜜煎汤调下，空心服。

《小品方》疗蛊，取苎苨根捣末，以饮服方寸匕，立瘥。

---

① 鼠莽：即莽草。

② 取自然汁服：此五字原脱，据《奇效良方》卷六十九补。

《外台秘要》治蛊，土瓜根大如拇指，长三寸切，以酒半升渍一宿，一服当吐下。

《伤寒类要》治中蛊毒，或吐下血如烂肝，茜草根、蘘荷叶根各三两，切，以水四升煮取二升，去滓，适寒温顿服，即愈。

《肘后方》：服雄黄中毒，防己汁解之。

《圣惠方》治虾蟆及蝌蚪蛊，得之心腹胀满，口干思水，不能食，闷乱，大喘而气发，方用车辖①脂半升已来，渐渐服之，其蛊即出。

《千金方》治中蛊下血，如鸡肝出，其余四脏悉坏②，唯心未毁，或鼻破待死，取马蔺根末，水服方寸匕，随吐则出，极神效。

《卫生易简方》治中蛊毒，用预知子③三钱，水煎温服，立效。

一方，用败鼓皮，广五寸，长一尺，蔷薇根五寸，水一升、酒三升煮一升，顿服，当服蛊虫即出。

一方，用糯稻穗浓煎汁服。

一方，治蛊毒下血，用猬皮烧末，水服方寸匕，日三服，当吐蛊出。

一方，治蛊，或下血如烂肝，用蚯蚓十四枚，以苦酒三升渍之，蚓死，但服其汁，已死蚓皆可活。

《圣惠方》治卒中蛊，下血如鸡肝，昼夜不绝，脏腑败坏，用白蘘荷捣汁饮，叶安卧席下，勿令病人知，即自呼蛊主姓名。亦治诸溪沙虱等毒，人家种之辟蛇。

一方，治蛇蛊，饮食中得之，咽中如有物，咽不下，吐不出，用马兜铃煎汤，热饮一盏，即吐出。

一方，服麝香一钱匕，即吐蛊毒。

《千金方》治蛇及虾蟆等蛊，用蘘荷根汁三升顿服，蛊立出。

一方，用栝楼根自然汁，酒和服之。

---

① 车辖：插在轴端孔内的车键。

② 坏：原作"壤"，据《证类本草》卷八改。

③ 预知子：木通科植物木通等的果实。

一方，用大力子，水煮食之。

《金匮方》治食水芹中毒，盖春秋二时龙带精入芹菜中，人过食之，手青，肚腹胀满，痛不可忍，用硬糖二三升服之，日二度，吐出蜥蜴二三，便瘥。

一方，疗中蛊毒，吐血或下血皆如烂肝者，苦瓠一枚，水二升煮取一升，服立吐，即愈。又方，用苦酒一升煮令消，服，神验。

《必效方》治蛊毒神验，以胡荽根绞汁半升，和酒服之，立下。

《杨氏产乳》疗中蛊毒，取败鼓皮烧作末，酒服方寸匕，须臾当呼蛊姓名，令本蛊主呼取蛊名，即瘥。

《外台秘要》治蛊毒方，取牡丹根捣为末，服一钱匕，日三服，良。

一方，治卒中蛊毒，下血如鹅肝，昼夜不绝，脏腑败坏，用桔梗捣汁，服七合，佳。

一方，治五种蛊毒，用马兜铃根三两，为末，分作三贴，每贴以水一盏煎五分，去滓服，当吐蛊出，未快再服。

《杨氏产乳》疗中蛊毒，生玳瑁以水磨如浓饮，服一盏，即解。

一方，救急治蛊，以白鸽毛粪烧灰，以饮和服之。

一方，治预防蛊，自小用猫肉食之，则蛊不能害。

一方，凡人入有毒之乡，饮食内先以犀角搅试，有毒即白末竦起，无末即无毒也。

一方，食郁肉脯，此并有毒，杵薤汁，服二三升。

《金柜玉函》① 治误饮馔中毒者，未审中何毒，卒急无药可解，只煎甘草荠苨汤服之，入口便活。

《肘后方》：食苦瓠中毒，煮黍穰汁解之，饮数升止。

一方，食诸菜中毒，发狂烦闷，吐下欲死，煮葛根汁饮之。

---

① 《金柜玉函》：即《金匮玉函方》，见《证类本草·所出经史方书》。

《圣惠方》治中鸩①毒气欲绝者，用葛根三合，水三盏调饮之。如口噤者，以物揭开灌之。

《肘后方》治食鱼中毒，浓煮橘皮，饮汁。

《梅师方》治食马肝有毒杀人者，以雄鼠屎三七枚和水研，饮服之。

又方，取头垢一钱，水调服下。

《梅师方》：蜀椒闭口者有毒，误食之，便气欲绝，或下白沫，身体冷急，煎桂汁服之，多饮冷水一二升。忽食饮吐浆，煎浓豉汁服之。

《圣惠方》治食蟹中毒，以生藕汁，或煮干蒜汁，或冬瓜汁，并佳。

《金匮方》治食蟹中毒，紫苏煮汁，饮之三升。以子汁饮之亦治。凡蟹未经霜者多毒。

《葛氏方》：食自死六畜肉中毒，黄柏末，服方寸匕，未解再服之。

《外台秘要》：服药过剂及中毒，烦闷欲死，烧犀角末，水服方寸。

《肘后方》：服药过剂及中毒，烦闷欲死，刮东壁土，以水三升调服之。

一方，治食中有蛊毒，令人腹内坚痛，面目青黄，淋露骨立，病变无常，用炉中铁精细研，捣鸡肝和，为丸如桐子大，食前每服五丸，温酒送下。

《梅师方》治饮食中毒鱼肉菜等，苦参三两，以苦酒一升煎三五沸，去滓服，吐出即愈。或取煮犀角汁一升，亦佳。

《葛氏方》：食杏仁中毒，蓝子汁解之。

《辍耕录》② 治食河豚者，一日内不可服汤药，恐内有荆芥，与此物大相反，亦恶乌头、附子之属。世传中此毒者，乃亟饮粪

---

① 鸩：原作"鸠"，据《证类本草》卷八改。

② 《辍耕录》：亦名《南村辍耕录》，明代陶宗仪所撰笔记。

清乃解，否则必死。又闻不必用此物，以龙脑浸水，或①至宝丹，或橄榄，皆可解。后得一方，用槐花炒过，与干咽脂各等分同捣为末，用绿豆粉水调灌，大妙。

　　一方，治中诸毒，卒恶热黄闷欲死者，以人屎新②者最效，须与水和服。其干者烧烟绝，水渍饮汁，名破棺汤。

---

①　或：原作"至"，据《辍耕录》卷十改。
②　新：原作"者"，据《证类本草》卷十五改。

瘴气门

治　法

辟山岚瘴气，有黑雾郁勃及西南温风，皆为疫疬之候，用麻黄、川椒各五分，乌头三分，细辛、苍术、防风、桔梗、肉桂、干姜各一分，为末，每服一钱，空心酒调下，辟诸毒恶气，冒雾行尤宜服之。

一方，用雄黄三两，雌黄二两，矾石、鬼箭草各一两半，羖羊角二两，捣为散，三角绛囊贮一两，带心前并门户上。月旦①以青布裹一刀圭，中庭烧。人患殟病②，亦烧熏之，其病即瘥。

一方，用锦地罗空心细嚼，酒下。

治瘴气蛊毒，毒药恶疮，用山茨菰去皮净，焙二两，五倍子三两，续随子取霜一两，大戟洗焙一两，麝香三钱，俱为末，木臼内杵千余下，糯米饮为丸如茨实③大，每服一丸，同生姜、薄荷汁、井华水研服，通利一两行，即愈。俗谓此药入闽广者不可缺，治证多，见《活人心》④。

治蛮方⑤瘴气热甚，头疼足热，发渴烦躁，不呕不泄，其脉洪实，兼治卒患哑瘴热闷，用地黄、生薄荷叶各一握，洗净研烂，取汁半盏，入麝香末少许，新汲水半盏调开，顿服之。

治蛮方因五脏气虚，阴阳相胜，发为痎疟，不问寒热，用附子一个，盐水泡浸，剉碎，用水一钟、姜七片、枣七枚煎，临发日空心服。

---

① 月旦：每月初一日。
② 殟（wēn 温）病：猝然昏死，不知人事。
③ 茨实：疑为"芡实"。
④ 活人心：即《臞仙活人心》，养生专著，明代朱权撰，2卷。
⑤ 蛮方：南方。

治蛮方一切瘴疟，不问寒热，用老生姜取自然汁四两，未发前一日露一夜，临发日五更服。若胃热，不宜服。

治蛮方瘴疟，内虚发热，或寒热往来，痰逆呕吐，头疼身痛，或汗多烦躁，引饮无度，或大便自利，小便黄赤，兼主卒暴中风，用附子一个，去皮脐，生用剉碎，每服五钱，生姜十四片煎服。

治蛮方脾寒疟疾，寒振热少，面色多青，饮食少进，或大便溏利，小便反多，用附子一个炮，去皮脐，草果仁炮，去皮一两，剉碎，水二盏，姜七片，枣一枚，煎服。

治蛮广蛮方花风瘴，房事感风者，用黑豆，锅炒热，好酒淬之，令患人坐于上，以衣被盖覆，令汗出为度。

灸　法

治瘴病涎潮，精神昏愦①，手②足抽搐，灸涌泉穴三壮。

一法，治瘴病兼风痰，昏不知人，灸百会穴七壮。

---

① 愦：原作"积"，据文义改。
② 手：原作"于"，据文义改。

救急门

破棺散 治魇寐卒死，及为墙壁竹木所压，水溺金疮，卒致闷绝，产妇恶血冲心，诸暴绝证。

半夏汤泡七次，去滑，为末，吹入鼻中。或以皂角末吹入，亦可。

一方，取葱黄心、韭黄心，男左女右，鼻中刺入四五寸，血出即活。

一方，治胸胁腹内绞急切痛，如鬼系之状，不可按摩，或吐血衄血，用热艾如拳大，水五盏煎三盏，顿服。

雄朱散 治到客舍馆驿及久无人居冷房，睡中为鬼物所魇，但闻其人吃吃作声，便令人叫唤，如不醒可用。

牛黄　雄黄各一钱　朱砂半钱

上为细末，每用挑一钱床下烧，一钱用酒调灌之。

凡魇者，不可用灯照，亦不得近前急唤，但痛咬其足跟并大拇指甲边，或以皂角末吹鼻。

朱砂散 治中恶中忤鬼气，其证暮夜或登厕，或出郊野，或游空室冷屋，人所不至之地，忽然眼见鬼物，口鼻吸着恶气，蓦然倒地，四肢厥冷，两手握拳，并口出清血，此证与尸厥同，见此切勿移动，即令亲人围绕烧火，或烧麝香、安息香、苏木、桂木之类，直候记省，方可移归。

犀角屑研末　生麝香　朱砂各一钱

上为末，每服二钱，新汲水调，灌之。

一方，雄黄为细末，每服一钱，桃叶煎汤调，灌下。

一方，治人恍惚见鬼发狂，平胃散加辰砂末，枣汤调服。

一方，治客忤中恶，多于道路在外得之，令人心腹疗痛腹满，气冲心胸，不急治杀人，好京墨为末，每服二钱，沸汤□服。或瓦器盛汤，用衣衬贴于肚上熨之，汤冷则换。

救自缢死，自旦至暮，虽已冷可活，心下微温者，虽一日已上可活。急抱起死者，使绳宽，解去绳，切不可割断绳也，却与之微微捻正喉咙，放倒卧，用被盖，急用竹管吹其两耳，一人急牵其发不放手，就用脚踏其两肩，一人摩其胸，及屈伸其手足，摩捋之。如活，即以粥饮与之。此法救人，无不活者。

救冻死法，四肢直①，口噤，只有微气②者，用大釜炒灰令暖，以囊盛熨心上，冷即换之，目开气出，然后以粥清稍稍进之。若不先温其心，便将火炙，则冷气与火争，必死。

一方，救冻死，用毡及藁荐③卷之，以索系定，放平稳处，令二人如擀④毡法轻轻衮转，候手足温和即活。

孙真人救落水死，急解去衣带，艾灸脐中，即活。

救溺水法，凡人溺水者救上岸，即将牛一只，却令溺水之人将肚横覆在牛背上，两边用人扶策，徐徐牵牛而行，以出腹中之水。如醒，即以苏合香丸之类或老姜擦牙。若无牛，以活人于长板凳上仰卧，却令溺水人如前法，将肚相抵活人身上⑤，水出即活。

凡溺死，以酒坛一个，烧纸一把在内，急以坛口覆其面上或脐上。冷，即再依前烧纸入坛口内吸。

灸 法

救魇死及一切卒死，及诸暴绝证，用药或不效，急于人中穴及两脚两大拇指离甲一韭叶许各灸三壮五壮，即活。

一法，灸脐中百壮，亦效。

---

① 直：《世医得效方》卷十作"强直"二字。
② 气：原作"者"，据《世医得效方》卷十改。
③ 藁荐：草席。
④ 擀：原作"捍"，据文义改。
⑤ 上：原作"水"，据嘉靖本、《奇效良方》卷六十八改。

易简诸方

《千金方》治自缢死，以蓝汁灌之。又极须安定其心，徐缓解，慎勿割断绳。抱取心下犹温者，刺鸡冠血滴入口中，即活也，男雌女雄。

一方，治百邪鬼魅，水服头垢一小豆大。故腻头巾无毒，天行劳复，渴，浸取汁，暖服一盏。

一方，救急，或先病，或常居寝卧，奄忽而绝，此是中恶，以薤汁鼻中灌。

一方，溺死一宿者，尚①活，捣皂角末，纸内下部，须臾出水，即活。

一方，治睡死者，杵蠡实根一握，水绞取汁，稍稍咽下，口噤灌之。

紫灵南君治卒死，捣女青屑一钱，安喉中，以水或酒送下，立活。

《广利方》治中恶客忤睡死，麝香一钱，重研，和醋一合服之，即瘥。

《续传信方》云：腊月收雄狐胆，若有人卒暴亡未移者，温水微研，灌入喉，即活。常须预备救人，移时即治。如无胆，宜用雄狐屎烧之，辟恶，在水石上者是。

---

① 尚：原作"上"，据《外台秘要》卷二十八改。

怪疾门

治　法

项上生疮如樱桃大，有五色疮，破则项皮断，但逐日饮牛乳，自消。

寒热不止经日，后四肢坚如石，以物击之，一似钟磬声，日渐瘦恶，用茱萸、木香等分，煎汤饮，即愈。

大肠头出寸余，痛苦，直候干自退落，又出，名为截肠病，若肠尽乃不治。但初截寸①余可治，用脂麻油器盛之，以臀坐之，饮大麻子汁数升，愈。

口鼻中腥臭水流，以碗盛之，有铁色虾鱼如粳米大，走跃不住，以手捉之，即化为水，此肉坏矣，任意馔食鸡肉，愈。

腹上麻痹不仁，多煮葱白吃之，自愈。

妇人小便中出大粪，名交肠，服五苓散，效。如未尽愈，可用旧幞②头烧灰，酒服之。

两足心凸如肿，上面生黑色豆疮，硬如钉子钉了，履地不得，胫骨生碎眼，髓流出，身发寒颤，唯思饮酒，此是肝肾气冷热相吞，用炮川乌头末傅之，煎韭子汤服，效。

凡腹胀经久，忽泻数升，昼夜不止，服药不验，乃为气脱，用益智子煎浓汤服，立愈。

四肢节脱，但有皮连，不能举动，名曰筋解，用酒浸黄芦三两，经一宿取出，焙干为末，每服二钱，酒调下，服尽安。

玉茎硬不痿，精流无歇时，时如针壮③，捏之则脆，乃为肾满漏疾，韭子、破故纸各一两，为末，每服三钱，水一盏煎至六分，

---

①　寸：原脱，据《万病回春》卷八补。

②　幞（fú 扶）：男子用的头巾。

③　壮：《世医得效方》卷十作"状"，《万病回春》卷八作"刺"。

每日三次饮之，愈则住服。

咽喉间生肉，层层相叠，渐渐肿起，不痛，多日乃有窍子，臭气自出，遂退饮食，用臭橘叶煎汤连服，愈。

腹中如铁石，脐中水出，旋变作虫行之状，绕身匝啄，痒痛难忍，拨扫不尽，用浓煎苍术汤浴之，以苍术末入麝香少许，水调服，痊。

眼前常见诸般禽虫飞走，以手捉之则无，乃肝胆经为疾，用酸枣仁、羌活、玄明粉、青葙子花各一两，为末，每服二钱，水一大盏煎至七分，和滓饮，一日三服。

大肠虫出不断，断之复生，行坐不得，用鹤虱末，水调五钱服之，自愈。

眼睛垂出至鼻，如黑角色，痛不可忍，或时时大便血出，其名曰肝胀，用羌活煎汁，服数盏，自愈。

腹中有物作声，随人语言，用板蓝汁一盏，分五服服之。又名应声虫，当服雷丸，自愈。

有饮油五升以来方始快意，长得吃则安，不尔则病，此是发入胃，被气血裹了，化为虫也，用雄黄半两为末，水调服，虫自出。如虫活者，置于油中，逡巡间连油泼之长江。

治卧于床，四肢不能动，只进得食，好大言说吃物，谓之失说物望病，治如说食猪肉时，便云你吃猪肉一顿，病者闻之即喜，遂置肉令病人见，临要却不与吃，此乃失他物望也，当自睡中涎出，便愈。

手十指节断坏，唯有筋连，无节肉，虫出如灯心，长数尺余，遍身绿毛卷，名曰血余，以茯苓、胡黄连煎汤饮之，愈。

遍身忽皮底混混如波浪声，痒不可忍，抓之血出，不能解，谓之气奔，以人参、苦杖①、青盐、细辛各一两，作一服，水二碗煎十数沸，去粗，饮尽便愈。

① 苦杖：即虎杖。

眼白人①浑黑，见物依旧，毛发直如铁条，虽能饮食，不语如醉，名曰血溃，用五灵脂为末二钱，酒调下。

因着艾灸讫，大痂便退落，疮内鲜肉片子飞如蝶形状，腾空去了，痛不可忍，是血肉俱热，用大黄、朴硝各半两，为末，水调下，微利即愈。

临卧浑身虱出，约至五升，随至血肉俱坏，每宿渐多，痒痛不可言状，惟②吃水卧床，昼夜号哭，舌尖出血不止，身齿俱黑，唇动鼻开，但饮盐醋汤十数，即安。

眼赤鼻张，大喘，浑身出斑，毛发如铜铁，乃目中热毒气结于下焦，用白矾、滑石各一两，为末，作一服，水三碗煎至半，令不住饮，候尽乃安。

有虫如蟹，走于皮下，作声如小儿啼，为筋肉之化，雷丸、雄黄各一两，为末，掺在猪肉片上，炙熟，吃尽自安。

手足甲忽然长倒，生肉刺如锥，痛不可忍，吃葵菜，自愈。

鼻中毛出，昼夜可长一二尺，渐渐粗圆如绳，痛不可忍，虽痛摘一茎，即后更生，此因食猪羊血过多，遂生，用乳香、硇砂各一两，为末，以饭圆梧桐子大，空心临卧各一服，水下十粒，自然退落。

面上及遍身生疮，似猫儿眼，有光彩，无浓③血，但痛痒不常，饮食减少，久则透胫，名曰寒疮，多吃鱼鸡韭葱，自愈。

胁破肠出臭秽，急以香油摸肠，用手送入，煎人参、枸杞淋之，皮自合矣，吃羊肾粥十日，即愈。

口鼻中气出，盘旋不散，凝④如黑盖色，过十日渐渐至肩胸，与肉相连，坚胜金石铁，无由饮食，此多因疟后得之，煎泽泻汤，日饮三盏，连服五日，愈。

---

① 眼白人：眼白睛。

② 惟：原作"虽"，据文义改。《世医得效方》卷十作"维"，义同"惟"。

③ 浓：《世医得效方》卷十作"脓"。

④ 凝：原作"涎"，据《世医得效方》卷十改。

遍身忽然肉出如锥，既痒且痛，不能饮食，此名血拥。若不速治，溃而脓出，以赤皮葱烧灰淋洗，吃豉汤数盏，自安。

眉毛摇动，目不能视，交睫唤之不应，但能饮食，有经日不效者，用蒜三两取汁，酒调下，即愈。

毛窍节次血出，若血不出，皮胀膨如鼓，须臾眼鼻口被气胀合，此名脉溢。饮生姜水、汁①各一二盏，即安。

忽然气上喘，不能语言，口中汁流吐逆，齿皆摇动，气出转大则闷绝，苏复如是，名曰伤寒并热霍乱。用大黄、人参末各半两，水三盏煎至一盏，去滓热服，可安。

口内生肉毬臭恶，自己恶见，有根线长五寸余，如钗股，吐球出，以饮食了，却吞其线②，以手轻捏，痛彻于心，困不可言，用水调生麝香一钱服，三日验。

浑身生燎炮，如甘棠梨，每个破出水，内有石一片，如指甲大，泡复生，抽尽肌肤肉，不可治，急用荆三棱、蓬莪术各五两，为末，分三服，酒调连进，愈。

头面发热，有光色，他人手近之，如火烧人，用蒜汁半两，酒调下，吐如蛇状，遂安。

人自觉自形作两人并卧，不别真假，不语，问亦无对，乃是离魂，用辰砂、人参、茯苓浓煎汤服之，真者气爽，假者化也。

男子自幼喜饮酒，至成丁后日饮一二升不醉，片时无酒，叫呼不绝，全不进食，日就羸弱，令其父用手巾缚住其手足，令勿③动摇，但扶少立，却取生辣酒一坛，就于其子口边打开，其酒气冲入口中，病者必欲取饮，坚不可与之，须臾口中忽吐物一块，直下坛中，即用纸封裹坛口，用猛火烧滚，约酒干一半，即开视之，其一块如猪肝样，约三两重，周回有小孔如针眼，不可数计，弃之于江，饮食复旧，虽酒不能饮滴矣。

---

① 汁：此上疑有脱字。
② 线：原作"绵"，据嘉靖本、《世医得效方》卷十改。
③ 勿：原作"令"，据《世医得效方》卷十改。

夜间饮水，误吞水蛭入腹，经停月余日必生下小蛭，能食人肝血，腹痛不可忍，面目黄瘦，全不进食。若不早治，能令人死。用田中干泥一小块，小死鱼三四个，将猪脂溶，搅匀，用巴豆十粒，去壳膜，研烂，入泥内，为圆绿豆大，用田中冷水吞下十圆，小儿只用三圆至五圆，须臾大小水至，一时皆泻出，却以正方四物汤加黄芪煎服，生血补理方见妇人门通治类。

妇人产后，忽两乳伸长细小，如肠垂下，直过小肚，痛不可忍，危亡须臾，名曰乳悬。将川芎、当归各二斤，半斤剉散，于瓦石器内用水浓煎，不拘时候多少温服，余一斤半剉作大块，用香炉慢火逐旋烧烟，安在病人面前卓①子下，要烟气在上不绝，令病人低头伏卓子上，将口鼻及病乳常吸烟气。直候用此一料药尽，看病证如何，或未全安，略缩减再用一料，如前法煎服及烧烟熏吸，必安。如用此二料已尽，虽两乳略缩上而不复旧，用冷水磨蓖麻子一粒，于头顶心上涂，片时既②洗去，则全安矣。

妇人临产，服催生药，惊动太早，未尝离经而用力太过，以致膏③膜有伤，产后水道中垂出肉线一条，约三四尺长，牵引心腹，痛不可忍，以手微动之则痛欲绝。先服失笑散数服，仍用老姜三斤净洗，不去皮，于石钵臼内研烂，用清油二斤拌匀，入锅内炒熟，以油干焦为度。先用熟绢段约五尺长，摺作结，方令稳重妇人轻轻盛起肉线，使之屈曲作一团，纳在水道口，却用绢袋兜裹油、姜，稍温傅在肉线上熏。觉姜渐冷，又用熨斗火熨热，使之常有姜气。如姜气已过，除去，又用新者。如此熏熨一日一夜，其肉线已缩大半，再用前法，越两日，其肉缩尽入腹中，其病全安。却再服失笑散、芎归汤补理。切不可使肉线断作两截，则不可医。

有人患劳瘵两年，诸药不效，一日无肉味，其腹痛不可忍，

---

① 卓：几案，类似今之小桌。
② 既：《世医得效方》卷十作"即"。
③ 膏：原作"盲"，据《世医得效方》卷十改。

又恐传染，移在空房，候其自终。经停三日，病者腹痛，气息将绝，思忆肉味之急。忽有人惠鸡子三枚，其病人俯仰取火，低头取瓦铫煎熟，吹火屡燃屡灭，鼻中如有所碍，将熟间忽嚏喷一声，有红线一条自鼻中出，牵抽约二尺长，趋①下瓦铫中，病人知是怪物，急用碗覆煎铫中，尽力烧火不住，其铫欲裂方住火。开铫视之，乃是小虫一条，头目皆具②，已煅死，如铁线样，即以示其家人，后弃之于江，其病即安。

居民逃避石室中，贼以烟火熏之欲死，迷闷中摸索得一束萝卜，嚼汁下咽而苏。又炭烟熏人，往往致死，含萝卜一片著口中，烟气不能毒人。或预曝干为末，备用亦可。或新水擂烂干萝卜饮之，亦可。

自行被撅，穿断舌心，血出不止，以米醋用鸡翎刷所断处，其血即止。仍用真蒲黄、杏仁去皮尖、硼砂少许，研为细末，炼蜜调药，稀稠得所，噙化而安。

身上及头面肉上浮肿如蛇状者，用雨滴阶砖③上苔痕，一钱水化开，涂蛇头，立消。

《肘后方》治病人齿无色，舌上白，或喜睡，不知痛痒处，或下痢，急治下部，不晓此者但攻其上，不以为意，下部生虫，食其肛烂，见五脏便死，烧艾于管中，熏下部令烟入，更入少雄黄，良。

《经验方》有人被蜘蛛咬，腹大如孕妇，其家弃④之，乞食于道，有僧遇之，教饮羊乳，未几日而平。

《古今录验》疗妖魅猫鬼病人，不肯言鬼方，鹿角屑捣散，以水服方寸匕，即言实也。

《外台秘要》蛟龙子生在芹菜上，食之入腹，变成龙子，须慎

---

① 趋（qū 区）：同"趋"。《广韵·遇韵》："趋，或作'趋'。"
② 具：原作"其"，据《世医得效方》卷十改。
③ 砖：原作"碍"，据《世医得效方》卷十改。
④ 弃：原作"抚"，据《证类本草》卷十七改。

之。饧①、粳米、杏仁、乳饼煮粥，食之三升，日三服，吐出蛟龙子，有两头。开皇元年，贾桥有人吐出蛟龙，大验，无所忌。

一方，鬼击之病，得之无渐，卒者如刀刺状，胸胁腹内切痛，不可抑按，或即吐血、衄血、下血，一名鬼排，断白犬头，取热血一升，饮之。

---

① 饧：原作"锡"，据《证类本草》卷二十五改。

卷之九

目　录

崩漏

断产

通治药方

易简诸方

卷之九

月经不调

《大全良方》云：岐伯曰女子七岁，肾气盛，齿更发长，二七而天癸至，任脉通，太冲脉盛，月事以时下。天谓天真之气降，癸谓壬癸，水名，故云天癸也。然冲为血海，任主胞胎，肾气全盛，二脉流通，经血渐盈，应时而下，所以谓之月事者，平和之气常以三旬一见，以像月盈则亏也。若遇经脉行时，最宜谨于将理。将理失宜，似产后一般受病，轻为宿疾，重可死矣。盖被惊则血气错乱，经脉暂然①不行，逆于身则为血分痨瘵。若其时劳力则生虚热，变为疼痛之根。若恚怒则气逆，气逆则血逆，逆于腰腿，则遇经行时腰腿痛重，过期即安也。逆于头腹②心肺背胁手足之间，则遇经行时其证亦然。若怒极则伤肝，而有眼晕、胁痛、呕血、瘰疬、痈疡之病，加之经血渗漏于其间，遂成窍穴，淋沥无有已也。凡此之时，中风则病风，感冷则病冷③，久而不愈，变证百出，不可言者，所谓犯时微若秋毫，感病重如山岳，可不畏哉④。

又云：夫妇人月水不调者，由劳伤气血致体虚，风冷之气乘也。若风冷之气客于胞内，伤于冲任之脉，损手太阳少阴之经。冲任之脉皆起于胞内，为经络之海。手太阳小肠之经、手少阴心之经也，此二经为表里，主上为乳汁，下为月水，然则月水是经络之余。若冷热调和，则冲脉任脉气盛，太阳少阴所主之血宣流，

---

① 暂然：《妇人大全良方》卷一作"斩然"。
② 腹：原作"痛"，据《妇人大全良方》卷一改。
③ 冷：原脱，据《妇人大全良方》卷一补。
④ 岐伯……不畏哉：语本《妇人大全良方》卷一。

依时而下；若寒温乖适，经脉则虚，若有风冷，虚则乘之，邪搏于血，或寒或温，寒则血结，温则血消，故月水乍多乍少，故为不调也①。

《脉经》曰：尺脉滑，血气实，妇人经脉不利。少阴脉弱而微，微则少血。少阴脉滑而数者，阴中则生疮。寸口脉浮而弱，浮则为虚，弱则无血。脉来至状如琴弦，若少腹痛，主月水不利，孔窍生疮。肝脉沉，主月水不利，腰腹痛。尺脉来而断绝者，月水不利。寸关调如故，而尺脉绝不至者，月水不利，当患小腹引腰痛，气滞上攻胸臆也。经不通，绕脐寒疝痛，其脉沉紧，此由寒气客于血室，血凝不行，结积血为气所冲，新血与故血相搏，故痛，漏血下赤白，脉迟者、脉小虚滑者生，急疾者、大紧实数者死②。

治　法

四物汤　调益荣卫，滋养气血，治冲任虚损，月水不调，脐腹疞痛，崩中漏下，血瘕块硬，发歇疼痛，妊娠宿冷，将理失宜，胎动不安，血下不止，及产虚乘风寒内搏，恶露不下，结生瘕聚，小腹坚痛，时作寒热。

当归去芦，酒浸炒　川芎　白芍药　熟地黄酒晒蒸，各等分

上㕮咀，每服七钱，水二盏煎至八分，去粗，食前温服。室女二七天癸至，亦有当时未至而后至者，有卒然暴下，淋沥不止，有如崩漏者，失血过多，变生诸证，悉宜四物汤加香附子等分，又加生姜五片，煎服；如血色鲜而不止者，加生地黄；阴阳交合，经脉行，加赤石脂、黄芪、肉桂、百草霜、败棕灰、肉豆蔻、川归、木香、龙骨、白术、茯苓、地榆、藕节；经行腹痛，腰背痛，加芸薹、牛膝、红花、吴茱萸、蒌蕳、甘草、灯心，银器煎服；月水不通，加野苎根、牛膝、红花、苏木，酒水同煎服；月水不通，

医林类证集要

---

① 夫妇人……不调也：语本《妇人大全良方》卷一。
② 《脉经》……死：语本《奇效良方》卷六十三。

小便淋沥，加枳壳、大黄、荆芥、黄芩、青皮、滑石、木通、瞿麦穗、海金沙、山栀子、车前子；月经久闭，加肉桂、甘草、黄芪、木通、红花，姜、枣煎服；经血凝滞，腹内血气作痛，加蓬术醋煨、官桂等分，名六合汤，一名活血散；经脉不匀，不以多少前后，并治之，四物内去地黄，加桂一钱，玄胡索二钱，煎服。

歌曰：

月经已过血不通，局方四物减川芎。

干姜蓬术仍加入，三服调匀便见功。

又：

气闭能令血不通，那堪寒热遍身中。

柴胡蓬术兼甘草，四物同煎殊有功。

月水不行，发热如瘵，加柴胡二钱，黄芩一钱；血虚腹痛，加莪①、桂，谓之腹痛六合汤；风眩运，加秦艽、羌活，名治风六合汤；气虚弱，起则无力，睢然②而倒，加厚朴制、陈皮，名治气六合汤；筋骨肢节痛，及头疼脉弦，加防风、羌活，名治风六合汤；血气上冲，心腹肋胁下满闷，加木香、槟榔，亦名治气六合汤；脐下虚冷腹痛，及腰脊间痛，加玄胡索、川楝炒，名六合汤；月事频并，脐下多痛，倍加芍药，名芍药汤；经事欲行，脐腹疞痛，临经痛者，血涩也，加玄胡索炒、川楝子炒、木香、槟榔，名八物汤；妊娠胎动不安，下血不止，加艾十叶，阿胶一片，煎服；或血脏虚冷，崩中去血过多，亦加艾、胶，煎服；产后虚劳日久而脉浮弦，宜柴胡四物汤，即小柴胡汤与四物汤同煎服；经水暴下，加黄芩；经水如黑豆汁，加黄芩、黄连；血积，加三棱、蓬术，并醋煨官桂、牛膝；赤白带下，加香附子、桂，名香桂六合汤；经水过多，别无余证，加黄芩、白术，名黄芩六合汤；经水涩少，加红花、葵花、血见愁。月水不调，煎四物汤，送下返魂丹，每服六七十丸，日进二三服，以愈为度，极有神效。妇人女

---

① 莪（shù）：莪术。

② 睢然：张目仰视的样子。

子无病不治，方见于后。此药医者不可不知，亦不可不用。

煮附丸 治妇人室女月水不调，脐腹疠痛，面色萎黄，心松乏力，腹胀胁疼，头运恶心，崩漏带下，积聚癥瘕，并治。四制醋附丸更好。

香附子去毛，醋煮半日，焙干

上为末，醋糊丸如桐子大，每服五十丸，米饮下，空心。妇人数堕胎，由气不升降，所以胎气不固，尤宜服此。一方加陈艾、当归、鹿茸，一方加香附一斤，艾四两，当归二两，制如上法。

四制醋附丸

香附一斤，分四分，酒、醋、盐水、童便每一分各浸七日，焙干

上为末，醋糊丸如桐子大，每服七十丸，空心食前酒下。肥人只依本方，瘦人加泽兰、赤茯苓各三两。

玉仙散 治证同前。

香附子炒，去毛，十两　芍药五两　甘草炙，三两半

上为末，每服三钱，空心米饮调服。炒药莫犯铁铜器。

抑气散 治妇人气盛于血，所以无子，寻常头眩运，膈满体疼，怔忡，皆可服。

香附子炒，杵，净，四两　茯神一两　陈皮焙，二两　甘草炙，一两

上为细末，每服三钱，空心用白汤调服。

红花当归散 治妇人血气虚损，或积淤血不行，或经候不行，断续不定，时作腹痛，室女月经不通，并宜服之。

刘寄奴五两　当归尾　牛膝酒浸　甘草炙　紫葳　红花　苏木各二两　赤芍药九两　肉桂　白芷各一两半

上为细末，每服三钱，酒调，空心临卧服。

琥珀散 治经凝滞，胁肋胀刺，脐腹疠痛，及产后恶露不快，血上攻心，迷闷不省，一应气血腹痛，并治方在二阳病内。

杜牛膝散 治妇人室女血闭不通，五心烦热。

红花五钱　杜牛膝　当归尾各一两　桃仁去皮，麸炒，另研，五钱

上为细末，每服二钱，空心温酒调服。

无极散碧云真人传　治妇人室女经闭不通。

木香二两　丁香五钱　沉香五钱　熟地黄二两　赤芍药□两　当归梢□两，酒浸，止经用身，通经用梢　人参二两　白术一两　大黄三两，酒蒸熟

上为细末，每服三钱，童便好酒调，空心服，通经热服，止经冷服。凡合药时勿令妇人、鸡犬见，须要壬子日，合为细末之后，等其分停，方可用之。切须志诚修合，勿示非人。

凌霄花散　治月经不行。

凌霄花　玄胡索　刘寄奴　当归尾　牡丹皮　芍药　白芷　官桂　红花各一钱六分，酒浸后入

上咬咀，分二贴，每贴水酒各一盏煎至一盏，入红花，煎服。

温经汤　治血海虚寒，月水不调。

当归　川芎　芍药　牡丹皮　官桂　莪术各一钱半　人参　牛膝各三钱　甘草炙，一钱

上咬咀，分二贴，每贴水一盏半煎至一盏，食前热服。

紫石英丸　治月经乍多乍少，或前或后，时发疼痛。

紫石英细研，水飞　人参　龙骨　川乌头炮　桂心　禹余粮煅，醋淬　杜仲炒，去丝　远志去心　泽泻　当归　桑寄生　苁蓉酒浸　干姜炮　五味子　石斛去根，各一两　牡蛎煅　甘草炙　川椒

上为细末，炼蜜丸如梧桐子大，每服三十丸至五十丸，空心米饮下。

万病丸　治妇人室女月经瘀闭，月候不来，绕脐痛。

干漆碎，炒一时久，烟尽　牛膝一两，酒浸一宿，焙干

上为细末，用生地黄汁入二味末，银石器内慢火熬可丸，即丸如桐子大，每服三丸，空心酒下，经效。

通经丸　治妇人室女月候不通，疼痛，或成血瘕。

桂心　青皮　大黄炮　干姜炮　川椒炒出汗，去目　蓬术煨　干漆炒烟尽　川乌炮　当归　桃仁炒，去皮

上各等分，为末，用四分同米醋熬膏，和六分末成膏剂，日中杵一二百下，丸桐子大，每服二三十丸，空心醋汤下。一方不

用川乌，用红花。

滋血汤 治血热气虚，经候涩滞不通，致使血聚，肢体麻木，肌热生疮，浑身疼倦，将成劳瘵，不可妄投他药，但宜此滋养通经。

马鞭草　荆芥穗　牡丹皮　赤芍药　枳壳去穰，麸炒　肉桂　当归　川芎各二钱　乌梅一斤，去核

上㕮咀，分二贴，每贴水二盏煎至一盏，食前温服，日二四服，至半月或一月经行病除。

温隐居云：妇人月将行前期三两日，五心烦热，百节酸疼，腰重如石，小腹痛，及至血行，点点滴滴，或黑或瘀，口干，宜用升麻汤加牡丹皮一钱，赤芍药一钱，生姜、生地黄煎，食前日三服，月月如此。候其稍通，五心热渐退，血色渐鲜，却以四物汤去地黄，加蓬术煎服，次与通真丸破血，当归丸、蒲黄散以快其行，止后以四物汤加黄芪、熟地黄调补，或内补当归丸。

升麻汤 治妇人五心烦热，心神烦躁，口干渴逆。

升麻　黄芩　人参　麦门冬　栀子仁　柴胡　茯神　瓜蒌根　犀角屑各一两　知母　甘草各半两

上㕮咀，每服七钱，水二盏煎至八分，食远温服。

通真丸

当归去尾　苍术米泔浸，炒　肉桂　防风　川芎　人参　白芍药　白薇去土　熟地黄酒炒　牡丹皮　茴香　白术　白茯苓　桔梗　附子炮　泽兰叶各等分

上为末，炼蜜丸如圆眼大，每服一丸，食前红花苏木汤化下。血崩，经脉不匀，赤白带下，炒当归，酒下；血风，瘾疹瘙痒，薄荷蜜汤下；月信不行，室女红脉不通，产后诸风，中风不语迷闷，五丸，红花苏木汤下。

内补当归丸

真蒲黄炒，三分半　熟地黄十两　阿胶捣碎，炒　当归去芦，炒　续断　干姜炮　甘草炙赤　芎劳各四两　附子炮，去皮脐　白芷　白术

吴茱萸汤洗七次，微①炒，三两　肉桂去皮　白芍药各二两

上为细末，炼蜜和丸如桐子大，每服二十丸，食前温酒下，渐加至五十丸。

蒲黄散

干荷叶炙②　牡丹皮　延胡索　生地黄　甘草炙，各二分　蒲黄生，一两

上为粗末，每服二钱，水一盏，入蜜少许，同煎七分，去粗，温服不拘时。

凉血散　治血热经水不调，心烦，口干烦燥，或遍身生疮。

黄芩　赤芍药　川芎各二钱　甘草一钱，炙　荆芥穗　生地黄　麦门冬去心　瓜蒌根各二钱

上㕮咀，分二贴，每贴水二盏，灯心十茎，竹叶十片，煎一盏。有寒热，加秦艽、柴胡。此济阴为第一方。

二气丹　治月水不调，断绝不产，面黄肌瘦，憔悴，不美食。

大黄四两，为末，醋一升，慢火熬膏　当归炒　白芍药各二两

上为末，以大黄膏和丸如桐子大，每服三五十丸，空心醋汤下，食前日三服。有寒热或燥热，与柴胡饮子相间服方见热证门。血闭久不通者，方内可加没药五分，干漆炒尽烟、硇砂另研、斑蝥去翅足，糯米炒，去米、官桂各二钱，入前药末，丸如梧桐子大，每服五七丸，空心醋汤下。

血极膏　治妇人干血气。

大黄为末，米醋熬膏，就膏丸如鸡子大，捺作饼，酒磨化，温服，加童便。如大便行红③。

失笑散　治败血冷气心痛，小肠气痛。

蒲黄炒香　五灵脂酒研，淘去砂土，各等分

---

① 微：原作"各"，据《和剂局方》卷九改。

② 炙：原作"炎"，据嘉靖本、《和剂局方》卷九改。

③ 如大便行红：《卫生宝鉴》卷十八作"大便利一二行后，红脉自下"11字。

上为末，先用酽醋调二钱，熬成膏，入水一盏煎七分，食前热服。

手拈散 治血气作痛，心脾痛方见心痛门。

琥珀散方见二阳病内

一方，治妇人脐腹疼痛，不省人事，只一服立止。人不知者云是心气，误矣。

白芍药　五灵脂　木通各等分

上为末，每服三钱，醋一盏煮三五沸，入水再煮三五沸，食前服。

没药散 治一切血气，脐腹撮痛，及产后恶露不下，儿枕块痛。

血竭　没药另研　桂心　当归　蒲黄　红花　木香　玄胡索　干漆炒烟尽　芍药各等分

上为末，每服二钱，食前酒调下。

奇方 治血气痛，游走腰痛。

蓬术切作片　干漆切碎，各二两，同炒令漆焦香，去漆不用

上以蓬术为末，每服二钱，酒下，腰痛胡桃酒下，游走疼水下。

一方，治血刺心痛。

玄胡索瓦上炒微黄

上为末，每服二钱，酒调下，或米饮下，或咬咀煎服。

歌曰：

妇人血气痛难当，等分乌梅并白姜。

存性烧灰为细末，米汤温酒调服良。

灵宝散 治血气攻刺，痛引两胁。

丁香　木香　乳香　当归　玄胡索　白芍药各等分

上为末，每服二钱，食前温酒调下。

芍药汤 治胁痛。

香附子四两，米醋二升、盐一两煮干　肉桂　玄胡索　白芍药各二两

上为末，每服三钱，空心沸汤调服。

加味乌沉汤　治经水欲来脐腹疗痛。

香附子炒，去毛，二两　乌药　砂仁　玄胡索各一两　甘草炙，一两半

上㕮咀，每服七钱半，水二盏，生姜三片，煎八分，食前温服。

一方，治妇人月经欲来前后腹中痛。

当归米醋炒　玄胡索　红花　没药另研，各等分

上为末，每服二钱，空心酒调服。

桂枝桃仁汤　治月候前先腹痛不可忍。

桂枝　芍药　生地黄　桃仁各等分

上㕮咀，每服七钱，水二盏，姜枣煎八分，去粗，食远温服。

八物汤　治经事欲行腹脐疗痛，血涩也。即四物汤加木香、槟榔、玄胡、川楝子，煎服，神效。

大玄胡索汤　治妇人经病，并产后腹痛，或胀满喘闷，或癥瘕癖块，及一切心腹痛。

玄胡索　当归　芍药　厚朴制　蓬术煨　川楝子　三棱煨　木香　川芎各七分半　桔梗　黄芩　大黄各钱半　甘草炙，一钱　槟榔七分半

上㕮咀，分二贴，每贴水二盏煎八分，食前温服。恶物①过多，去大黄、桂，加黄药子、槐子、龙骨各钱半，煎服。

血竭散　治妇人血积，脐下疼痛。

血竭　乳香　没药并另研　水蛭盐炒烟尽　白芍药　当归尾　麝香各一钱　虎骨火②炙酒尽，一钱六分

上为细末，每服三钱，空心温酒调服。

沉香散方见搐搦③内　治一切气刺痛。

---

① 物：原作"服"，据《黄帝素问宣明论方》卷七改。

② 火：此上疑有脱文。

③ 搦：原作"溺"，据文义改。

血 分

治 法

妇人经滞化为水，流走四肢，悉皆肿满，名曰血分证，与水肿相类。医者不能审，辄作水肿治之，误也。方载于后。

人参　当归　大黄纸裹煨　瞿麦穗　赤芍药　白茯苓　桂心各五钱　苦葶苈炒，别研①，二钱半

上为末，炼蜜丸如梧桐子大，每服三五十丸，空心米饮下。

调经散　治产后败血留淫，腐坏成水，四肢浮肿方在产后第七论。

一方，治血气血分百病，诸虚不足，用当归四两，地黄二两为末，炼蜜丸如桐子大，每服二十丸，食前米饮下。

---

① 　炒别研：原作"纸炒"二字，据《妇人大全良方》卷一改。

血　痕

《内经》云：石瘕生于胞中，寒气客于子门，子门闭塞，气不得通，恶血当写①不写，衃以留止，日以益大，状如怀子，月事不以时下，皆生于女子，可导而下②。

《大全良方》云：大率治病，先论其所主，男子调其气，女子调其血。气血，人之神也，不可不谨调护。然妇人以血气为基本，气血宣行，其神自清，所谓血室不蓄则气和，血凝结则水火相刑。月水如期，谓之月信，不然血凝成孕，此乃调燮之常。其血不来，则因风热伤于经血，故血不通。或外感风寒，内受邪热，脾胃虚弱，不能饮食，食既不充，荣卫抑遏，肌肤黄燥，面无光泽，时发寒热，腹胀作痛，难于子息，子脏冷热，久而劳损，必挟带下，便多淋沥，忽③致崩漏。经云：腹中如块，忽聚忽散，其病乃瘕。血固④不流而搏，腹胀，时作寒热，此乃成痕，或先后爽期，虽通而或多或寡，究病之原，盖本于此⑤。

《医经小学》云：血痕，弦急而大者生，虚小弱者，即是死形⑥。

治　法

妇人血痕为病，多因产蓐失于保养，经脉失于调适，喜怒任性，嗜欲恣情，或忧愁思虑，或惊恐悲哀，遂致气凝血滞而成痕也，故《内经》曰小肠热已满，移热于大肠，则为伏瘕⑦。结硬

---

①　写：同"泻"。《说文解字注·宀部》："写，俗作'泻'。"
②　石瘕……导而下：语本《灵枢·水胀》。
③　忽：原作"勿"，据《妇人大全良方》卷一改。
④　固：《妇人大全良方》卷一作"涸"。
⑤　大率……本于此：语本《妇人大全良方》卷一。
⑥　血痕……死形：语出《医经小学》卷二。
⑦　小肠……伏瘕：语本《素问·气厥论》。

如块，面黄不月，宜用通经和血之剂治之。子和云：一妇年三十，如有孕，已年半已，每发痛则召侍媪待之，为将产也，三日复故，凡数次。乃问戴人，诊其脉涩而小，断之曰：块病也，非孕，治法当下。先①以舟车丸，次以调胃承气汤加当归、桃仁，乘热投之，又以桃仁承气汤泻，青黄脓血杂然而下。后三五日，又用舟车丸、通经散如前，数服病十去九。候晴明当未食时，以针泻三阴交穴，不再旬块已蔑②矣③。

舟车丸方见水肿门

调胃承气汤方见伤④寒门

加当归、桃仁，名桃仁承气汤。

通经散

陈皮　甘遂面包，不要透，水煮百沸，冷水浸，焙干　当归

上各等分，为细末，每服二钱，空心温酒调服，服后针三阴交穴在足内踝上三寸骨下陷中，太阴脾经，针入三分。

桃仁煎　治血瘕血积，经脉不通。

桃仁去皮，炒　大黄　朴硝各一钱　虻虫去翅足，五钱，炒黑色

上为末，以米醋二升半，银器内慢火熬取一升半，下大黄、桃仁等，不住手搅，欲下手丸，下朴硝，更不住手搅，良久出之，丸如桐子大。前一日不吃晚食，五更初用温酒下五丸，取下如赤豆汁，或如鸡肝等状。未下再服，如鲜血来则止，续以调血气药补之。

通经丸　治月经不通，脐下坚结，大如杯升，发热往来，此名血瘕。方中不用川乌，用红花好。

三棱丸并见月经不调内

琥珀丸　治妇人血瘕，腹中有块攻刺，小腹腰背相引而痛，

---

① 先：原作"光"，据《儒门事亲》卷八改。
② 蔑：灭失。
③ 一妇……蔑矣：语本《儒门事亲》卷八。
④ 伤：原作"汤"，据嘉靖本改。

久不治黄瘦羸乏。

琥珀另研　白芍药　川乌炮，去皮脐　牛膝酒浸　鳖甲醋炙　蓬术煨　当归酒浸　厚朴制，各一两　木香　泽兰叶　官桂各半两　麝香半两，另研

上为末，酒糊丸如桐子大，每服七十丸，空心温酒米汤下。

六合汤　治妇人室女经不行，腹中结块，腰腿疼，四物汤加蓬术、官桂等分，水煎，空心服。

血闭寒热

治 法

　　一妇月事不行，寒热往来，口干颊赤，喜饮，且暮闻咳一二声。诸医皆云经血不行，宜虻虫、水蛭、干漆、硇砂、芫青、红娘子、没药、血竭之类。唯戴人不然，曰：古方虽有此方法，病人服之，必腹脐发痛，饮食不进。乃命止药，饮食稍进。《内经》曰二阳之病发心脾，既心受积热，宜抑火升水，流湿润燥，开胃诱食，乃上涌①寒痰三升，下泄五六行，血气自然湍流，月水自然依期而至矣。由此观之，则凡用燥②热毒药者，岂不谬哉。

　　凉血饮方见月经不调内加秦艽、柴胡，此济阴为第一方。

　　琥珀散方见二阳病门

　　有痰膈实者，宜吐之。

　　茶调散方在后

　　凉膈散加当归、桔梗。

　　柴胡饮子

　　防风当归饮子并见③积热门

　　歌曰：

　　通经捣取三般汁，生藕生姜生地黄。

　　银石器盛重汤煮，空心酒服一匙良。

　　二气丹

　　血极膏并见月经不调内

　　神应丹方见胁痛门

---

　　① 涌：原作"漏"，据《儒门事亲》卷六改。

　　② 燥：原作"澡"，据文义改。

　　③ 并见：原作"普"一字，据文义改。

凡妇人室女月事不来，《内经》曰月事不来者，皆是胞脉闭也①，可用茶调散吐之，次用玉烛散、三和汤及桂苓白术散之类降心火，益肾水，开胃进食、分阴阳、利水道之药，皆是也。慎勿服峻热有毒之药，若②服之，变成肺痿，骨蒸潮热，咳嗽咯脓，呕血喘满，小水不利，盗汗不止，渐至形瘦脉大，不可救也。

茶调散

瓜蒂末　茶末

上二末和匀，每服一钱，齑水调，空心服吐③。

玉烛散　以四物汤、大承气汤合煎，入朴硝。

三和汤　以四物汤、凉膈散合大承气汤，名三和汤。

桂苓白术散

官桂　干生姜　茯苓　半夏各四钱　白术　陈皮　泽泻各二钱

上㕮咀，分二贴，每贴水二盏，姜三片，煎八分，食远温服。

一方，治妇人室女血闭不通，五心烦热。

红花　桃仁去皮，米汤研，各二钱半　当归　杜牛膝各五钱

上为细末，每服三钱，空心温酒调服。

枳实饮子　治妇人手足五心热，夜卧多汗，肌肉黄瘁，经候不调，四肢烦倦，心胸闷，状如劳气。

枳实麸炒，五钱　半夏汤洗，姜汁浸　赤芍药　柴胡各二钱半　黄芩三钱半

上㕮咀，分二贴，每贴水二盏，姜三片，枣一枚，煎八分，食远服。如经闭，续服桃仁煎方见血瘕内。

逍遥散　治血虚烦热，月水不调，脐腹胀痛，痰嗽潮热。

甘草炙，半两　当归炒　白茯苓去皮　白芍药　白术　柴胡去芦，各一两

上㕮咀，每服八钱，水二盏，生姜三片，薄荷少许，煎八分，

---

① 月事……闭也：语本《素问·评热病论》。

② 若：原作"右"，据《儒门事亲》卷十一改。

③ 服吐：《儒门事亲》卷十三作"用之"。

去粗，不拘时热服。更加知母、地骨皮尤妙，或加黄芩；渴，加栝楼根；心烦，加麦门冬、羚羊角；嗽，加乌梅、款冬花、五味子。

人参荆芥散 治血风劳气，身体疼痛，头目昏涩，心忪烦倦，寒热盗汗，颊赤口干，痰嗽胸满，精神不爽，或月水不调，脐腹疗痛，痃癖块硬，疼痛发渴，或时呕逆，饮食不进，或因产将理失宜，淹延瘦悴，乍起乍卧，甚则着床，常服除一切风虚劳冷，并宜服。

荆芥穗　人参　桂心　生地黄　北柴胡　鳖甲醋炙　酸枣仁炒　枳壳麸炒　羚羊角细锉　白术各二钱四分　川芎　当归　防风　甘草炙，各一钱六分

上哎咀，分二贴，每贴水二盏，姜三片，煎八分，食远温服。一方有牡丹皮、赤芍药。

黄芪散 治热劳羸瘦，四肢烦疼，心燥口干，不食。

人参　黄芪　黄芩　当归各一钱半　北柴胡　生地黄　麦门冬　地骨皮　赤茯苓　赤芍药各一钱半　甘草炙，一钱

上哎咀，分二贴，每贴水二盏，姜三片，煎八分，去粗，食远温服。

当归木香汤 治妇人血气虚劳，令人头目昏眩，语声沉重，舌根强硬，言语蹇涩，口苦，不食饮，白日困睡，夜有虚汗，神思恍惚，梦寝惊悸，面色痿黄，频发喘嗽，遍身疼痛，脚气走注，四肢沉重，背膊拘急，时发寒热，五心烦燥，唇干多渴，胸膈不利，喉咽噎塞，尪羸瘦弱，经曰脉大为劳，宜服。

青皮　陈皮　五加皮　海桐皮　桑白皮　地骨皮　丁香皮　牡丹皮　棕榈皮等分，皆烧存性，末，称一两　红芍药①　木香各五钱　当归一两

上为末，每服一钱，水一盏，入香油一二点，古钱一文洗铜，煎至七分，温服。已上自逍遥散并此方，若血虚盛者亦用之。

---

① 红芍药：即赤芍药。

无极散 一名通经甘露散，一名四顺丹方士孙碧云传，治妇女经血不通，崩漏肠风，赤白带下，血风五淋，产后积血，男女五劳七伤，小儿骨蒸劳热，夫妇阴血阳精不交，诸疾百病，审证用之，玄妙如神，不能尽述。

凡修合此药用六癸日，择一日，取锦①文大黄一斤，净分四处：

四两用头红花四两，入水取汁，浸②大黄一日，不用红花，晒干。四两用童便入盐二钱，浸大黄一日，取出晒干，不用便。四两用好酒浸一日，令大黄软，切作方块，如杏核大，晒半干，巴豆好者三十五粒去皮，同炒豆黄色，不用豆。四两同当归四两入淡醋内浸一日，不用当归，晒干。

上四分同为一处，入南木香一两，百草霜五钱，为细末，每服三钱，好酒空心调下，量病虚实加减。又炼蜜为丸如桐子大，每服三四十丸，空心温酒下，即四顺丹也。

---

① 锦：原作"绵"，据文义改。
② 浸：原脱，据文义补。

带 下 附湛浊、白浊

《良方》云：带下起于风气寒热之所伤，或产后早起，不避风邪，风邪之气入于胞门，或中经脉，流转脏腑而发下血，名为带下。若伤足厥阴肝之经，其色青如泥①；伤手少阴心之经，其色赤如红津；伤手太阴肺之经，其色白，形如涕；伤足太阴脾之经，则其色黄如烂瓜；伤足少阴肾之经，则色黑如衃血。此其因也②。

《玉机微义》云：风气寒热之所伤诸脏致证，以③言外邪。大抵此证多有本于阴虚阳竭，荣气不升，经脉凝泣，卫气下陷，精气累滞于下焦奇经之分，蕴积而成其病，或醉饱房劳，服食燥剂所致也。白物如涕之状，故言带者亦病形也，经云带脉为病而得名，而白者属气，赤属血。东垣举《脉诀》云崩中日久为白带，漏下多时骨木枯，言崩中者始病血崩，久则血少，复亡其阳，故白滑之物下流不止，此可见未得全拘于带脉矣。详病亦有湿痰流注于下焦，或肾肝阴淫之湿胜，或因惊恐而木乘土位，浊液下流，或思慕为筋痿，《内经》所谓二阳之证发心脾是也，或余经湿热屈滞于少腹小腹之下，而病本殊，则皆为气血虚损，荣卫之精气累滞而成，其病标一也。前人立论，殆尽病机，则治法无定。若戴人以带下得两手脉俱滑大而有力，乃上用宣去痰饮，下以导水丸泄湿热，继以淡剂渗之，此为泻实也；如其诸脉微细，或沉紧而涩，按之空虚，或洪大而涩，按之无力，正为元气不足，阴虚筋痿，虚极中寒等证；东垣有补阳、调经、固真等例，乃兼责④虚也。丹溪先生治因湿痰下注，用海石、南星、椿根皮之类，较之前人下之而复吐以提其气，或发中兼补，补中兼利，燥中兼升发，

---

① 泥：《妇人大全良方》卷一作"泥色"二字。
② 带下……其因也：语本《妇人大全良方》卷一。
③ 以：《玉机微义》卷四十九作"似"。
④ 责：原作"真"，据《玉机微义》卷四十九改。

润中益气，温而兼收涩之例不同，盖病机有轻重浅深之异耳①。

《脉经》云：尺脉紧而弦，大风邪入少阴之经，女子漏白②下赤。漏下赤白，日下血数斗③，脉急疾者死，迟者生。

治　法

一妇人病带下，连绵不绝，已三载已矣。诊其两手脉，俱滑大而有力，得六七至，常上热口干，眩运，时呕酸水，知其实寒痰在胸膈间。以瓜蒂散吐冷痰一二升，皆酸水也，间如黄涎烂胶。次以浆粥养其胃气，又次用导水、禹功以泄其下，然后以淡剂渗泄之药利其水道，不数日而愈。然此法亦不可偏执，更宜详其虚实而用之，庶策十全之功矣。

瓜蒂散方见风痫门

导水丸

禹功散并见水肿门

淡剂乃益元散方见伤寒门、桂苓④甘露饮之类方见霍乱门。

苦楝丸　治赤白带下，法当先服十枣汤，得下之后，却服此药。

川楝去核，酒炒　茴香　当归各一两

上为末，酒糊丸如桐子大，每服五十丸，空心酒下。

秋霜丸　治赤白带下。

上以真秋石为末，用枣煮烂，去皮核，研为膏，和丸如桐子大，每服五十丸，空心醋汤下。

白芍药散⑤　治赤白带下，脐腹疼痛，神效。

白芍药二两　干姜一两

上为末，微炒黄色，每服二钱，空心米饮下，临卧一服，半

---

① 风气……之异耳：语本《玉机微义》卷四十九。

② 白：原作"自"，据《脉经》卷四改。

③ 斗：《脉经》卷九作"升"。

④ 苓：原作"苔"，据文义改。

⑤ 散：原脱，据目录补。

月效。

替灸丸　治妇人久冷，赤白带下，肚腹疼痛，经脉不调，面色痿黄，脚手疼痛，四肢无力，久无子息。此药常服，温中暖脐，调经脉，有子，药服不尽即有效。

茯苓　艾叶各八两　香附子　当归各四两　吴茱萸炒，三两　川芎　白芍药各二两

上用醋五升，砂锅煮干，谓此证朴硝散亦可服，仍用牛屎涂腹脐为末，醋糊为丸如桐子大，每服五十丸，空心醋汤下，日三服。

艾煎丸　治妇人诸疾，腹痛，赤白带下。

香附子净　艾叶各四两　蔓荆子　神曲①　枳壳　当归各一两　茱萸炒　蓬莪术各八钱

上用醋一大碗，慢火煮香附、艾叶，醋尽，拣出艾叶，捏作饼子，日干，同前药为末，糯米糊丸如桐子大，每服三十丸，食前米饮、醋汤调下亦可。

白芷散　治妇人赤白带下。

白芷一两　海螵蛸二斤，烧　胎发一团，煅

上为细末，空心温酒调下二钱。

乳香散　治赤白带下。

草果一个，去皮，入乳香一小块，用面饼裹，火炮焦黄留性，取出和面用之

上为细末，每服二钱，陈米饮调下，重者三钱。

破故纸散　治赤白带下。

破故纸　石菖蒲等分，并剉炒

上为末，每服一钱，用菖蒲浸酒调，温服，更入斑蝥五分去翅、头足，糯米同炒黄，去米。

益母草散方见后通用内　治赤白恶露下不止。

白芷丸　治妇人带下，肠有败脓，淋沥不已，腥秽殊甚，遂

---

① 曲：原作"面"，嘉靖本、据《普济方》卷三二八改。

致脐腹疼痛，盖为败脓秽血使然，卒无已期，以此排脓。

白芷一两　单叶红蜀葵根二两，如无，苏木节代之　白芍药　明矾飞枯，另研，五钱

上为末，镕蜡①丸如梧桐子大，空心米饮下十五丸。候脓尽，以四物汤调补。

当归丸　治带下不止，腹内疼痛，四肢烦，不欲食，日渐羸瘦。

当归酒浸　赤芍药　白芍药　牡蛎粉　熟地黄　阿胶蛤粉炒续断酒浸，各一两　地榆五钱

上为末，醋糊丸如梧桐子大，每服五十丸，空心米汤下。

当归龙骨丸　治月事失常，经水过多，及带下淋沥，无问久新，赤白诸证，并②产后恶物不止，或孕妇恶露胎痛，胎动不安。

当归　芍药　黄连　槐子　艾叶　茯苓各五钱　龙骨　黄柏各一两　木香二钱半

上为末，水丸如梧桐子大，每服三五十丸，食前米饮下，日三服。

香附散　治赤白带下。

百草霜一两　当归　香附子　紫金皮　乌药各八钱　伏龙肝一两

上为末，以水牛膏同茴香炒，煮酒，调三钱，食前服。忌卵、鱼腥、母猪肉。

歌曰：

白带难医有捷方，白梅浸肉捣硫黄。

丸如桐子五十粒，冷酒空心服最良。

又：

妇人白带没人知，面色痿黄力渐微。

干姜牡蛎芡实壳，龙骨同和赤石脂。

一方

---

① 蜡：原作"腊"，据《世医得效方》卷十五改。
② 并：原作"拜"，据《黄帝素问宣明论方》卷十一改。

干姜炮　牡蛎　龙骨　鸡头壳各一两　赤石脂二两

上为末，酒糊为丸如梧桐子大，每服五十丸，艾醋汤空心下。

一方　治妇人湿血气，先服黑神散一贴，后服此药。

百药煎　槐花炒　牡蛎粉　赤石脂　木贼　绿矾飞，各一两

上为末，醋糊为丸如桐子大，每服五十丸，空心酒下。

白蔹丸　治室女带下。

鹿茸醋蒸，炒，二两　白蔹　金毛狗脊燎去毛，各一两

上为末，艾煎醋打糯米糊，丸如桐子大，每服五十丸，空心酒下。

卷柏丸　治妇人室女赤白带下，心腹疗刺，腰疼腿痛，面色萎黄，四肢羸乏。

黄芪蜜炙　熟地黄　卷柏醋炙　赤石脂醋淬　鹿茸醋炙　白石脂　川芎　代赭石煅，醋淬七次　艾叶醋炒　桑寄生　鳖甲醋炙　当归酒浸，炒　地榆各一两　木香　龙骨各五两　干姜炮，五钱

上为末，醋煮糯米糊丸如桐子大，每服七十丸，食前米饮下。

如圣丹　治赤白带下，月经不来。

白矾枯　蛇床子各等分

上为末，醋糊丸如弹子大，干胭脂为衣，绵裹，内阴中，热极再换。

搐鼻香　治子宫久冷，赤白带下。

牡蛎　紫稍花①　韶脑②　蛇床子　补骨脂　桂心　黄狗头骨煅，各等分

上为末，炼蜜丸如芡实大，临事用一粒。

妇宝归茸丸　治赤白带下，子宫虚冷。

四物汤加白芷、胡黄连、柴胡、牡蛎煅，已上各一两，香附子半斤醋浸一宿煮，焙干。

上与前药同为细末，醋糊丸桐子大，每服五十丸，空心醋

---

① 紫稍花：淡水海绵科动物脆针海绵的干燥群体。

② 韶脑：产于韶州（今广东韶关）的樟脑。

汤下。

带下赤白，多是胃中积痰流下，渗入膀胱，宜升之，人少知此。肥人多是湿痰。

海石　半夏　南星　黄柏　苍术　川芎　椿皮

瘦人带病少，如有，是热。

黄柏　海石　滑石　椿皮　川芎

罗谦甫法：十枣汤，或神佑丸，或玉烛散，皆可用。大概实者可用此法。上胜者必用吐。

一方

良姜　芍药　黄柏各烧存性，为末

上入椿树皮末，粥为丸如梧桐子大，每服五十丸，空心用白汤下。

妇人白带兼痛风。

半夏　茯苓　川芎　陈皮　甘草　南星　苍术米泔浸　黄柏酒炒　牛膝

血虚者加减四物汤，气虚者人参、白术、陈皮间与之，湿甚者用固肠丸。

固肠丸方　治湿气下痢，大便血，白带，去脾胃陈积之疾。

椿根白皮性凉而燥，须炒用

上为末，水糊为丸如桐子大，每服七十丸，食前米饮送下。滑者，加龙骨、赤石脂；性燥者，加黄连；寒甚者，少入干姜、附子。必须断厚味。

妇人头风，鼻塞涕下，兼有白带。

南星　苍术　黄芩酒炒　辛夷　川芎　黄柏炒焦　半夏各一两　滑石　牡蛎粉各五钱

上哎咀，每服七钱，水二盏煎八分，去粗，食前温服。

琥珀丸　治妇人血风虚劳，上热下冷，或发动即心中烦燥，困无力，不美饮食，醋心口疮，月水不调，肌肉黄瘁，腹疼肠鸣，或有气块攻冲，或时作寒热，头旋痰逆，手足麻痹，宜服。

琥珀　当归　木香　甘草　防风　槟榔各四钱　三棱炮　干姜

炮　桂心各五钱　白术　柴胡　人参各二钱　青皮　吴茱萸炒　全蝎炒　附子炮　草豆蔻煨　赤芍药　柏叶　白芷各三钱　桃仁去皮，炒　败龟板醋炙　鳖甲醋炙，各六钱　天麻三钱

上为末，炼蜜丸如桐子大，每服二十丸，空心酒下，午前至晚更进服。如觉热，晚不须服。如腹内积块攻筑，于鳖甲、桃仁、槟榔、三棱加一陪。忌生冷、葱苋、毒物。

湛　浊

二豆散　治耳鸣心燥，腰脚疼重，腹内虚鸣，脐下冷痛，频下白水如泔，名湛浊证。

肉豆蔻　白豆蔻　丁香　巴戟　丁皮　白茯苓　苍术米泔浸　桂心　附子炮，各二钱半　白术　人参　山药　桔梗　茴香炒　粉草炙，各一钱二分半

上㕮咀，分四贴，每贴水二盏，姜三片，紫苏三叶，煎八分，空心温服。

乌金散　治身热口燥，气块筑痛，下黄水如葵汁。

百草霜炒　紫金皮米泔浸煮，炒黄色　粉草炙，各等分

上为末，每服二钱，艾汤或醋汤空心调下。

心嘈，猪血入盐酒下。

白带，用鲤鱼一个去肠，不去鳞，将油发一块入鱼肚内，黄泥固济，炭火内煅存性，去泥，上研为末，每服一钱，用陈酒调，同前药服。

白　浊

四七汤煎成，送下青州白丸子见风门，常服最效。

又**加味四七汤**　治妇女小便不顺，甚者阴户疼痛。

半夏汤洗七次，一两　厚朴姜制　赤茯苓各五钱　紫苏二钱　甘草二钱　香附子炒，五钱

上㕮咀，分四贴，每服水二钟，姜五片，煎八分，去粗，加琥珀末一钱，调服。

崩　漏

　　《内经》云：阴虚阳搏谓之崩。东垣曰：妇人脾胃虚损，致命门脉沉细而数疾，或沉弦而洪大有力，寸关脉亦然，皆由脾胃有亏，下陷于肾，与相火相合，湿热下迫，经漏不止，其色紫黑，如夏月腐肉①之臭。中有白带者，脉必弦细，寒作于中；中有赤带者，其脉洪数疾，热明矣。必腰痛或脐下痛，临经欲行，先见寒热往来，两胁急缩，兼脾胃证出见，或四肢困热，心烦，不得眠卧，心下急，宜大补脾胃而升举血气，可一服而愈。或人故贵脱势，人事疏少，或先富后贫，心气不足，其火大炽，旺于血脉之中，又致脾胃饮食失节，火乘其中，形质肌肉容颜似不病者，此心病者，不行于诊，故脾胃饮食不调，其证显矣。而经水不时而下，或适来适断，暴下不止，治当先说恶死之言劝谕，令拒死而心不动，以大补气血之药举养脾胃，微加镇坠心火②之药治其心，补阴泻阳，经自止矣。《痿论》云：悲哀太甚则胞络绝，则阳气内动，发则心下崩，数溲血也，故《本病》曰大经空虚，发则肌痹，传为脉痿。此之谓也③。

　　《良方》论曰：妇人崩中，由脏腑伤损，冲任血气俱虚故也。冲任为经脉之海，血气之行，外循经络，内荣脏腑。若无伤损，则阴阳和平而血气调适。若劳动过多，致脏腑俱伤而冲任之气虚，不能约制其经血，故忽然暴下。或由阴阳相搏，为热所乘，攻伤冲任，血得热则流散，甚者至于昏闷，其脉数疾小为顺，大甚者逆④。

　　《脉经》曰：暴崩下血，寸口脉微迟，尺脉微弦，微迟为寒在上焦，但吐尔，今尺脉微弦如此，即小腹痛引腰脊痛者，必下血

---

① 肉：原脱，据《兰室秘藏》卷四补。
② 火：原作“大”，据《兰室秘藏》卷四改。
③ 《内经》……此之谓也：语本《兰室秘藏》卷四。
④ 妇人……大甚者逆：语见《玉机微义》卷四十九引《妇人大全良方》。

也。尺寸脉虚者漏血，漏血脉浮，不可治也①。

治　法

黄连解毒汤 方见伤寒门　加艾叶同煎，有效。

黄芩汤　治崩中下血，今人多用止血补血之药，少能见效，此是阳乘则阴水沸溢，宜清之为愈。

黄芩不拘多少，研为末，烧秤锤淬酒，调服二钱。

金华散　治崩中下血，因热所致。

玄胡索　瞿麦穗　当归　牡丹皮　干葛各一钱　石膏四钱　桂心　威灵仙各一钱半

上咬咀，分二贴，每贴水二盏，姜三片，煎八分，去粗，食前服。

寻常经脉行，蒲黄末，京墨②汁调下。

凉血地黄汤　治妇人血崩不止，肾水阴虚，不能镇守包络相火，故走而崩也。

生地黄　当归各二钱二分半　黄连　黄柏　知母　藁本　川芎升麻各九分　柴胡　羌活　防风各一钱二分半　黄芩　甘草炙　细辛荆芥　蔓荆子各四分半　红花二分

上咬咀，分二贴，每贴水二盏煎八分，去粗，食前服。

生地黄黄连汤　治妇人因大脱血崩漏，或前后血，因而枯燥，甚循衣撮空摸床，闭目不省，扬手掷足，错语失神，脉弦浮而虚，由燥热之极也，气粗鼻干而不闻，上下皆燥，此为难治，宜用此救之。

黄连一钱二分　防风三钱　川芎　当归　生地黄各二钱八分　赤芍药　山栀子　黄芩各一钱二分

脉实者，加大黄一钱二分。

上咬咀，分二贴，每贴水二盏煎八分，去粗，食远温服。

伏龙肝散　治妇人血崩不止，或结作片者。

---

① 暴崩……不可治也：语见《妇人大全良方》卷一。

② 墨：原作"黑"，据嘉靖本改。

川芎　当归　刺蓟根　地榆各二钱　阿胶炒　青竹茹各一钱二分　伏龙肝一钱四分　生地黄　川续断各五钱

上咬咀，分二贴，每贴水二盏煎八分，去楂，食远温服。

莲壳散　治证同前。

干莲房烧存性　棕毛烧存性，各五钱　香附子三钱，炒

上为细末，每服三钱，空心米汤调服。

一方，歌曰：

妇人崩中分冷热，累服刚剂未能决。

荆芥莲房存性烧，研末米汤调最捷。

琥珀散　治血崩。

赤芍药　香附子　枯荷叶　男子发皂荚水洗　漆沙头巾　棕榈烧焦存性

上等分，除棕榈外，其余并剉，新瓦上煅成黑灰，存三分性，为末①，每服二三钱，空心温童子小便调服，如人行十里再服，服至七八服即止。若产后去血多，加米醋、京墨、麝香少许。

乌金散方见后乏嗣内

蒲黄散　治血崩秘方。

破故纸炒　蒲黄炒　千年石灰炒黄，各等分

上为末，每服一钱，空心热酒调服。

奇效方　治血崩。

贯众去须，剉，一两五钱

上咬咀，分二贴，每贴酒醋各一盏煎八分，空心服。

一方，蚕沙为末，每服二钱，食前温酒调服。

加味四物汤　治血崩。

川芎　当归酒洗　生地黄　白芍药　阿胶蛤粉炒　艾叶各二钱

上咬咀，每贴六钱，水二盏煎八分，去楂，空心温服。一方用熟地黄，加姜三片。

豆花散　治崩中不止。

---

① 末：原作"天"，据嘉靖本改。

白扁豆花焙干，为末，炒米煮^①饮，入炒盐调，空心服一钱，效。

一方

棕榈　丝瓜各烧存性，等分

上为细末，每服二钱，盐酒或盐汤食前调下。

盐梅散　每服用盐梅七个，烧存性，为末，空心米饮下。

歌曰：

妇人血崩每淋沥，椒目莲房烧研之。

藕节亦堪干作末，二方连服效无疑。

歌曰：

血崩烧取五灵脂，存性为灰细研之。

火煅斧头红淬酒，空心调服二钱奇。

五灵脂散　治血崩不止。

五灵脂炒　当归各七钱半

上咬咀，分二贴，每贴酒一盏，童便一盏，煎八分，食前服。

备金散　治血崩不止。

香附子炒，四两　当归尾一两二钱　五灵脂炒，二两

上为细末，每服二钱，空心温酒调服。

一方

香附子四两，炒　当归一两　五灵脂炒，二两

上为细末，米醋糊丸如桐子大，每服五十丸，空心醋汤下。

五倍子散　治血崩带下。

艾叶一两，醋煮　五倍子二两，炒赤色　乌梅去核，五钱　川芎五钱

上为细末，每服二钱，空心米汤调下。

歌曰：

止血多取艾叶奇，先将米醋煮移时。

一般焙燥为细末，糯饭和丸频服之。

---

① 煮：原脱，据《奇效良方》卷六十三补。

当归散 治证同前。

当归酒洗　龙骨煅，各一两　香附子炒，三钱　棕毛灰五钱

上为末，每服二钱，空心米汤下。忌油腻鸡猪鱼兔等物。

歌曰：

血海崩来是几年，百般服药不能痊。

烧香附子烧莲壳，末送震灵丹十丸。

震灵丹 治妇人血气不足，崩漏虚损，带下久冷，胎藏无子，服之无不愈者。

禹余粮火煅醋淬不计遍，以手捻得碎为度　紫石英　赤石脂　丁头岱赭石①如禹余粮煅制

已上四味并作小块，入甘锅内，盐泥固济，候干，用炭一十斤煅通红，火尽为度，入地坑②出火毒一宿。

真乳香另研　五灵脂去沙石　没药去石，研，各二两　朱砂水飞过，一两

上件前后共八味，并为细末，以糯米粉煮糊，为丸如小鸡头实大，晒干出光，每服十粒，醋汤调前药末，空心送下。

羊膝散 治妇人下血不止。

当归身五钱　新绵五钱，烧存性　羖羊前跪膝骨一付，烧存性

上为细末，分三服，初服米汤下，次酒下，并空心服。

伏龙肝散 治气血劳伤，冲任脉虚，经血非时忽然崩下，或如豆汁，或如片血，五色相杂，赤白相兼，脐腹冷痛，经久不止，令人黄瘦口干，饮食减少，四肢乏力，虚烦惊悸。

伏龙肝　赤石脂各一两　熟地黄酒浸一宿　艾叶微炒，各二两　甘草炙　肉桂去粗③皮，各五钱　当归炒　干姜炮，各七钱半　川芎三两　麦门冬去心，一两半

① 丁头岱赭石：即代赭石。《证类本草》卷五："今医家所用多择取大块，其上文头有如浮沤丁者为胜，谓之丁头代赭。"

② 坑：原作"炉"，据《和剂局方》卷五改。

③ 粗：原作"粗"，据《和剂局方》卷九改。

上㕮咀，每服七钱，水二盏，枣三枚去核，煎八分，去相，食前温服。

当归地黄丸 治产后所下过多，及崩中伤损，虚弱少气，面黄腹痛。

白芷　续断　干姜　当归　阿胶炒，各三两　附子一两，炮　地黄五两

上为细末，炼蜜为丸如桐子大，每服四五十丸，空心温酒下。

崩漏白芷汤 以白芷煎汤，调百草霜，甚者棕灰，后用四物汤加干姜调理。

因寒用干姜，因热用黄芩，因劳者，人参、黄芪带补药。漏下乃热而虚，四物加黄连。血气俱虚，四物加人参、黄芪。

一方

五灵脂半生半熟

上为末，每服一钱，空心酒调服。

固经汤 治证同前。

当归　赤石脂　小蓟　桑寄生　伏龙肝　续断　朴硝　地榆　艾叶炒　阿胶炒，各等分

上㕮咀，每服七钱，水二盏，姜三片，煎八分，去相，食远温服。

滋①血汤 治妇人劳伤过度，致伤脏腑，冲任气虚，不能约制②其经血，或暴下，谓之崩中，或下鲜血瘀血，淋沥不断，形羸气乏。

赤石脂火煅红　海螵蛸　侧柏叶去枝，各五两

上为细末，每服二钱，用熟米饮调下，日进三服，功效不可尽述。

---

① 滋：原作"兹"，据《和剂局方》卷九改。
② 制：此下原衍"制"字，据《和剂局方》卷九删。

乏 嗣

《内经》云：女子七岁，肾气实，齿更发长；二七而天癸至，任脉通，太冲脉盛，月事以时下，故有子；三七肾气平均，故真牙生而长极；四七筋骨坚，发长极，身体盛壮；五七阳明脉衰，面始焦，发始堕；六七三阳脉衰于上，面皆焦，发始白；七七任脉虚，太冲脉衰少，天癸竭，地道不通，故形坏而无子也。丈夫八岁，肾气实，发长齿更；二八肾气盛，天癸至，精气溢写，阴阳和，故能有子；三八肾气平均，筋骨劲强，故真牙生而长极；四八筋骨隆盛，肌肉满壮；五八肾气衰，发堕齿槁；六八阳气衰竭于上，面焦，发鬓颁白；七八肝气衰，筋不能动，天癸竭，精少，肾藏衰，形体皆极；八八则齿发去。肾者主水，受五脏六腑之精而藏之，故五脏盛乃能写。今五脏皆衰，筋骨解堕，天癸尽矣，故发鬓白，身体重，行步不正，而无子耳。

治 法

一云：男子必三十而有室，女子二七天癸至，古礼必二十而嫁，盖欲其二气充实，然后交合，故交而孕，孕而育，育而寿。倘婚嫁不时，真气早泄，未完而伤，故交而不孕，孕而不育，育而不寿者多矣。以此观之，婚姻贵乎及时，夫妇贵乎溢①壮。若父少母老，生女必羸，母壮父衰，生男必弱，诚有斯理。或男子精气不浓，妇人血衰气盛，是谓夫病妇疢，皆致乏嗣。治疗之法，妇人当养血抑气以惩忿，男子当益肾生精以节欲，交合有度，阴阳均平，则有子矣。

滋补暖宫丸 暖血海，实冲任，治子宫虚弱，风寒客滞，因而断续，不成孕育，及带下赤白，漏下五色，头目虚眩，惙惙②少

---

① 溢：《普济方》卷三三六作"精"。

② 惙（chuò 绰）惙：衰疲貌。

气，胸满心悸，脐腹刺痛，连引腰背，下血过多，胁肋牵急，呕逆不食，面黄羸瘦，寝汗自出，举动乏竭，常服温补胞室，和养血气，光悦容颜，逐散风冷，退除万病，足成孕育，安固胎气。

当归三两　续断　藁本　吴茱萸洗　五味子　人参　白术　金钗石斛　白茯苓　川芎　黄芪蜜汤浸，焙　白芷　砂仁　干姜　萆薢酒浸　熟地黄　牡蛎粉　香附子炒，去毛　山药　白龙骨　菟丝子酒蒸，焙干　羌活各二两　山茱萸肉　玄胡索　小茴香　川椒各五钱

上为细末，炼蜜丸如梧桐子大，每服五七十丸，酒下，或醋汤亦可，空心食前，日三服。

乌金散　治妇人久无子息，及数堕胎，皆因冲任之脉宿挟病疾，经水不时暴下，月内再行，或月前月后，或淋沥不断，崩漏带下，脐下冷痛，小腹急痛。

败棕　乌梅　干姜三味并烧存性，各四两

上为细末，每服二钱，煎乌梅汤调下，崩漏甚者日三四服，并空心食前服。

诜诜丸　治妇人冲任虚寒，胎孕不成，或多损堕，有效。

泽兰叶　白术各一两半　肉桂去粗皮　干姜炮，各半两　熟地黄　当归酒浸，各二两　川芎　石斛酒洗　白芍药　牡丹皮去心　延胡索各一两

上为末，醋煮面糊丸如桐子大，每服五十丸，空心酒下。

秦桂丸　治妇人无子。

秦艽　桂心　杜仲炒　防风　厚朴制，各五钱半　附子炮　白茯苓各一两半　白薇　生干姜　沙参　牛膝　半夏各五钱　人参一两　细辛二两一分

上为细末，炼蜜丸如桐子大，每服五十丸，空心醋汤下，米饮亦可，未效加丸数。已觉有娠，便不可服。

肥盛妇人不能孕育者，以其身中膜脂闭塞子宫，宜用导痰汤方见痰饮门加川芎、黄连。瘦怯不孕育者，子宫无血，精气不聚，以四物养血益阴。

合卦法　《卜筮元龟》云：算男女胎法，先以父年岁为上爻，母年岁为下爻，受胎月为中爻，凡遇一、三、五、七、九属阳为，二、四、六、八、十属阴为，如得乾、坎、艮、震为男，巽、离、坤、兑为女，百无一差。若有算男而生女者，寿亦不过五六岁即夭。求男之法，观此见矣。大凡经止后一日至三日之间，皆可结胎。

抑气散方见月经不调内　治妇人气盛于血，所以无子。寻常头目眩晕，膈满体疼，怔忡，皆可服之。

益母丸方见通治内　治妇人久无子息，常服最验。

妇室搐搦

治 法

妇人室女有平生无病，一旦忽感手足搐搦之证，痰涎壅塞，精神昏愦，不省人事，往往医者便作风痫治之，非也。殊不知妇室以肝为主，盖肝乃血之府库，倘经候愆期，或少或多，或前或后，或闭而不行，胞宫堙塞[①]，随其虚实而生病焉。妇人多由血虚七情所感而生风，女子血实七情所感而生热，邪乘四末，是以卒然手足搐搦，状类风痫也。治疗之法，先宜多进苏合香丸，温酒化服，以快其气，候其苏醒，亟亟调经。调经之法，塞者通之，通者调之，虚者补之，实者损之。妇人宜服白薇丸，室女宜服泽兰丸，多服，以病退为期。

苏合香丸方见气门

白薇丸

白薇　紫石英火煅醋淬七次　琥珀　官桂　白芍药　川续断酒浸　防风　山茱萸肉　当归酒浸　柏子仁炒　川乌炮，去皮脐　牡丹皮各一两　木香五钱　麝香另研，半分

上为末，姜汁打米糊，丸如梧桐子大，每服七十丸，空心温酒、米饮任下。

泽兰丸

当归酒浸　泽兰叶　琥珀另研　防风　羚羊角镑，另研　牡丹皮各一两　麝香另研，半钱　安息香酒煮，去砂石　生地黄　赤芍药各[②]一两半　铁粉　陈皮各五钱

上为末，炼蜜丸如梧桐子大，每服七十丸，空心食前米饮任下。

---

① 胞宫堙塞：原作"肝经烟寒"，据《普济方》卷三三二改。
② 各：原脱，据《普济方》卷三一六补。

一妇人闭目昏沉，医用三生饮等药治，不愈。一僧云：此病乃郁冒血厥，《本事方》白薇汤证也。乃先用仓公散搐鼻，然后用白薇汤，服二十贴方安。

仓公散

白薇汤方见血厥门

沉香散　治妇人一切血气刺痛不可忍者，及男子冷气痛。

沉香　木香　当归　白茯苓　白芍药各二钱

到，用水二盏，银石器内慢火煮数沸，入全陈皮一个，再煎数沸，入米醋一盏，再煎数沸，入乳香、没药皂子大各一块，煎一盏，通口服，不拘时候。

竹茹汤　治妇人汗血、咯血、便血、下血等证。

人参　白芍药　桔梗　川芎　当归　甘草　官桂各一钱半　熟地黄六钱　竹茹三分

上㕮咀，分二贴，每贴水二盏煎八分，去租，空心服。

妊　娠

　　林中诚曰：夫人之有生也，禀天地之阴阳，假父母之精血，二五之精妙合而凝，乾道成男，乾①者健也，坤道成女，坤者顺也。且男女之合，二精交畅，阴血先至，阳精后冲，血开裹精，阴包阳也，而男形成矣，阳精先至，阴血后参，精开裹血，阳包阴也，而女胎成矣。故一月之孕有珠露之称，二月之胚有桃花之譬，三月曰胎。阴包阳者男也，在母腹中负阴而抱阳，左东而右西。男子属阳，阳根于阴，男子得阴而生，故先生右肾，为命之门。阳包阴者女也，在母腹中背阳面阴，左西而右东。女子属阴，阴根于阳，女子得阳而生，故先生左肾，为命之门。背看之，左即正面之右也，是以男女皆以右肾为门，右手尺部为命门之脉也。晋太医令王叔和《歌诀》②云女人反此背看之，尺脉第三同断病者是也。儿之在母腹也，先生右肾，次生左肾，肾生脾，脾生肝，肝生肺，肺生心，以生其胜己者。肾属水，故五脏由是为阴，其次心生小肠，小肠生大肠，大肠生胆，胆生胃，胃生膀胱，膀胱生三焦，三焦生八脉，八脉生十二经，十二经生十二络，十二络生一百八十孙络，孙络生一百八十缠络，缠络生三万四千丝络，丝络生三百六十骨节，骨节生三百六十五大穴，大穴生八万四千毛窍，则耳目口鼻四体百骸之身皆备矣。所谓四月形像具，五月筋骨成，六月毛发生，七月则游其魂而能动左手，八月游其魄而能动右手，九月三转，十月满足，母子分娩。且妇人之妊娠也，两手三部脉必均平，两手尺脉滑不绝，息数调和。《脉赋》云：若问③女子何因尺中不绝，胎脉方真？太阴洪而女孕，太阳大是男娠，或遇俱洪而多双产。此法推之若神。月数断之，各依其部，

---

①　乾：原脱，据文义补。
②　《歌诀》：指《王叔和脉诀》。
③　问：原作"间"，据嘉靖本改。

假令中冲脉动，此乃将及九旬。盖太阴者肺部也，太阳者膀胱脉也，中冲者胃脉也，少冲者小肠脉也，太冲者大肠脉也。中冲主三四月，少冲主五六月，太冲主七八月。动者，脉之至滑疾也。然妇人于胎产一节至大事，不可不谨。

产前所忌损动胎气药物歌：

蚖螌水蛭地胆虫，乌头附子及天雄。

蹈躅野葛蝼①蛄类，乌喙侧子与虻虫。

牛黄水银并巴豆，大戟蛇蜕及蜈蚣。

牛膝藜芦加薏苡，金石锡粉对雌雄。

牙朴芒硝②牡丹煎，蜥蜴飞生更䗪虫。

代赭蚱③蝉胡脑麝，芫花薇蘅草三棱。

槐子牵牛并皂角，桃仁蛴螬及茅根。

欓根④硇砂与干漆，亭长溲疏茵草中。

瞿麦茼茹蟹爪甲，猬皮鬼箭赤头红。

马刀石蚕衣鱼等，半夏南星通草同。

干姜蒜鸡及鸭子，驴马兔肉不须供。

切忌⑤妇人产前用，此歌宜记在心胸。

---

① 蝼：原作"蝉"，据《和剂局方·附指南总论》卷下改。

② 牙朴芒硝："朴""硝"二字原皆作"蛸"，并据《和剂局方·附指南总论》卷下改。

③ 蚱：原作"蚨"，据《和剂局方·附指南总论》卷下改。

④ 欓（dǎng 党）根：食茱萸根。

⑤ 忌：原作"记"，据《和剂局方·附指南总论》卷下改。

恶 阻

治 法

妊娠平日喜忧怒思，七情气滞，以致中脘伏痰留饮。有孕之后，经血既闭，饮血相搏，气不宣通，遂使心下愦闷，头旋眼花，四肢倦怠，恶闻食气，喜啖咸酸，多卧少起，甚则吐逆，不自胜持。治疗之法，顺气理痰，自然安妥矣。

参橘散　治妊娠三月恶阻，吐逆不食，或心虚烦闷。

赤茯苓　橘皮各二钱二分　麦门冬去心　白术　厚朴制　人参甘草炙，各一钱六分半

上咬咀，分二贴，每贴水二钟，生姜五片，竹茹一弹大，煎八分，去粗，食远温服。

旋覆半夏汤　治妊娠三月恶阻，吐逆不食，或心虚烦闷，恶闻食气，头晕眼花，四肢百节烦痛，多卧少起。

旋覆花　川芎　细辛　人参　甘草炙，各一钱　半夏洗七次　赤茯苓　当归　干姜　陈皮各二钱

上咬咀，分二贴，每贴水二盏，生姜五片，煎八分，去粗，食远温服。

加味二陈汤一①名小茯苓汤　治受胎一月或两月三月，呕吐择食，缘中脘宿有痰饮，经水止后气滞痰阻。

陈皮　白茯苓各四钱半　半夏洗，三钱　白术二钱四分半　甘草炙，一钱

上咬咀，分二贴，每贴水二盏，姜五片，乌梅一个，煎，食前服②。有娠虽忌半夏，然即用姜制其毒，服之利痰逐饮，必见功

---

① 一：原作"易"，据《广嗣纪要》卷八改。
② 食前服：此三字原脱，据《世医得效方》卷十四补。

效，正经所谓扰乎可扰，扰①亦无扰是也。

缩砂散 治妊娠胃虚气逆，呕吐不食。

缩砂

上为末，每服二钱，姜汁沸汤调服。

---

① 扰：原脱，据《三因极一病证方论》卷十一补。

子 烦

治 法

妊娠四月六月，多苦烦闷，盖四月受少阴君火以养精，六月受少阳相火以养气，所以如是。又有不在此两月分而苦烦闷者，由将理失宜，七情伤感而然也。宜麦门冬等汤。

麦门冬汤

麦门冬去心　防风　白茯苓各四钱　人参二钱

上咬咀，分二贴，每贴水二盏，姜五片，竹叶十片，煎八分，食远温服。

知母饮　治娠妇心脾壅热，口干渴，苦烦闷。

赤茯苓　黄芩　黄芪各二钱半　知母　麦门冬去心　甘草炙，各一钱六分　桑白皮半钱

上咬咀，分二贴，每贴水二盏，煎八分，入竹沥一合，去粗服。此方凡胎脏受热最宜。一方去黄芪、知母，加地骨皮、生犀角、干①葛各一钱。

麦门冬汤

麦门冬去心　防风去芦　茯苓　黄芩各三钱半　竹叶一钱

上咬咀，分二贴，每贴水二盏煎八分，去粗，食远温服。

妊娠面赤，口苦舌干，心烦腹胀，或大小便闭涩，皆缘恣情醉酒，或食桃李梅杏、羊鸡鱼鲙、煎煿热毒物所致，宜服归凉节命散。

川芎　苎根　芍药　麦门冬去心　当归　白术各二钱半　糯米五百粒　甘草半钱，炙

上咬咀，分二贴，每贴水二盏煎八分，食前温服。

---

① 干：原作"欶"，据文义改。

二便不利

治 法

妊妇脏腑积热，致二便不利，与前二便不通论方治甚详，宜参用。

大腹皮散 治妊娠大小便赤涩。

枳壳麸炒 大腹皮 甘草炙，各半两 赤茯苓一两半

上为细末，每服三钱，葱白煎汤，食远调服。

冬葵子散 治妊娠小便不利，身重恶寒，起则头眩及水肿。

冬葵子一两半 赤茯苓一两

上为末，每服三钱，米汤调，食远服。或转脬，加发灰。

腹胀胎水

治 法

《济生方》云：曾有妊妇腹胀，小便不利，吐逆，诸医杂进温脾胃、宽气等药，服之反吐，药物不纳，转加胀满凑①心，验之胎已死。又②服诸下死胎药，不能通解，举家忧惶。因得鲤鱼汤，其论曰：妊妇通身③肿满，或心胸急胀，名曰胎水，遂去妊妇胸前衣服④看之，胸肚不分。急以鲤鱼汤三五服，大小便皆下恶水，肿消胀去，方得分娩死胎，可谓更生之人矣。此证盖因怀娠腹大，不自知觉，人人皆谓娠孕如此，终不以为胎水病，医何以得知？故论此谕后人病家，当自省察⑤。

鲤鱼汤

当归酒浸　白芍药各三钱　白茯苓四钱　白术五钱

上㕮咀，分二贴，用鲤鱼一尾，不拘大小，破洗，去鳞肠，白水煮熟，去鱼，每贴用鱼汁一盏半，生姜七片，陈橘皮少许，同煎至一盏，空心食前服。如水未尽，再令服。

葶苈散　治妊妇胎水证，遍身浮肿。

苦葶苈三钱，纸炒　白术六钱　茯苓　桑白皮　郁李仁各二钱四分

上㕮咀，分二贴，每贴水二盏煎八分，去粗，食前服，小便利即愈。

一方

---

① 凑：原作"榛"，据《严氏济生方》卷九改。
② 又：原作"久"，据《严氏济生方》卷九改。
③ 身：原作"自"，据《严氏济生方》卷九改。
④ 衣服：此二字原脱，据《严氏济生方》卷九补。
⑤ 曾有……省察：语本《严氏济生方》卷九。

葶苈炒　泽泻各二钱　茯苓　枳壳去穰，麸炒　白术各四钱

上㕮咀，分二贴，每贴水二盏煎八分，去粗，食前温服。

泽泻散　治妊娠气壅，身体腹胁浮肿，喘急，大便不通，小便赤涩。

泽泻　桑皮　木通　枳壳麸炒　赤茯苓去皮　槟榔各二钱半

上㕮咀，分二贴，每贴水二盏，姜三片，煎八分，去粗，食远温服。

防己汤　治妊娠脾胃虚，遍身浮肿，心腹胀满，喘促，小便不利。

防己二钱七分　桑皮　赤茯苓去皮　紫苏各三钱六分　木香九分

上㕮咀，分二贴，每贴水二盏，姜三片，煎八分，去粗，食前温服。

妇人怀身，腹满，不得小便，从腰以下肿，如有水气状，怀身七月，太阴当养不养，此心气实，当刺泻劳宫及关元，小便微利即愈。

皱　脚

治　法

妊娠止两脚浮肿，名曰皱脚。遍身肿满，心胸急胀，名曰胎水。二经①鲤鱼汤皆能治之方见前。

生料平胃散方见脾胃门　治皱脚，用姜、枣、苏叶煎服。

赤小豆汤　治手脚肿。

赤小豆　商陆根各等分

上咬咀，每服四钱，水一盏半煎陆分，去粗，食前服。忌食盐。

八正散见二便不通，入茴香一撮煎，热服。妊娠心气壅，胎坠，手足浮，急痛，宜服。

---

① 经：疑为"证"，指上"皱脚""胎水"二证。

胎动不安

治　法

妊娠三月，胎动不安，设若下血腹痛，盖由子宫久虚，致令胎坠，其危甚于正产。若曾受此苦，可预服杜仲丸以养胎。

杜仲丸

杜仲去皮，姜汁炒，去丝　川续断酒浸，各一两

上为细末，煮枣肉为丸如梧桐子大，每服三五十丸，空心米饮下。

治胎孕不安方

黄芩　白术　当归身　缩砂炒，各二钱

上㕮咀，作一贴，水二盏煎八分，去粗，食前温服。

胎动腹痛附心痛、腰痛

治 法

胎动腹痛，皆因饮食冷热动风毒物，或因交合摇动关节，伤犯胞①胎，其候多呕，气不调和，或服热药太过，气血相干，急服顺气药安胎，不然变成漏胎，则难安矣。

如圣汤

鲤鱼皮　当归酒浸　熟地黄　阿胶炒　白芍药　川芎　川续断酒蒸　甘草炙，各等分

入苎根少许。

上咬咀，每贴七钱，水二盏，姜五片，煎八分，去柤，食前热服。

加减安胎饮　治妊妇气血弱者，宜服此，免有损堕之患，兼治胎动不安，腹痛漏下，或胎奔上，刺心短气。

人参　黄芪　芍药　川芎　熟地黄　川续断　侧柏叶　阿胶剉，蛤粉炒　甘草炙　当归等分

上咬咀，每贴七钱，水二盏，姜三片，入金银煎服。漏下不止，加艾叶。

当归芍药散　治妊娠腹中疒痛，心下急满，及产后血运，内虚气乏，崩中久痢，并宜服。

当归　茯苓　白术各一钱二分　川芎　泽泻各二钱四分　白芍药四钱八分

上咬咀，分二贴，每贴水二盏煎八分，去柤，食远温服。为末，酒调服亦可。

如胎动口噤，唇青下痢，用前加减安胎饮加熟艾一两，酒三

---

①　胞：原作"饱"，据嘉靖本、《严氏济生方》卷九改。

盏煎二盏，服。

火龙散 治妊娠心气痛。

艾叶五钱半，盐炒　茴香炒　川楝肉炒，各五钱

上咬咀，分二贴，每贴水二盏煎八分，去粗，空心温服。

通气散 治妊娠腰痛不可忍。

补骨脂瓦上炒香

上为细末，嚼胡桃仁一个，空心温酒调下二钱。

青娥不老丸亦可服方见腰痛门。

胎　漏

治　法

　　妊娠成形，胎气未实，或因房屋惊触，劳力过度，伤动胞胎，或因食毒物，致令子宫虚滑，经血淋漓，若不急治①，败血凑心，子母难保，日渐胎干，危亡不久。

　　桑寄生散　治妊娠胎动不安，下血不止。

　　桑寄生　当归酒浸　川续断酒浸　川芎　香附子炒　阿胶蛤粉炒　茯神去木　白术各一钱六分　甘草炙　人参各八分

　　上咬咀，分二贴，每贴水二盏，姜五片，煎八分，去粗，空心温服。

　　保胎散　治胎漏下血，捷效方。

　　黄芩　枳壳麸炒，各三钱七分半　白术七钱半

　　上咬咀，分二贴，每贴水二盏煎八分，去粗，食前温服。

　　苎根汤　治胎无故下血，腹痛不可忍，或下黄汁如漆，或如豆汁。

　　野苎根四两，剉，炒　金五钱　银五钱

　　上分二贴，每贴水一盏，酒一盏，煎至一盏，去粗，并金银温服。

　　黄芩汤　治胎漏不安。

　　黄芩　白术　当归酒洗　缩砂各等分

　　上咬咀，每贴七钱，水二盏煎八分，去粗，食远温服。

　　治胎漏下血，胎上冲，手足逆冷欲死。

　　生艾汁二盏　阿胶二两，蛤粉炒　白蜜二两

　　煎至一盏半，分三次稍热服。无生艾，煎熟艾。一方加竹茹

---

　　①　治：原作"致"，据《女科百问·五十五问》改。

一大块。

治胎动漏血，产门痛。

黄连不拘多少

上为细末，每服一钱，温酒空心调服，日三服。

急救方 治漏胎下血不止，胎干，子母俱死。

生地黄汁一升

酒五盏煎五沸，分三服。如无生者，用干者为末，酒调二三钱，食前服。

歌曰：

妊娠漏血若何医？须将火煅五灵脂。

存性研罗为细末，米醋汤调频服之。

安胎白术散 治胎漏下血不止，及孕妇血利。

黄芩　枳壳各五钱　白术二两

上咬咀，每贴七钱半，水二盏煎八分，去粗，食前温服。

筑磕顿仆

治 法

妊娠四五月至七月，因筑磕口噤欲绝，用佛①手散探之。若不损则痛止，子母俱安。若②胎已损，立便遂下。

佛③手散

当归酒浸　川芎各七钱半

上咬咀，分二贴，先用酒一盏煎令欲干，却入水一盏，再煎一二沸，去粗温服。如噤口者，掐④开灌下。如人行五七里再一服，不过三服便生也。

胶艾汤　治娠孕不问月数浅深，因顿仆胎动不安，腰腹疼痛，或胎奔上，刺心短气。

熟地黄洗　艾叶炒　白芍药　川芎　黄芪　阿胶炒　当归酒浸
甘草炙，各等分

上咬咀，每贴七钱，水二盏，姜三片，枣二枚，煎八分，去粗，食前温服。

安胎散　治娠妇从高坠下，或重物所压，触动胎气，腹痛下血，服此药后觉胎动极热，胎已安矣。

缩砂不拘多少，炒令热透，去皮取仁

上为末，每服二钱，热酒调服，不饮酒，煎艾盐汤调服，米饮亦可，不拘时候。此药每日空心白汤点服，安胎快气，治恶阻。

保气散　安胎宽气，进食瘦胎，或顿仆伤胎漏血。

大腹皮　粉草　紫苏　缩砂　枳壳炒　桔梗　香附炒，等分

上咬咀，每贴七钱，水二盏煎八分，去粗，食前温服。

---

① 佛：原作"拂"，据《妇人大全良方》卷十二改。
② 若：原作"右"，据《妇人大全良方》卷十二改。
③ 佛：原作"拂"，据《妇人大全良方》卷十二改。
④ 掐：原作"棺"，据嘉靖本改。

胎　冷

治　法

　　娠妇多食瓜果生冷，及当风取凉，则令胎冷，腹胀虚痛，两胁虚鸣，脐下冷痛欲泻，小便频数，或大便虚滑，四肢拘急，宜服**安胎和气饮**。

　　诃①子面裹煨，去核　白术各三钱　陈皮　良姜剉，炒　木香　白芍药　陈粟米炒　甘草炙，各一钱半

　　上㕮咀，分二贴，每贴水二盏，姜五片，煎八分，去粗，食前温服。

---

① 诃：原作"謌"，据《严氏济生方》卷九改。

胎 惊

治 法

胎气既成，或因气闷，或为喧呼，心忡脉乱，致令胎惊，致使心神怔悸，睡里多惊，坐卧不宁，气急逼迫，宜服**大圣散**，安保胎孕，子母无危。

白茯苓　川芎　麦门冬去心　黄芪蜜炙　当归酒浸　木香　人参　甘草炙，等分

上咬咀，每贴七钱，水二盏，姜三片，煎八分，去粗，食前温服。

子 悬

治 法

胎气不和，凑上心腹，胀满疼痛，谓之子悬，宜服**紫苏饮**，即安。

大腹皮　川芎　白芍药　陈皮　紫苏叶　当归酒浸，各二钱
人参　甘草各一钱，炙

上㕮咀，分二贴，每贴水二盏，姜五片，葱一根，煎八分，食前温服。此方又治临产惊忧气结，连日不下，或加白术、枳壳、缩砂。

子　淋

治　法

妊娠酒色过度，或饮食积热，致水道闷①涩，名曰子淋。

安荣散

麦门冬去心　通草　滑石各一钱　当归酒浸　灯心　甘草炙，各五钱　人参　细辛洗，各五钱

上为细末，每服二三钱，麦门冬煎汤调，空心服。

槟榔散　治妊娠淋沥，小便不通，医作转脬，用药治不愈，此方屡效。

槟榔　赤芍药等分

上咬咀，每贴七钱，水二盏煎八分，去粗，食前温服。一应妇人男子血淋，及小便淋沥涩滞，水道疼痛，用之俱效。

桑螵蛸散　治妊娠小便不禁。

桑螵蛸十二个，炙

上为末，每服二钱，空心用米饮下。

白薇散　治妊娠遗尿不知。

白薇　白芍药各等分

上为细末，每服三钱，食前酒调服。

苦参丸　治妊娠小便难，饮食如故。

当归身　贝母炒　苦参各三两　滑石末一两

上为末，炼蜜丸小豆大，每服三五十丸，食前米饮下。

---

① 闷：当作"秘"。

赤白下痢

治 法

《济生方·胎前十八论》其第九问谓：妊娠下利赤白，盖因冷物伤脾，辛酸伤胃，冷热不调，胎气不安，血气凝滞，下利频频，时有时无，或赤或白，肠鸣后重，谷道疼痛，急服蒙姜黄连丸，不问冷热二证，皆可服之。此药内有干姜、乳香、芎、术温热之剂，如果冷物伤脾，服之相应。若因感受风暑热毒，肠垢积滞，非此所宜服，宜于《痢论》参考而施治，如黄芩汤之类最为的当。

有一娠孕，已九月，忽夏六月下痢赤白，里急后重。医用蒙姜、黄连、驻车等药，病势增剧，内热甚，胎遂产下，之后下痢频并，脐腹疼痛不可忍，恶露渐然不行，手足逆冷，四肢肌肉有如不然①红色，日夜号叫，躁渴烦闷，六脉沉数。医见其血与积交并，疼痛号呼，证状危笃，诸治为黄芩、五苓、益元、甘露等药，无效。其恶血既不行，而肚腹疠刺大痛，手足逆冷而红，必须用逐积去血之药为切要，黑神散燥热之药决不可用，玉烛散与服则呕。用好米醋七盏熬至一盏，入大黄末一两，慢火熬成膏子，丸如弹大，每一丸，用童子小便温暖调服，不三四服，血行积下，痛止热除，手足既温暖，红色亦退。

黄芩汤

黄芩 白术 芍药各等分

上㕮咀，每贴七钱，水二盏煎八分，去粗，食前温服。小便不利，加赤茯苓。

蒙姜黄连丸 治妊娠冷物伤脾，下利赤白。

干姜炮 黄连 砂仁炒 川芎 阿胶炒 白术各一两 乳香三

---

① 不然：二字疑误。

钱，另研　枳壳炒，五钱

上为末，用盐梅三个取肉，入少醋糊同捣匀，丸如桐子大，每服四十丸，食前，白痢干姜汤下，赤痢甘草汤下，赤白痢干姜甘草汤下。

鸡黄散　治妊娠腹痛下痢。

用鸡子一枚，啄破一孔，以黄丹三钱研细，入鸡子内，以箸搅匀，慢火灰内煨熟，取出焙干，研为细末，只作一服，米饮调服。如一服效是男，两服效是女。

大宁散　治妊娠下痢赤白，及泻泄，肚腹疼痛。

黑豆三十粒　甘草二寸半，炙　御米壳二个，去蒂膜，炒

上㕮咀，作一服，水二盏，姜三片，煎八分，去粗，食前温服。

蒲黄散　治妇人胎前产后赤白痢。

姜汁十两　鸭卵一个，打破，入姜汁内搅匀

上煎至八分，入蒲黄二钱，再煎五七沸，空心温服，效。

伤　寒

治　法

方法并见伤寒治法中，选而用之。感冒之初，发散表邪，宜芎苏散。大热闷乱，恐伤胎脏，护罩胎方详于后。

芎苏散　感冒之初，发散表邪。

紫苏　川芎　白芍药　白术　麦门冬　陈皮　干葛各二钱　甘草炙，一钱

上㕮咀，每贴七钱，水二盏，姜三片，葱二茎，煎八分，食远热服。

伤寒热病护胎方

干浮萍　朴硝另研　大黄炒　蛤粉炒　蓝根各等分

上为末，水调三钱，贴脐上，安胎解烦极效。

一方，伏龙肝末水调，涂脐下，干则换。

用井中泥涂心下，干换。

罩胎散　治妊娠伤寒大热，闷乱燥渴，恐伤胎脏。

蛤粉五钱　嫩卷荷叶焙干，一两

上为细末，每服二钱，蜜少许，水调服。

一方，捣家园生葛汁服。

妊娠寒热，小柴胡汤去半夏，名黄龙汤，最效。

风壅咳嗽

治 法

百合散 治风壅相交，咳嗽痰多，心胸满闷。

百合蒸　紫菀　贝母去心　白芍药　前胡　赤茯苓　桔梗炒，各二钱　甘草炙，一钱

上㕮咀，分二贴，每贴水二盏，姜三片，煎八分，去粗，食后服。

一方

麦门冬去心　紫菀各四钱　桑皮炙　杏仁去皮，炒　甘草炙，各一钱　桔梗炒，三钱

上㕮咀，分二贴，每贴水二盏，竹茹一块，蜜少许，煎八分，去粗，食远温服。

子　痫

治　法

妊娠中风，颈项强直，筋脉挛急，言语蹇涩，痰涎壅盛，或发搐不省人事，名曰子痫。亦有临月发风痉，忽晕闷倒地，不识人，吐逆如痫，名曰子痫。治各有方。

羚羊角散　治妊娠中风，头项强直，筋脉挛急，言语蹇涩，痰涎壅盛，或发搐不省人事。

羚羊角镑　独活　酸枣仁炒　五加皮各钱半　薏苡仁　防风　当归酒浸　川芎　茯神　杏仁去皮，各一钱二分　木香　甘草各七分半

上㕮咀，分二贴，每贴水二盏，姜三片，煎八分，去柤，食远服。

独活防风汤　治妊娠角弓反张，口噤语涩，谓之风痉，亦名子痫。

麻黄去节　防风　独活各一钱六分　桂心　羚羊角镑　升麻　甘草炙　酸枣仁炒　秦艽各八分　川芎　当归　杏仁去皮，各六分

上㕮咀，每服七钱，水二盏，姜四片，竹沥一合，煎八分，去柤，不拘时温服。

防风葛根汤　治妊娠中风，腰背强直，时复反张。

防风　干葛　川芎　生地黄各二钱　杏仁去皮尖　麻黄去节，各钱半　官桂　独活　防己　甘草炙，各一钱

上㕮咀，分二贴，每贴水二盏煎八分，去柤，不拘时温服。

葛根汤　治妊娠临月发风痉，忽晕闷倒地，不省人事，吐逆如痫，名子痫。

干葛　贝母去心　牡丹皮　防风　防己　川芎　当归酒浸　白茯苓　桂枝　泽泻　人参　独活　石膏　甘草炙，各等分

上㕮咀，每贴七钱，水二盏煎至八分，不拘时服。贝母令人易产，未临月者升麻代之。

子 疟

治 法

　　妊娠荣卫虚弱，脾胃不足，或感风寒，或伤生冷，致成疟疾，急服驱邪散，莫待吐逆，见食不思，卒难治疗。倘夏末秋中因感风暑而致疟疾者，可于疟疾门论疟类中详审而治之，不可专泥温脾之药也。

驱邪散

　　高良姜剉，炒　白术　草果仁　橘皮　藿香　砂仁　白茯苓各二钱　甘草炙，一钱

　　上咬咀，分二贴，每贴水二盏，姜三片，枣二枚，煎八分，食前温服。

清脾汤

　　青皮　厚朴制　白术　草果仁　柴胡　茯苓　半夏姜汁制　黄芩　甘草　人参　常山酒煮，各一钱二分　地骨皮半钱　麦门冬二十粒，去心

　　上咬咀，分二贴，每贴水二盏，姜五片，煎八分，空心服。未效，可服胜金丸。

胜金丸　　治一切寒热疟疾，胸膈停痰，发散不愈。

　　槟榔三两　常山酒浸蒸，焙，一斤

　　上为末，面糊为丸如桐子大，每服三十丸，于发前一日临卧用冷酒吞下，便睡，至四更再用冷酒吞下十五丸，至午方可食温粥。忌热物并一切冷物。一方用鸡子清丸。

　　一方

　　知母　常山　石膏　黄芩　乌梅　甘草各等分

　　上咬咀，每贴七钱，水一盏，酒一盏，浸药一宿，煎八分，五更时温服。

喘　急

治　法

平安散　治妊娠喘急，两胁刺痛胀满，或发增寒，唇青面白，骨节酸疼，或频呕吐。

厚朴制，二钱　干姜炮　陈皮　川芎各一钱　木香二钱半　熟地黄钱半　甘草炙，一钱

上咬咀，水二盏，姜三片，盐少许，煎八分，去粗，食后温服。

紫苏饮亦可服方在子悬内。

胎　热

治　法

有一妊娠妇将临月，两眼忽然失明，不见灯火，头痛眩晕，顶腮肿满，不能转颈。诸医治疗不瘥，转加危困。偶得此方服之，病减七八，获安分娩。其眼吊起，人物不辨，有人云只服四物汤加荆芥、防风，更服眼科天门冬饮子，但以此二药间服，日渐稍明。大忌酒、面、煎、炙、鸡、羊、鹅、鸭、豆腐、辛辣热毒物并房劳，如其不然，则眼不复明也。盖此证皆因怀娠多居火间，衣着太暖，伏热在里，或酒面煎煿热物太过，致令胎热所致。

消风散　治妊娠头旋眼运，视物不见，腮项肿核，若加涎壅，命在须臾。盖因胎气有伤，肝脏毒热上攻，急宜服。

石膏炒　甘菊花　防风　荆芥穗　羌活　羚羊角　川芎　大豆黄卷炒　当归酒洗　白芷各钱半　甘草炙，半钱　好茶一钱

上咬咀，分二贴，每贴水二盏煎八分，食后服。

天门冬饮子

天门冬去心　知母　茺蔚子各二钱四分　防风一分　五味子　茯苓　羌活　人参各一钱八分

上咬咀，分二贴，每贴水二盏，姜三片，煎八分，食远温服。

胎 肥

治 法

身居富贵，口厌甘肥，聚乐不常，食物无度，即饱便卧，致令胞胎肥厚，根蒂坚牢，行动气急。盖缘不曾预服瘦胎之药，致于临产，必是难生。八月可服无忧散，则易生矣。

滑胎瘦胎软脎易产之方。

无忧散

当归酒浸　川芎　芍药　木香　甘草炙，各钱半　枳壳炒　乳香另研，各二钱　血余即发灰，一钱半，獖猪心血和

上为末，每服三钱，水半盏煎一二沸，食前温服。

滑胎易产救生散　安胎益气，易产，令子紧小，令母无病。

人参　诃①子煨，取肉　麦蘖炒　白术炒　神曲炒　陈皮炒，等分

上为末，每服二钱，水一盏煎沸，食远温服。

枳壳散　瘦胎，易产，抑气。

枳壳去穣，面炒，四两　粉草炙，二两

上为末，沸汤调，食前服。有孕到七月便宜服。大便闷涩，加防风；体弱，加当归、木香；二便不通，加白牵牛；肥胎壅隘，临产难生，加②乳香、发灰；下气宽膈，加香附子，姜汤调下；冷气攻刺胁痛，葱白汤下。

软脎方

甘草炙　生姜　乌梅等分

上咬咀，每③贴五钱，水二盏煎八分，食前服，便令腰脎软，

---

① 诃：原作"謌"，据《严氏济生方》卷九改。
② 加：原脱，据《普济方》卷三四三补。
③ 每：原作"母"，据嘉靖本改。

易为生养。

　　《圣惠方》治胎气肥大，横逆难产，用飞生毛、母羊粪、血余俱烧灰各半钱，灶心土一钱，朱砂半钱，另研黑铅二钱，火上镕，投水银半钱，急搅成砂子，倾去研细，共研匀，以粽子角圆如绿豆大，遇难产，以到流水①吞五丸，即下。

---

　　① 到流水：即倒流水。

失音不语

治 法

《奇病论》曰：人有重身①，九月而喑者，何也？岐伯对曰：胞之络脉绝也。胞②络者系于肾，少阴之脉贯肾，络舌本，故③不能言。治之奈何？曰：无治也，当十月复。

---

① 重身：怀孕。
② 胞：原作"胎"，据《素问·奇病论》改。
③ 故：原脱，据《素问·奇病论》补。

半 产

治 法

妊娠脏腑虚弱，或气血衰微，或先因婚嫁失时，或怀孕不能保养，喜怒悲哀，忧愁思虑，惊恐抑郁，哭泣叫呼，醉酒饱食，触热冒寒，恣情纵欲，疲极劳伤，月数未周，便致堕落，俗语云宁可全生，不可半养，急宜调治可保安宁也。

芎劳补中汤 养新血，去瘀①血，补虚扶危。

干姜炮　阿胶蛤粉炒　川芎　五味子各一钱二分　黄芪蜜水炙　当归酒浸　白术　赤芍药各一钱八分　木香　人参　杜仲炒，去丝　甘草炙，各六分

上㕮咀，分二贴，每贴水二盏煎八分，食远温服。

夺命丸 治小产下血子死，憎寒，手指唇口爪甲青黑，面色黄黑，或胎上抢心，则闷绝欲死，冷汗自出，或食毒物伤动胎气，下血不已。胎若未损，服之可安，已死服之可下。

牡丹皮　白茯苓　桂心　桃仁炒，去皮　赤芍药各等分

上为细末，炼蜜丸如弹子大，每服一丸，细嚼，醋汤下，连进两服，不效加三丸。胎烂危甚，亦可下。宿有癥瘕，经断漏不止，下癥自愈，此丸主之。

---

① 瘀：原作"於"，据嘉靖本、《世医得效方》卷十四改。

毒药堕胎证

治 法

妇人有孕而故服毒药攻胎，药毒冲心，外证牙关紧急，口不能言，两手强直握拳，头低自汗，身微热，外证与中风相似，其脉浮数，十死一生，医者不审，纵审知是服毒药，亦不识此证，俱作中风治之，必致殒绝也。宜服白扁豆一味，生为末[1]，新汲水调，撬口灌之。

妊娠常服**当归散**，《金匮》云妇人妊娠宜常服。

当归身　黄芩　芍药　川芎[2]各六两　白术三两

上为细末，每服三钱，酒调服，日二服。产后亦宜。

---

① 末：原作"来"，据《世医得效方》卷十四改。
② 芎：原作"芍"，据嘉靖本及《金匮要略·妇人妊娠病脉证并治》改。

产 蓐

治 法

欲产之妇脉离经，离经者谓一呼三至也。脉虽离经而腰不痛者，未产也。若腹连腰痛甚者，即欲产也。诊其尺脉转急，如切绳转珠者，即产生之脉也。临产之初，宜先脱平常所穿衣，以笼灶头及灶口，则易产。切不喧闹，宜谨选一善熟稳婆及得力家人，无使挥霍张遑，致令产妇惊恐。惟当餐软饭稀粥之类。若腹中痛，且令扶行，或痛或止，名曰弄痛，不可便试水手探，亦不可屈腰眠卧。如连腰引痛，眼中如见火光，此是儿转，又须令扶策徐行。起艰难，即凭物立须臾，直至腰腹相引，频频阵痛，难以行立，然后坐草，切勿太早，恐儿在腹中难以转侧，及胞浆先破，子道干涩，皆至难产。若心中热闷，可用生鸡子一枚打破吞服。抱腰之人不得倾斜，则儿顺，自然易产。及至产讫，先饮童子小便一盏，莫便睡，且令闭目而坐顷之，方可扶上床，仰卧立膝，勿令伸足，熟睡宜频唤醒。亦不可以得男为喜，喜则伤心，恐生红汗之证。亦不可以得女为忧，恐致败血冲心之患。宜常淬醋烟，以防晕闷，逡巡进少白粥，毋令过饱。其有破水之后经日而不能产者，却当随证细辨。身重、体热作寒，面黑舌青，及舌上冷，子母俱死；面赤舌青，母活子死；面青舌赤，口沫出者，母死子活；唇口俱青，吐沫，子母俱死。仓卒之间不可不详细审视，预与病家言之。若胞衣不下者，停待稍久，非唯产母疲倦，且血流入胞中，衣①为血所胀，上冲②心胸，喘急疼③痛，必至危殆。宜急断脐带，以少物系坠之，尤宜用意拴缚，然后截断，不尔则胞上掩

---

① 衣：原脱，据《妇人大全良方》卷十八补。
② 冲：原作"充"，据《妇人大全良方》卷十八改。
③ 疼：原作"痛"，据《妇人大全良方》卷十八改。

心而死。须使其血不潮入胞中，则自痿缩，而纵延二三日，亦不至害人，惟欲产母心怀舒畅，则自下矣。不可妄以手法，因此致殂。五七日内不可强力下床，或忧虑用性，一月之内或伤于房事，以致变生证候，类皆难治，最宜谨慎。外此有外感内伤及诸杂病，与男子等证，但当加理血药为助，临治之际宜以意消息之而参用焉。

临产证候

治　法

妊娠欲产，忽然闷晕不省人事，口噤面青，宜服**来苏散**。

木香　神曲炒　陈皮　麦蘖炒　黄芪　生姜刬，炒　白芍药　阿胶刬，蛤粉炒，各一钱　糯米半合　苎根三钱　甘草炙，一钱

上咬咀，分二贴，每贴水二盏煎八分，不拘时服，揞开口灌，连复煎再灌，得知人事，方是再生。

坐草蓦然气痿①，目翻口噤，若面黑唇青，口沫出，子母俱死，若两脸微红，子死母活，用**霹雳夺命丹**急救之修合勿令鸡犬妇人见。

蛇蜕一条，入新瓦罐内煅　千里马即路上左脚草鞋一只，洗，烧灰一钱　金银箔各七片　发灰一钱　马鸣退即蚕退，烧灰，一钱　乳香半钱，另研　黑铅二钱半，用铫子火上镕，投水银七钱半，急搅，结成砂子，倾出细研

上为细末，以猯猪心血为丸如桐子大，每服二丸，倒流水灌下。如灌不下，化开灌，效。

---

① 痿：原作"奏"，据《严氏济生方》卷九改。

难 产

治 法

神应散 最治难产及横逆者，皆因坐草太早，努力过多，儿转未逮，或以①破水，其血必干，若先露手谓之横，或先露足谓之逆。《养生方》云：仓遑之间，两命所系，不可不知此药之功也。此二味再固其血，服之如鱼得水，决自转生。兼治月水过多，崩中之疾。

香白芷　百草霜等分

上为末，童子小便、米醋各半盏，调药二三钱，沸汤泡，温服，分二次服。服毕，又用蜀葵子四十九粒，滑石末三钱，顺流水煎汤，调服，如人行五里即生。

加味芎归汤 治产三五日不下，垂死者，及矮石女子交骨不开。

川芎　当归各一两　干龟壳一个，酥炙　妇人发一握，烧存性

上为末，每服三钱，水一盏煎七分，服，约行五里，生胎死胎皆可下。

催生丹 治产妇生理不顺，产育艰难，或横或逆并宜，神效。

麝香一字，另研　乳香一钱，另研　母丁香末一钱　兔脑髓腊月者，去皮膜，研匀

和丸如芡实大，阴干，用油纸蜜封，每一丸温水送下，即时产下，男左女右手中握药丸出是验。

蛇蜕散 治产妇不肯伸舒行动，多是曲腰眠卧忍痛，致儿在腹中不能得转，故脚先出，须臾不救，母子俱亡。

乌蛇蜕一条　蝉蜕十四个　血余一握

---

① 以：《三因极一病证方论》卷十七作"已"，义长。

并烧存性为末，分二服，温酒调，并进，仰卧霎时，或用小针于儿脚心刺之二七处①，用盐擦之，即时顺生，母子俱活。

胜金散 治难产，盖因胎成之后子居腹中，每食母血，食血有余，遂成结块，谓之儿枕，子欲生时，血块先破为败血，散裹其子，致难产。

麝香一钱 盐豉一两，青布袋裹，烧令红，急以乱槌研细

上为细末，取秤锤烧红，以酒淬之，调药一钱匕服之。

龙蜕散 催生秘传。

大蛇蜕一条，烧存性 蝉蜕一两，烧存性 滑石五钱 葵子一两，微炒

上为细末，每服一钱，顺流水煎汤，放温调服。

催生方 应急随便用之。

黄葵子为末，每服二钱，热酒调服。

一方，京墨，新汲水浓磨，服之，墨裹儿立出。

一方，香油同蜜汤调益元散方见伤寒门。

神验散 产妇坐草时，取路上旧草鞋一只，用牛鼻络小耳绳烧灰，温酒调服。如得左足男，右足女，覆者儿死，侧者有惊，自然理也。似非切要之药，催生最验。

如圣膏 治难产，胎衣不下，或胎死不下。

蓖麻子一两，去壳 雄黄二钱

研成膏，涂母右足心，才下即洗去。

灸 法

治横生逆产，诸药不效，灸右足小指尖头二壮，艾炷小麦大②，下火立产。

---

① 二七处：《世医得效方》卷十四作"三七刺"。

② 大：原作"火"，据《妇人大全良方》卷十七改。

产　后

第一论①

曰：热病胎死腹中者何？答曰：因母患热病，至六七日脏腑热极，熏蒸其胎，是以致死，缘儿死身冷，不能自出。

治　法

若母患热病至六七日，腑脏极热，熏蒸其胎，是以致死。缘儿死身冷，不能自出，医家多以黑神散治之，恐本方内有干姜、肉桂、附子大热之药，岂宜病热之人所宜服此？岂不增其热而害其命耶？宜以蓖麻子、朴硝散、济阴丹、佛手散之剂主对。

一方，下死胎，蓖麻子捣碎，敷脚心，即下。如子肠随下，急去脚心，却敷顶心，随即收，神效。

朴硝散　下死胎，取胎衣，产后败血。

朴硝末，每服二三钱，温童便调服。

或因顿仆，或从高坠下，或因房室惊触，或临产惊动太早，触犯禁忌，产时未到，经血先下，致胎干，子死腹中。何以验之？但看产妇舌色青黑及舌上冷者，是其候也。疑贰②之际，且进佛手散一二服探之，若胎未死，子母全安，若胎已死，立便逐下。的知胎已死，则进香桂散，须臾如手推下。

佛手散方见前妊娠筑磕顿仆内

香桂散　下死胎。

麝香半钱，另研　官桂末，三钱

和匀，作一服，酒调服。

---

① 第一论：自此以下凡二十一论，本《三因极一病证方论》卷十七所载"郭稽中《产科经验保庆集》二十一篇"，次序略有不同。

② 疑贰：疑惑不定。

一方，伏龙肝末，酒调服，乃以牛粪涂腹上。

谓此证朴硝散亦可服，仍用牛屎涂腹脐，效。

一方，治死胎不下，其指甲青，舌青，胀闷甚者，口中极臭，先以平胃散一贴，用水酒各一盏煎一盏，却入朴硝半两，再煎两三沸，倾出，微温服，不过二服，其胎即化血水而下。

硇砂散 治死胎不下。

硇砂另研 当归研极细末，等分

每服一两，温酒调下，如重①车行五里不下，再服。

第二论

治　法

曰：胎衣不下者何？答曰：母生子讫，血流入胞衣中，为血所胀，故不得下。治之稍缓，胀满腹中，上充②心胸，疼痛喘急者，难治。但服夺命丹，以逐去衣中之血，血散胀消，胎衣自下。亦有胎初生后力羸，不能更用气力，产胞经停，遇风乘之，血道闭涩，故胎衣不下，治各有方。

夺命丹

附子炮，五钱 牡丹皮去心 干漆炒烟尽，各一两

上为末，米醋一升，大黄末一两，熬膏和药，丸如梧桐子大，温酒送下二十丸。谓仓卒无此药，亦宜朴硝散方在第一论。

一方，治血道闷涩，胎衣不下，用黑豆一合炒热，入醋一盏，煎三五沸，去粗，分一二次服。仍取鞋底炙热，熨小腹上下三五次。

一方，米、麦、赤小豆同煮浓汁，服，立出。

一方，红花，酒煎服，亦可。

如圣膏贴右足心，方见前

---

① 重：原作"车"，据《玉机微义》卷四十九改。
② 充：《三因极一病证方论》卷十七作"冲"。

治产后恶血冲心，胎衣不下，腹中血块，锦文大黄为末，米醋熬成膏，丸如弹子大，每服一丸，汤化开服，温童子小便调更好。又治坠堕内损，恶血不散。

一方，用酸米醋七升，于砂锅内慢火熬至一升，入百草霜细末一两，大黄末二两，熬成膏，可丸则丸如弹子大，每服一丸，温童便化开服。治产后胎衣不下，恶露不行，腹中血块，去瘀血，裹新血，大效，名黑神丸，可代黑神散用。

第三论

治 法

难产方论见前难产内

第四论

治 法

产后血晕者何？答曰：因产下血过多，血气虚极，是致晕闷，甚则昏塞不知人，气息欲绝，若作暗风治之，诚为谬矣。

清魂散　治产后血晕，甚则不省人事，气息欲绝。

泽兰叶　人参各一钱六分　荆芥穗六钱四分　川芎三钱二分　甘草炙，一钱

上为细末，每服三钱，用热汤、温酒各半盏调匀，急灌之，下咽喉则眼开气定，省人事。

又方，用生半夏末，吹入鼻中。

经验方　韭菜切，入瓶中，以热米醋浇，纸封瓶口，以瓶嘴向鼻熏之。

一方，红花一两，捣末，分二贴，酒二盏煎一盏，温服。

芎劳汤　治产后去血过多，昏晕不省人事，及伤胎去血多，崩中去血多，心烦眩晕，头重目暗，耳聋满塞，举头欲倒，并皆治之。

当归身　川芎各等分

上咬咀，每服五钱，水二盏煎八分，服。

黑龙丹 治难产，或胎衣不下，产后血晕，不省人事，血崩，恶露不止，腹中刺痛，血滞浮肿，血入心经，语言颠倒，如见鬼神，血风相搏，身热头痛，或如疟状，胎前产后一切危急，狼狈垂死，以此药灌三四丸，无不救活者。

五灵脂　当归酒浸　生地黄　川芎　良姜各三两

上咬咀，入砂锅内，纸筋盐泥固济，炭火烧通红，候火灭冷，取出细研，入后药：

百草霜五两　乳香　生硫黄各一钱半　琥珀　花蕊石各一钱

上五味细研，与前药同再研，和匀，醋糊丸如弹子大，每服一丸，炭火烧令通红，投入生姜汁内浸，碎之，以无灰酒合童子小便调服，神效不可尽述。

治产后血晕昏迷，冲心闷绝，不省人事。

用五灵脂半生半炒，三钱

上为末，作一服，酒调下，口噤者揩开灌之，即愈。汤调亦可。一方加荆芥穗焙，研末等分，童便温酒①尤妙②。

一方，产后血晕，鹿角烧灰，出火毒，研细，酒调灌下，即醒，行血极快。

一方，以好茶同韭菜根煎一碗，烧锈钉红，淬入内，服之。

牡丹皮散 治产后血随热上充心，昏晕闷绝。

牡丹皮　大黄蒸　芒硝各三钱　冬瓜子　桃仁去皮尖，各七粒

上咬咀，分二贴，每贴水盏半煎至一盏，入芒硝，再煎一二沸，去粗服。若口噤，揩开灌之，必效。欲产时，先煎下，防缓急。

奇效方 治产后血上，心已死。真郁金烧存性，为末，温米醋调灌下，立活。

芸薹散 治产后血气冲心，不省人事。

---

① 温酒：《妇人大全良方》卷十八作"调下"。
② 妙：原作"炒"，据嘉靖本改。

芸薹子　生地黄各等分

上为细末，每贴三钱，姜七片，酒水各半盏，童便半盏，同煎七分，服。

此谓产妇昏晕，须分别是败血上冲，是下血过多，血虚昏晕，二证分晓。若血虚者则清魂汤、芎莕汤、黑龙丹为主对；若果系败血冲心而致昏晕者，则牡丹散、蒲黄散、芸薹散、奇效方、五灵脂、红花为主对。其余韭菜熏法、韭菜等药，及黑龙丹、返魂丹，可通用也。

返魂丹方见后通治内

蒲黄散　治产后恶露不快，血上抢心，烦闷喘急，昏迷不省，或狂言妄语，气喘欲绝。

干荷叶炙　玄胡索　牡丹皮　生地黄　甘草炙，各二钱半　蒲黄生，六钱

上咬咀，分二贴，每贴水二盏煎八分，入蜜少许，食远服。

第五论

曰：产后口干痞闷者何？答曰：产后血气暴虚，脾胃顿弱，食面太早，停聚胃脘，面毒上熏于肺，是以口干烦闷，心下痞满，宜服见现丸以消化之。或有产后劳伤虚羸，因事触忤，怒气上逆，以致胸膈痞塞，口干烦闷者，亦宜服见现丸，盖其间药味皆是顺气快膈之剂。

治　法

谓产后口干痞闷，如果面毒，或伤饱所致，则见现丸服之为宜。若触忤气逆，恐非主对，不若人参白术散为佳。若血虚气乏，合用当归芍药散。若少气脚弱，眼昏头眩，饮食无味，口干虚渴者，宜用熟地黄汤。亦有血热心烦口干者，宜凉血饮。岂见现丸一概可治也？

见现丸　治产后脾胃顿弱，食面太早，停聚胃脘，面毒上熏于肺，口干烦闷，心下闷满，或饮食过饱所致。

良姜炒　姜黄洗　荜澄茄　陈皮　人参　蓬莪①炮　三棱炮，各等分

上为细末，用萝卜煮烂研汁，煮面糊丸如梧桐子大，每服二三十丸，萝卜汤下。

人参白术散　治产后劳伤虚羸，因事触忤，怒气上逆，口干烦闷。

人参　白术　薄荷　砂仁　生地黄　茯苓　甘草炙　黄芩　滑石另研　藿香各等分

上㕮咀，每贴七钱，水二盏煎八分，食远服。

当归芍药散　治产后血晕，内虚气乏，此消痰养胃方见前。

熟干地黄汤　治产后虚渴口干，少气脚弱，眼昏头眩，饮食无味。

熟地黄酒浸，焙干，钱半　人参四钱半　麦门冬去心，三钱　甘草炙，一钱　瓜蒌根六钱

上㕮咀，分二贴，每贴水二盏，糯米一撮，姜五片，枣二枚，煎八分，食远服。

凉血饮　治血热心烦口干方见月经不调内。

乌金散　治难产热病，胎死腹中，或顿仆坠下，或房室惊搐，临产惊动太早，触犯禁忌，产时未到经血先下，恶露已尽致胎干，子死身冷，不能自出，但视产妇面赤舌青是其候，面青舌赤，母死子活，唇青吐沫，母子俱死。

熟地黄酒浸，焙干，钱半　真蒲黄　大当归　交趾桂　杨芍药②干姜　粉草各一两　小黑豆四两　百草霜五钱

上为细末，每服二钱，米醋汤调，不拘时服。

第六论

曰：产后乍寒乍热者何？答曰：因产劳伤血气，盖血属阴，

---

①　蓬莪：莪术。
②　杨芍药：即扬州芍药。杨，通"扬"。古时扬州盛产芍药，宋代王观有《扬州芍药谱》一卷。《说文解字注·木部》："杨，古假借'扬'。"

气属阳，血气一伤，阴阳互相乘克，所以乍寒乍热。亦有恶露下少，留滞经络，亦令人寒热。必小腹急痛，阴阳不和，宜服增损四物汤。败血停留，宜服夺命丹或黑龙丹，其增损四物汤亦可兼进。

增损四物汤 治产后阴阳不和，乍寒乍热，并治。

当归　川芎　人参　干姜炮　甘草炙　白芍药各等分

上㕮咀，每贴七钱，水二盏煎八分，食前服。

夺命丹方在第二论

黑龙丹方在第三论

此二丹如无，可用五积散加醋煎服，方见中寒门或黑神散，或秘方大黑子散治证与黑神散同。

黑神散 治妇人产后恶露不尽，胞衣不下，攻冲心胸痞满，或脐腹撮疼，及血晕神昏，眼黑口噤，产后瘀血诸疾，并皆治之。

黑豆炒，半升，去皮　熟地黄酒浸　当归酒浸　肉桂去粗皮　干姜炮　甘草炙　芍药　蒲黄各四两

上为细末，每服二钱，酒半盏，童子小便半盏，同煎沸，不拘时服，连进二服。

秘方大黑子散

大黑子①　赤芍药　当归　干姜炮　官桂　甘草　蒲黄各一两

上为末，每服二钱，用铁秤锤淬酒，入童便调服。

大调经散 治产后血虚，恶露未消，气为败浊凝滞，荣卫不调，阴阳相乘，增寒发热，或自汗肿满，皆气血未平所致。

大豆炒，去皮，一两半　茯神一两　琥珀一钱

上为细末，每服三钱，浓煎紫苏黑豆汤，空心调服。喘急烦闷，小便不利，亦效。

紫金丸亦效方在第十论内。

---

① 大黑子：未详。

治 法

　　产后乍寒乍热，如上二证，一者气血劳伤，阴阳不和，二者败血停留，小腹必有痛急，方治已具在前。然亦产前饥①饱劳役，致产后虚羸喘乏，乍寒乍热如疟，四肢疼痛，面色萎黄，名曰蓐劳，宜用石子汤。有表虚血热而作寒热者，宜知母汤或增损四物汤加柴胡、黄芩主之。又有产后恶露方下，忽然断绝，寒热往来，昼静暮剧，语言狂②乱，如见鬼神，此乃热入血室，宜小柴胡汤加生地黄治之。寒热虽同，证状各异，不可不知也。

　　石子汤　治产后虚羸喘乏，乍寒乍热如疟，四肢疼痛，面色萎黄，名蓐劳。

　　猪肾一双，去脂膜，切四破　香豉无，以知母代之　葱白　粳米
当归　白芍药各二两

　　上剉，分二剂，每用水三升煮升半，分三服。一方用人参，无芍药。

　　知母汤　治产后乍寒乍热，通身温壮，心胸烦闷。

　　知母四钱八分　赤芍药　黄芩各③三钱二分　桂心一钱六分　甘草炙，一钱

　　上㕮咀，分二贴，每贴水二盏煎八分，食远温服。四物汤加柴胡、黄芩亦可。

　　小柴胡汤方见伤寒门加生地黄，治产后恶露方下，忽然断绝，寒热往来，昼静暮剧，语言狂乱，如有鬼神，此乃热入血室。

第七论

治 法

　　曰：产后面目四肢浮肿，此由败血乘虚停积于五脏，循经流

---

① 饥：原作"肌"，据文义改。
② 狂：原作"枉"，据嘉靖本改。
③ 各：原脱，据文义补。

入四肢，留淫日深，腐烂如水，致令浮肿。医者不审，便作水气治之，投以甘遂、大戟等药，以导其水，虚之又虚，因兹夭狂者多矣。但服调经散，血行肿消，自然良已。黑龙丹亦治产后浮肿，不可不知。

调经散

没药另研　琥珀另研，各一钱　桂心　赤芍药　当归酒浸，各一两　麝香半钱，另研　细辛洗，半钱　甘草炙，二钱

上为末，每服半钱，姜汁、温酒各少许调匀，空心服。

黑龙丹方在第三论

大调经散方在第六论内

四物汤加牡丹皮、荆芥、白术、桑皮、赤小豆、大腹皮、杏仁、半夏、马兜铃、生姜、葱白、薄荷。治产后浮肿，气急腹大，喉中水鸡声，加腹皮、赤小豆、茯苓皮、生姜皮；治产后脚肿，加陈皮、桑皮。

第八论

曰：产后乍见鬼神者何？答曰：肝能藏血，心能生血，因产走耗其血，劳动肝心，败血奔冲，邪淫于心，所以乍见鬼神，言语颠倒，非风邪也，但服调经散加生龙脑一捻，煎服，得睡即安。黑龙丹亦能治疗。

调经散方在第七论内

治　法

此谓产后乍见鬼神，言语颠倒，不独败血奔冲，邪淫于心所致，亦有因血虚，心气不足，志意不定，惊悸恐怖，悲忧惨戚，喜怒不常，七情郁抑而致者，则宜用苏合香丸，温童便调服，或辰砂妙香散，用生地黄、当归煎汤调服。又有热入血室而颠狂者，则以小柴胡汤加生地黄主治。安可一途而取轨也？其败血之证，又有交感地黄煎丸，更佳。

苏合香丸方见气门温童便化服。

辰砂妙香散方见虚损门　用生地黄、当归等分煎汤，调服。

交感地黄煎丸

生地黄净洗，研，以布绞取汁，留粗，生姜汁炒地黄粗，以地黄汁炒生姜粗，各至干，堪为末为度　生姜净洗，烂研，以布绞①汁留粗，各二斤　延胡索拌②糯米炒赤，去米　当归去芦　琥珀另研，各一两　蒲黄炒香，四两

上为细末，炼蜜丸如弹子大，每服一丸，食前用当归煎汤化下。

小柴胡汤方见伤寒门加生地黄，治产后颠狂。一妇人产后颠狂，服至百服方安，后生产如故。

第九论

治　法

曰：产后不语者何？答曰：心者君主之官，神明出焉，内候血海，外应于舌。舌者声之机，产后败血停蓄，上干于心，心气闭塞，则舌强而不语矣，但服八珍散，自瘥。

八珍散

人参　石菖蒲　生地黄酒蒸，焙　川芎各一两　朱砂另研　防风各五钱　细辛一钱　甘草炙，半两

上为末，每服三钱，薄荷汤调服。地黄恋膈，脾胃不快者，以当归代之，尤妙③。

孤凤散　治产后闭目不语。

明矾为末一钱，白汤调服。

---

① 绞：原作"裂"，据文义改。
② 拌：原作"伴"，据嘉靖本、《和剂局方》卷九改。
③ 妙：原作"炒"，据嘉靖本改。

第十论

治　法

曰：产后腹痛又泻痢者何？答曰：因产血气劳伤，外则腠理空疏，内则肠胃虚怯。若未满月饮冷当风，邪毒乘虚进袭，留于分肉之间，布于脾胃之内，遂致腹胁疗痛，痛如刀刺，流入大肠，肠鸣洞泄，洞泄不已，痢下赤白，宜服调中汤。又有食肉太早，强食过多，停积不化，腹脐疼痛而成泄痢者，诚有之矣，法当消化停滞则愈，但不可用牵牛、巴豆峻剂以虚血气，第五论中见现丸最佳。仓卒未能办此，用治中汤加缩砂煎服。

论中云饮冷当风，遂致腹痛洞泄，宜服调中汤。此以为饮冷洞泄，调中汤可用，若因当风致泄泻腹痛者，则胃风汤最为切当。又云洞泄不已，利下赤白，亦用调中汤，盖久泻非阴，而况下痢脓血，此必肠胃积热，宜木香黄连汤，继以白术圣散子治之。调中汤有桂、附，岂可用乎？又云食多停积成痢，不可用牵牛、巴豆以虚血气，且消化积滞非巴豆不可，如感应丸止是磨化积滞，岂得便虚血气？宜先服此逐积，继以白术圣散子治之，或黄连、木香、驻车丸等药。若因伏暑而得病者，又当于利内参用，安可胶柱而鼓瑟也耶？外此又有止是腹痛而不泄痢者，证有气壅血滞，或虚羸不足而致痛。

调中汤

良姜炒　当归酒浸　肉桂　白芍药　附子炮　川芎各二钱　甘草炙　人参各一钱

上㕮咀，分二贴，水二盏煎八分，食远温服。

胃风汤方见痢门

一方，治产后血痢。

生姜剉如棋子，以面拌捏成毬子，慢炒令焦黄，研

上为细末，每服三钱，空心米汤调服。

治中汤加砂仁，方见泄泻门煎送下感应丸方见宿食门。

木香黄连汤

白术圣散子

驻车丸方并见痢门

当归芍药散 治产后久痢亦宜服方在前。

又有产后恶露不行，渗入大肠，为泻下青黑色者，须**的奇散**。

荆芥四五穗，于盏内用火烧灰，入麝香少许，同研细末，白汤调服。

当归散 治产后败血不散，儿枕块硬，疼痛发渴，及新产乘风寒内搏，恶露不快，脐腹坚痛。

红花　鬼箭去木　当归炒，各一两

上㕮咀，每服五钱，酒一盏煎七分，去粗，食前服。

治产后腹痛，因气壅而痛者，乌药、当归各等分，为末，每服三钱，空心豆淋，酒调服。

一方，螃蟹脚烧存性，良姜火炮，为末，酒调下二钱。

四神散 治产后留血不消，积聚作块，急切疼痛。

川芎　当归　芍药　干姜炮，各等分

上为细末，每服三钱，空心温酒调服。

三圣散 治产后儿枕痛。

当归　官桂　玄胡索炒，各等分

上为细末，每服三钱，空心酒、童便调下。

四物汤

川芎炒　当归炒　熟地黄洗　白芍药各五钱

加蒲黄隔纸炒赤二钱半。

上为细末，每服三钱，空心酒调服。

紫金丸 治产后恶露不快，腹痛，小腹如刺，寒热头痛，久有瘀血，月水不调，亦可服。

五灵脂炒，为末　蒲黄等分

以米醋调五灵脂成膏，和蒲黄研细末，丸如弹子大，每服一丸，用水、童便煎化服，不拘时。

一方，伏龙肝为末，温酒调服二钱，治儿枕痛有效。

当归建中汤　治产后劳伤，虚羸不足，腹中疞痛，吸吸少气，小腹拘急，痛连腰背，时自汗出，不思饮食，蓐月之内每日服之，令人强健。

当归四两　肉桂三两　甘草炙，二两　白芍药六两

上㕮咀，每服五钱，水一盏半，姜、枣煎八分，食前服。

产后消血块

滑石三钱　没药二钱　血竭二钱，如无，以牡丹皮代①之

上为末，醋丸如梧桐子大，每服三十丸，醋汤吞下。

第十一论

治　法

曰：产后遍身疼痛者何？答曰：因产走动血气，升降失其常度，留滞关节，筋脉引急，是以遍身疼痛，甚则腰背强硬②，不能俯仰，手足拘挛，不能屈伸，或身热头痛，不可作他病治之，但服趁痛散，循流血气，使筋脉舒畅，疼痛自止，则俯仰得其所矣。

趁痛散

川牛膝酒浸　当归酒浸　官桂　白术　黄芪　独活　生姜各半钱　薤白一钱二分半　甘草炙，钱半

上㕮咀，分二贴，每贴水一盏煎八分，食远服。加桑寄生尤佳。

如神汤　治产后余血不尽，流入腰脚疼痛。

厚朴姜制　半夏汤洗　芍药　枳壳麸炒　木香　官桂　陈皮　白姜各六分

苍术制，三钱　桔梗　香附炒　茴香炒　甘草炙　人参　茯苓　川芎　当归　白芷　桃仁炒，去皮尖　木瓜各六分

上㕮咀，分二贴，每贴水二盏，姜三片，煎八分，食前温服。

---

① 代：原作"伐"，据嘉靖本改。
② 硬：原作"健"，据《严氏济生方》卷十改。

第十二论

治　法

曰：产后大便秘涩，因产劳伤气血，津液暴竭，且进橘杏丸以润之滑之。若尚不通，却服麻仁丸以通利之。

橘杏丸方见二便不通

麻仁丸

麻仁另研　枳壳麸炒　人参　大黄各等分

上为细末，蜜丸如梧桐子大，每服五十丸，食前白汤、米饮任下。

第十三论

治　法

曰：产后血崩者何？答曰：因产血气暴虚，未得平复，或因劳役，或因惊怒，致血暴崩。又有气衰血弱，亦变崩中。若小腹痛甚，此为肝经已坏，为难治。俱宜投固经丸止之。若小腹胀满，此为内有瘀血，则未可止之，且服芎劳汤及黑龙丹。若小腹不满急，是内无瘀血，可服固经丸。恶热药者，进十灰丸亦得。

固经丸

赤石脂煅　艾叶　补骨脂炒　木贼各五钱　附子炮，一个

上为末，陈米饮捣和为丸如梧桐子大，每服五十丸，食前酒下或米饮下。

芎劳汤

黑龙丹

黑神丹方并在第四论内

十灰丸　治崩中下血不止。

锦灰　黄绢灰　马尾灰　棕灰　艾叶灰　油发灰　藕节灰　莲房灰　赤松皮灰　蒲黄灰

上各等分，为末，醋煮糯米糊为丸如梧桐子大，每服七十丸，

空心米汤下。

一方，陈年蒸饼烧存性，研末，米饮①调服，治一切崩中带下。崩漏类方皆可选用。

一方，治产后败血不止，生干地黄石器内捣为末，每服二钱，食前热酒调服，日进三四服。

第十四论

治 法

曰：产后腹胀，满闷呕吐者何？答曰：胃受水谷，脾主运化，生血生气，内濡脏腑者也。因产恶露下少，败血乘虚散于脾胃，脾受之而为胀满，胃受之则为呕逆，宜投抵圣汤。亦有恶露过多，气无所主，聚于脾胃，而为胀满呕逆者，于抵圣汤中去泽兰、芍药，倍加生姜、橘皮也。

抵圣汤

赤芍药　半夏汤洗　泽兰叶　陈皮　人参各二钱六分　甘草炙，一钱三分　生姜切片，焙干，半两

上㕮咀，每服七钱，水二盏煎至八分，食远温服。

桔梗半夏汤　调和阴阳，治腹胀吐逆。

桔梗　半夏汤洗七次　陈皮各五钱

一方加枳壳麸炒。

上㕮咀，分二贴，每贴水二盏，姜三片，煎八分，食前温服。

一方，治产后呕逆不止。

陈皮三钱　半夏汤洗　甘草炙，钱半　藿香八钱

上㕮咀，分二贴，每贴水二盏，姜五片，煎八分，食远温服。

第十五论

曰：产后口鼻黑起，鼻衄者何？答曰：阳明者经脉之海，起

---

① 饮：原作"余"，据嘉靖本改。

于鼻交頞①中，还出侠口，交人中，左之右，右之左。产后气消血败，荣卫不理，散乱入于诸经，却还不得，故令口鼻黑起，及变鼻衄，此缘产后虚热，变生此候，不可治，名曰胃绝肺败。

治 法

急取绯线两条，并产妇顶心发二条，系两中指上节，止，无药可疗，亦厌禳之一端也。

详此证，若口鼻无黑气起，止是鼻衄者，则黑神丹、犀角地黄汤方见伤寒等药皆可救疗。

第十六论

曰：产后喉中气急喘者何？答曰：荣者血也，卫者气也，荣行脉中，卫行脉外，相随上下。因产后所下过多，荣血暴竭，气无所主，独聚于肺，故令喘也，此名孤阳绝阴证，为难治。若恶露不快，败血停凝，上潮于肺，亦令喘急，但服夺命丹，血去，喘急自止。

治 法

此孤阳绝阴证，已不可药救，似难坐视其死，《经验方》有人参、胡桃二方，姑与救之，万一再生，不可必也。至如败血潮肺，其人参、苏木之剂并血竭散用之，尤为的对，不可忽之。

《经验方》治产后孤阳绝阴证，上气喘急，及败血潮肺作喘，人参、苏木等分，煎，频频呷服。

一方，胡桃肉一钱，去皮，人参等分，煎服。

此二方屡曾用之有效。

血竭散 治产后败血冲心，胸满上喘，命在须臾。

真血竭 没药等分

上轻手研细，频筛再研，取尽为度，每服二钱，童便合酒一浅盏煎沸，调药服。凡产毕一服，上床良久再服，其恶血自下行，

---

① 頞（è遏）：鼻梁。原作"额"，据《灵枢·经脉》改。

免生证候。

第十七论

治　法

曰：产后中风者何？答曰：产后伤动血气，劳损经络，腠理空疏，劳役太早，风邪乘虚而入，或身体缓急，或瘫痪不仁，或口目不正，或奄忽闷乱，乃中风候，宜服小续命汤。又有产后五七日强力下床，或月里房室，或怀忧发怒，动扰冲和，得病之初眼涩口噤，肌肉瞤搐，渐致腰背筋急强直者，不可治，此乃人作，非的尔风也[①]。

小续命汤 方见中风门

交加散 方在第二十一论

产后风证皆可服。

此谓产后中风，小续命汤最为要药，然其证手足搐搦者当去附子，又须于中风内详用清心辛凉之剂为宜。二十论有方，作效尤著，可参用之。

大豆子汤

举卿古拜散 此二方最好，方见第二十论内

第十八论

治　法

曰：产后心痛者何？答曰：心者血之主，人有伏宿寒，因产大虚，寒搏于血，血凝不得消散，其气遂上冲心之络脉，故心痛，大岩蜜汤主之，寒去则血脉温而经络通，心痛自止。若真心痛者，则手足青冷，日发夕死。若因七情伤感，血与气并而心痛，宜服玄胡索汤，则痛自止。

---

① 非的尔风也：《三因极一病证方论》卷十七作"非偶尔中风所得也"八字。

大岩蜜汤

熟地黄酒蒸，焙　当归酒浸　独活　干姜炮　吴茱萸　桂心
白芍药　小草各一钱六分　甘草炙　细辛各八分

上㕮咀，分二贴，每贴水二盏煎八分，食远热服。

玄胡索汤方在血气作痛内

失笑散　治产后心腹痛欲死，百药不效，服此立愈方在血气作
痛内。

第十九论

曰：产后热闷气上，转为脚气者何？答曰：产后血气生热，
复因春夏取凉过度，地之蒸湿，因足履之，所以着而为脚气。

治　法

产后热闷气上，转为脚气。亦有产妇平日素感风寒暑湿之气，
蒸袭足经，因乘产虚而发也，其状或卒起脚弱，热闷心烦，两足
痛痹，呕吐气上，皆其候也，服小续命汤两三剂必愈。恶附子者，
宜服独活寄生汤。若呕者，去地黄，倍加生姜。

小续命汤方见中风门

独活寄生汤方见腰痛门

第二十论

曰：产后汗出多而变痉者何？答曰：产后血虚，腠理不蜜①，
故②多汗，因遇风邪搏之，故变痉也。痉者口噤不开，背强而直，
如发痫之状，摇头马鸣，身反折，须臾又发，气息如绝，宜速掐
口灌小续命汤，稍缓即汗出如雨，手拭不及不可治。

治　法

产后发痉，俗呼为反张风，小续命汤加减用之，固是主对之

---

① 蜜：嘉靖本作"密"。
② 故：原作"过"，据《三因极一病证方论》卷十七改。

剂，然不若大圣散加川乌、防风、细辛、嫩黄芪为尤妙也。此药群队，卒难办集。

又若**大豆子汤**　治产后中风，形如角弓反张，口噤涎潮，黑豆半升，炒令焦黑，候烟起，以无灰好酒二升沃之，入磁器中，每用此酒一盏，入独活五钱，同煎至六七分，去滓温服。

大圣散见后通治

举卿古拜散①名愈风散　治产后中风口噤，牙关紧急，手足瘛疭。

荆芥穗焙燥，为末

每服二钱，豆淋酒调服。

一方，治产后中风，不省人事，口吐涎沫，手足瘛疭。

当归　荆芥穗等分

上㕮咀，每贴五钱，水酒各一盏煎七分，温服。如牙关紧，撬灌，屡效。

第二十一论

治　法

曰：产后所下过多，虚极生风者，盖妇人以血为主，因产血下太多，气无所主，唇青肉冷，汗出，目瞑神昏，命在须臾，此乃虚极生风也，如此则急服济危上丹。若以风药治之，则误矣。

济危上丹

太阴玄精②　五灵脂去沙石　硫黄老红色者　乳香研，已上四味各等分，慢火炒，结成砂，研极细　桑寄生须要真者　陈皮去白　阿胶蛤粉炒　卷柏去根，生用，已上四味各等分，修事了，焙干为末。

上八味同研，用生地黄汁和捣一千下，丸如梧桐子大，每服

---

① 举卿古拜散：即荆芥散。古时以"荆芥"二字反切代本字以为隐语，"举卿"为"荆"字反切，"古拜"为"芥"字反切。"卿"原作"香"，据嘉靖本改。

② 太阴玄精：即玄精石，一种矿物药。

二十丸，食前温酒或当归酒送下。

交加散 治产后中风。

生地黄五两，研取汁 生姜五两，研取汁

上交互以汁浸相一夕，次日各炒黄，汁干为度，焙干为末，每服三钱，酒调服。血气口噤，项强头疼，壮热虚闷宜服。

增损柴胡汤 治产后感异证，手足牵搐，咬牙昏闷。

柴胡四钱 黄芩二钱二分半 人参钱半 甘草炙，钱半 石膏二钱 知母一钱 黄芪二钱半 半夏钱半

上咬咀，分二贴，每贴水二盏，姜三片，枣二枚，煎八分，不拘时服。

秦艽汤 前证已去，次服此药，去其邪风。

秦艽二钱七分 芍药一钱八分 柴胡二钱七分 甘草炙，一钱六分 黄芩 防风各一钱二分半 人参 半夏各一钱一分

上咬咀，分二贴，每贴水二盏，姜三片，煎八分，食远温服。

产后头痛

治 法

加减四物汤 治产后头痛，血虚气弱，痰癖寒厥，皆令①头痛。

羌活 川芎 防风 香附炒，各一钱 细辛钱半 甘草炙 当归各半钱 石膏二钱半 熟地黄一钱 白芷 苍术泔浸，各一钱半

上咬咀，分二贴，每贴水二盏煎服②。如有汗者，是气弱头痛也，加芍药三钱，桂钱半，生姜三片；如痰癖头痛，加半夏炮三钱，茯苓钱半，生姜二片；如热厥头痛，加白芷三钱，石膏三钱，知母钱半；如寒厥头痛，加天雄炮二钱，附子炮钱半，姜三片。

荆芥散 治产后感于异证，手足牵搐，咬牙昏冒，先服增损

---

① 皆令：原作"背冷"，据《素问病机气宜保命集》卷下改。
② 服：原脱，据《素问病机气宜保命集》卷下补。

四物汤，次服秦艽汤，二三日后恶露行，前证退，宜服此，小柴胡汤加荆芥、枳壳，水煎方见伤寒。

产后发热

治　法

必用干姜，轻用茯苓，一应苦寒发表药不可用。

四物汤方见前加柴胡、黄芩、地骨皮。虚渴，加人参、乌梅、干葛、天花粉。

人参当归散　治产后去血过多，血虚则阴虚，阴虚生内热，内热曰烦，其证心胸烦满，吸吸短气，头痛闷乱，骨节疼痛，晡①时辄甚，与②大病后虚烦相类，正宜服之。

生干地黄　人参　当归　肉桂　麦门冬去心，各二钱　白芍药四钱

上咬咀，分二贴，每贴先将水四盏，粳米一合，淡竹叶十片，煮二盏，去米、叶，入药一贴，枣二枚去核，同煎至八分，食前服。

逍遥散　治血虚烦热方在血③闭寒热内。

玉露散　治产后乳脉下行，身体壮热，头目昏痛，大便涩滞，悉能治之，凉膈压热下乳。

人参　白茯苓　甘草各钱半　苦桔梗炒　川芎　白芷各三钱当归七分半　芍药二钱二分半

上咬咀，分二贴，每贴水二盏煎八分，食远温服。如热甚，大便秘者，加大黄一钱。

---

① 晡：原作"痛"，据《和剂局方》卷九改。
② 与：原脱，据《和剂局方》卷九补。
③ 血：原脱，据文义补。

产后咳嗽痰喘

治　法

二母散　治产后恶露上攻，流入肺经，咳嗽。

知母　贝母　人参　白茯苓　桃仁　杏仁并去皮尖，等分

上咬咀，每贴七钱，水二盏煎八分，食远温服。如腹痛，并服立效。

旋覆散　治产后血风，感寒暑湿气，喘满，痰涎壅盛，咳嗽，坐卧不宁。

旋覆花　赤芍药　前胡　半夏曲　杏仁　荆芥穗　五味子　茯苓　麻黄　甘草各等分

上咬咀，每服七钱，水二盏，姜三片，枣二枚，煎八分，食后温服。

产后虚汗

治　法

麻黄根散

当归　黄芪　麻黄根　牡蛎粉　人参　甘草炙　小麦等分

上咬咀，每贴七钱，水二盏煎八分，食远温服。

立效方，凡产后忽冒闷汗出，不识人事者，暴虚故也，打破鸡子三枚，服之便醒。若未醒，可与童子小便一盏，丈夫者亦可。或久不识人，或时复发者，此为有风，可作竹沥频与，三五服瘥。

当归黄芪汤　治产后自汗壮热，身体强，气短，腰脚疼痛，不可转侧。

黄芪　芍药各四钱　当归六钱

上咬咀，分二贴，每贴水一盏，生姜三片，煎八分，食远温服。

产后渴

治 法

熟地黄汤 治产后虚渴不止，少气脚弱，眼昏头眩，饮食无味方在第五论。

产后郁冒

治 法

产妇胃弱不能食，脉微，亡血多汗，故血虚必厥，厥必郁冒，**白薇汤**主之。

白薇 当归各六钱 人参三钱 甘草炙，钱半

上㕮咀，分二贴，每贴水二盏煎八分，不拘时服。

产妇闭目昏沉，医用三生饮等药治，不愈。一僧云：此病乃郁冒血厥，《本事方》白薇汤证也。乃先用仓公散搐鼻，然后用白薇汤服二十贴，乃愈。

仓公散方见卒厥门

产后有三种疾，郁冒则多汗，汗则大便闭，难用药，惟宜用苏麻粥。

紫苏子 麻子仁

二味不以多少，研烂，水滤取汁，煮粥食。

产后疟

治 法

草果饮子 治产后疟，寒热相半，或多热者。

半夏汤泡 赤茯苓 草果煨，去皮 甘草炙 陈皮 川芎 白芷各一钱二分

紫苏 良姜 青皮各六分 干葛二钱四分

上㕮咀，分二贴，每贴水二盏，姜五片，枣二枚，煎至八分，

当发日早连进三服，无不效者。

生熟饮子 治产后疟疾多寒者。

肉豆蔻　草果仁　厚朴制　半夏汤洗　陈皮　甘草炙　大枣去核　生姜各二钱半

上㕮咀，分二分，一半生，一半以湿纸裹，煨令香熟，去纸，与生者和匀，分作二贴，每贴水二盏煎八分，空心一服，食后一服，二粗并煎，午前服。

林诚中曰：此二药性味辛温，乃治脾寒之剂，非治疟之药也。盖《疟经》① 云夏伤于暑，秋必病疟，乃暑毒伏于荣卫之间，至秋复感风冷，由是颤寒发热，酷疟之证生焉，故名曰疟。不问大人小儿，妇人室女，胎前产后，但在夏末秋中冬初而作者，疟也，先投辛温发散之药而不愈者，当处用柴胡、白虎之剂解之。热实者，大柴胡、大承气下之。更若不愈，则以常山之剂截之。不可局于一偏之见，专以燥脾温胃之药，以致迁延不解，变成大患者多矣方并见伤寒门。

产后霍乱

治　法

夫产后霍乱，气血俱伤，脏腑虚损，或饮食不消，触冒风冷所致，阴阳不顺，清浊相干，气乱于肠胃之间，真邪相搏，冷热不调，上吐下痢，故曰霍乱也。经云渴而饮水者五苓散，寒多不饮水者理中丸，大段虚冷者加附子，来复丹亦妙②并见伤寒门。

白术散 治产后霍乱吐利，腹痛烦渴，手足逆冷。

白术　橘红　麦门冬　人参　干姜各一两　甘草半两

上为粗末，每服四钱，生姜五片，水一盏煎至七分，去滓温服。

---

① 《疟经》：指《素问·疟论》。
② 妙：原作"婔"，据嘉靖本改。《世医得效方》卷十四作"效"。

附子散　治产后霍乱，吐利不止，手足逆冷。

附子　白术　当归　吴茱萸　桂心　人参　丁香　橘红　甘
草各半两

上为细末，粥饮调下二钱，无时。

温中散　治产后霍乱，吐泻不止。

人参　白术　当归　草豆蔻仁　干姜各一两　厚朴二两

上为粗末，每服三钱，水煎服。

高良姜散　治产后霍乱，吐利，腹中疞痛。

良姜　当归　草豆蔻仁

上等分，为细末，每服二钱，粥饮调下。

产后淋沥

治　法

乌金散　治产后血迷血运，败血不止，淋沥不断，腹脐疼痛，
头目昏眩，无力多汗，又治崩中下血过多不止。

麒麟竭　百草霜　男子乱发灰　松墨醋淬，煅　鲤鱼鳞烧为末
玄胡索　当归　肉桂　赤芍药

上各等分，为末，每服二钱，空心温酒调服。

牡蛎散　治产后恶闷，淋沥不绝，心闷短气，四肢乏弱，不
思饮食，头目昏重，五心烦热，面黄体瘦。

牡蛎粉　川芎　熟地黄　白茯苓　龙骨各二钱　续断　当归炒
艾叶酒炒　人参　五味子　地榆各一钱　甘草炙，半钱

上㕮咀，分二贴，每贴水二盏，姜三片，枣一枚，煎八分，空
心温服。

产后胁肋胀满

治　法

经验方

当归三钱三分　芍药　桔梗　槟榔　枳壳麸炒，各一钱六分　桂

心　木香　柴胡各一钱二分

上咬咀，分二贴，每贴水二盏煎八分，食远温服。

治产后小便不通

治　法

木通散

木通　麻子仁　葵子　滑石　槟榔　枳壳各二钱半　甘草半钱

上咬咀，分二贴，每贴水二盏煎八分，去粗，食远温服。

灸　法

治产后小便不通，腹胀如鼓，闷乱不醒，缘未产之前内积冷气，遂致产时尿脬运动不顺，用盐于产妇脐中填与脐平，却用葱白剥去粗①皮，作②一束，切作一指③厚，安脐盐上，用艾炷于上以火灸之，觉热气直入腹内，即时便通。

产后淋

治　法

茅根汤　治产后诸淋，无问冷、热、膏、石、气结悉主之。

白茅根五钱　瞿麦穗　白茯苓各二钱半　葵子　人参各一钱二分半　蒲黄　桃胶　滑石各七钱半　甘草半钱　紫贝一个，烧　石首鱼脑沙④二个，烧

上咬咀，分二贴，每贴水二盏，姜三片，灯心二十茎，煎八分，温服。为末，每服二钱，木通煎汤下，亦可。如气壅，木通、橘皮煎汤调服。

---

① 粗：原作"苦"，据《妇人大全良方》卷二十三改。
② 作：《妇人大全良方》卷二十三此上有"十余根"三字。
③ 指：原作"脂"，据《妇人大全良方》卷二十三改。
④ 石首鱼脑沙：即石首鱼头石，石首鱼科动物大黄鱼或小黄鱼头骨中的耳石。

产后小便数及遗尿

治　法

桑螵蛸散　治产后小便数及遗尿。

桑螵蛸①十五个，炒　鹿茸酥炙　黄芪各一两　牡蛎火煅　人参
厚朴制　赤石脂各六钱半

上为细末，每服二钱，空心米汤调服。不禁者加龙骨。一方
无石脂、厚朴，有甘草、生姜。

产后乳汁不行

治　法

玉露散方见前

母猪蹄汤

母猪蹄一只　通草四两

上用水一斗煮汁四五升，饮之，不下更作，仍以梳头②梳乳，
自下。

一方，成炼钟乳粉研细，每服二钱，浓煎漏芦汤，调服。

漏芦汤　治妇人气脉壅塞，乳汁不行，经络凝滞，乳内胀痛，
留蓄邪毒，或作痈肿，服此自然内消，乳汁通行。

漏芦二两半　蛇蜕十条，炙　栝楼实十个，急火烧存性

上为细末，每服二钱，食远酒调服，仍服热羹汤助之。

奇效方

麦门冬去心，焙末　酒磨犀角约一钱

上麦门冬末二钱，用犀角酒服，不以时候。

一方

栝楼根　薄荷梗各等分

---

① 蛸：原作"散"，据《妇人大全良方》卷二十三改。
② 梳头：指梳子。《普济方》卷三四六此下有"木梳"二字。

为末，先吃羊骨汁一碗，次以酒调三钱，服后再吃羊羹汁，少汗效。

一方，下乳汁。

粳米半合　糯米半合　莴苣子一合，并净　生甘草半两，□汁一升

上同研药令细，去粗，分三服，立下。

产后吹乳

治　法

消毒犀角饮

防风一钱　荆芥穗四钱　甘草炙，二钱　鼠粘子八钱，研碎

上㕮咀，分二贴，每贴水二盏煎八分，食后频服，以手揉之，乃用芙蓉叶捣烂，井水调稀得所，涂之。加蜜少许调，尤妙。

一方，嫩桑叶左采，研细末，米饮调，摊纸花，贴痛处。

前乳痈类有方，皆可选用。

针法

妇人乳痛肿痛，诸药不能止痛者，针足三里，入五分，其痛立止。

蓐　劳

治　法

当归羊肉汤　治产后发热自汗，肢体痛，名曰蓐劳。

当归去芦，酒浸　人参各七钱　黄芪一两　生姜五钱

上剉细末，用羊肉一斤，煮取清汁五大盏，去肉，入前药煮四盏，去粗，作五六次服，取汗，止头痛。

猪腰子粥

猪腰子一双，去白膜，切作柳叶片，盐酒拌之，先用粳米一合，入葱椒煮粥，盐醋调和，将腰子铺碗底，用热粥盖之，如作

盒①生粥②状吃之，每日空心食之，效。

三分散　治产后日久虚劳，针灸俱不效。

川芎　当归　熟地黄　芍药　白术　茯苓　黄芪各一钱三分
柴胡　人参各二钱　黄芩　半夏汤洗　甘草炙，各七分半

上㕮咀，分二贴，每贴水二盏，姜三片，枣一枚，煎八分，食远温服。

犀角饮子　治产后亡血，津液虚损，时自汗出，发热困倦，唇口干燥。

犀角　麦门冬去心　白术各八分　柴胡一钱六分　枳壳麸炒　地骨皮　生地黄　甘草炙　当归　人参　茯苓　黄芩　黄芪各一钱一分半

上㕮咀，分二贴，每贴水二盏，姜三片，浮麦七十粒，同煎八分，食远温服。

人参鳖甲散　治产后蓐劳，皆由产内未满百日，体中虚损，血气尚弱，失于将理，或动作劳伤，致成蓐劳，其状虚羸，乍起乍卧，饮食不消，时有咳嗽，头目昏痛，发渴无常，夜有盗汗，寒热如疟，背膊拘急，沉重在床，服之立效。

人参　桂心　桑寄生　当归　白茯苓　白芍药　桃仁去皮尖
熟地黄蒸　麦门冬去心　甘草炙，各五钱　续断二钱半　牛膝七钱半
鳖甲炙　黄芪各一两

上为细末，猪肾一对去脂膜，用水二大盏，生姜一片，枣三枚去核，煮一盏，去粗，入药末二钱，葱三寸，乌梅半个，荆芥五穗，煎，空心服，晚食前又一服，神效。

八珍散　治妇人月水不调，脐腹疞痛，全不思食，脏腑怯弱，泄泻，小腹坚痛，时作寒热，此药调畅荣卫，滋养气血，能补虚损。

川芎　当归身　熟地黄　白芍药　人参　白术　茯苓　甘草
炙，各钱半

上㕮咀，分二贴，每贴水二盏，姜三片，枣一枚，煎八分，食

---

① 盦：原作"盒"，据《严氏济生方》卷十改。
② 粥：原脱，据《严氏济生方》卷十补。

远温服，大补虚损。

产后补虚。

人参　白术各一钱　黄芩　川芎　当归身各半钱　陈皮二钱　甘草炙，一钱　茯苓一钱

上㕮咀，分二贴，每贴水二盏，姜三片，煎八分，食远温服。

僻　病

治　法

治产后子肠下出，不能收者，樗枝取皮，焙干一握，用水五升，连根葱五茎，汉椒一撮，煎二升，去粗，倾盆内熏，候通手淋洗。如冷，倾入瓶内再煎一沸，依前煎洗了，睡片时。忌盐脏、鲊酱、酒面、发风毒物及用心、劳力、房事。

一方，用枳壳煎汤，浸。一方加蛇床子，又好。

治产后劳，阴脱。

硫黄　乌鲗鱼骨各五钱　五味子二钱半

上为末，掺于患处。一方加蛇床子炒，布包，乘热熨之。亦治产后阴痛。

桃仁膏　治产后阴肿妨闷。

桃仁去皮尖，研膏　枯矾末　五倍子末

上为①末，桃仁膏拌匀，敷之。

硫黄散　治产后玉门开而不闭。

硫黄　吴茱萸　菟丝子　蛇床子各半两

上粗末，每用半两，水一碗煎，去粗，洗，日二次。

铁粉散　治子宫不收，名瘣疾②，有痛不可忍者。

当归　磁石酒浸，火煅　铁粉各等分

上为末，米饮调服。隔夜用角药，次日服此。

---

① 为：原作"以"，据《三因极一病证方论》卷十八改。

② 瘣（huì 汇）疾：子宫脱垂。

角药方

铁屑　螺青各等分

上二①味为末，磨刀水调，涂玉门。

熏洗方

荆芥　藿香　臭椿皮

煎汤熏洗，即入。

托药

蓖麻叶　枯矾

上为末，以纸片摊药，托入。

一方，治子宫不收，痛不可忍，以淡竹叶根煎汤洗，仍用五倍子、白矾，上为末干掺，立效。

敷药　用盐汤洗软，却用五灵脂烧烟熏，次用蓖麻子研烂敷上，吸入，如入即洗去。

一方，治阴肿不收。

麻黄　荆芥　茄种皮　蛇床子　真杉木　刺猬皮

上为末，敷，或煎汤熏洗。

一方

小麦　朴硝　白矾　五倍子　葱白

上煎汤淋洗，尤妙。

治阴疮，先以荆芥、蛇床子煎汤熏洗，软帛挹干，次以枯矾、黄丹、萹蓄、藁本各一两，硫黄半两，白蛇蜕一条烧灰，荆芥、蛇床子各五钱，上为末，脂麻油调涂，湿则干掺。

一方

青黛　黄丹　水粉　五倍子　肉铺上拭肉布烧灰

上为末，用绢帕入阴中拭干，如干，用荆芥、薄荷、柏叶煎汤洗，再挹干，香油调药涂。

一方，先用黄芩、海桐皮、白矾、韭菜根煎洗，后用败鼓皮烧存性，细研，入轻粉在内，刮下鸡肠上膏，调涂疮上。如虫吃入阴

---

① 二：原作"三"，据文义改。

内，用鸡子一枚煮熟，去壳，涂药末在上，绵子兜入阴中，向火炙患处，得痒即虫行。若身微作寒，可服藿香正气散二三服方见伤寒门。

一方，平胃散方见脾胃门加贯众末，每服二钱，熟煮猪肝拌药，入阴户内，数日可安。

一方，治阴中生疮，如虫咬痛，生捣桃叶，绵裹内阴中，日三四易之。

黄芩散　治阴户生疮。

黄芩　当归　川芎　白矾　黄连

上各等分，煮汤熏洗。

治阴门肿，甘菊苗研烂，百沸汤泡，先熏后洗。

治阴中痛，生疮。

羊脂　当归　川芎　白芷　杏仁各一两

上为末，细切羊脂，和匀，于甑上蒸之，取药丸如鸡头大，绵裹内阴中。

治痸疮，月后便行房，致成湛浊，伏流阴道，遂生疮，痒无时，先用胡椒、葱白煎汤，一日两三度淋洗，却服后药。

赤石脂　龙骨　黑牵牛炒　菟丝子酒浸，蒸　黄芪盐水炙　沙苑蒺藜炒

上为末，炼蜜丸如梧桐子大，每服三五十丸，燕窠泥酒澄上清者送下。

治阴中生一物，牵引腰腹膨痛，皆因多服热药及煎煿，或犯非理房事，兼意淫不遂，名阴挺，每用洗心散二钱方见热证门，生地黄煎汤，仍用金毛狗脊、五倍子、白矾、水杨根、鱼腥草、川黄连各一两，上为末，分作四服，以有嘴瓦罐煎熟，预以银锡作一长小筒，下透罐嘴，上贯挺上，先熏后洗，仍服白薇散，加凌霄①花少许煎服，后又服三茱丸。

白薇散

白薇　川芎　熟地黄酒炒　桂心　牡丹皮　甘草　当归　泽兰

---

① 霄：原作"宵"，据《世医得效方》卷十五改。

苍术切炒　芍药等分

加凌霄①花。

上㕮咀，每服七钱，水二盏煎八分，食前温服。

三茱丸

食茱萸　吴茱萸汤泡，略炒　桔梗水浸一伏②，微炒③　白蒺藜
青皮去白　山茱萸取肉微炒　舶上茴香炒，各一两　五味子　海藻洗，
焙　大腹皮酒洗，晒干　川楝肉　玄胡索各一两二钱半

上为末，酒糊丸如梧桐子大，每服三十五丸，木通汤下。虚，
加川乌炮，去皮、肉桂去粗皮各一两；腰痛腹痛甚者，加桃仁去皮
尖，炒，另研、青皮去白、枳实麸炒各一两，南木香七钱半。

治阴挺证，用洗心散、金毛狗脊等药熏洗，服白薇散、三茱
丸了，若用更未效，可用此**一捻金丸**。

玄胡索　舶上茴香　吴茱萸炒　川楝肉　青木香各二两

上为末，粳米糊丸如梧桐子大，每服三十五丸，空心木通
汤下。

又，用梅花脑子④半钱，铁孕粉⑤一钱，水调刷上。

如阴畔生疱，以凉血饮，每服三钱，加凌霄⑥花少许煎，空心
服方见前。

治男妇阴部湿淹疮。

五倍子研，五钱　白矾一钱　铜钱一钱　轻粉一字　乳香半钱

上为细末，先洗净，后掺之。

治阴疮，硫黄末敷。

治妇人阴痒不可忍。

麝香少许　杏仁烧存性

---

① 霄：原作"霄"，据文义改。
② 一伏：一伏时，即十二个时辰。
③ 炒：原作"妙"，据嘉靖本改。
④ 梅花脑子：冰片。
⑤ 铁孕粉：即铁胤粉，又名铁华粉。参见卷一"铁胤粉"条注。
⑥ 霄：原作"宵"，据《证治准绳·女科》卷三改。

上为末，如疮口深，用轻绢包盛药，线扎①口，火上炙热，内阴中。

又方，枸杞子根煎汤，淋洗。蒜煮汤亦可。

一方，鸡肝煮，乘热内阴中。

大黄散 治阴痒。

大黄微炒 黄芩 黄芪炙，各一两 赤芍药 玄参 丹参 山茱萸 蛇床子各半两

上为细末，每服二钱，食前温酒调服。

治妇人阴中生痔。凡人九窍有肉突出者名痔。

草乌七个，烧存性

上用小瓦罐盛米醋淬，乘热熏，候②通手洗之。

治妇人交接辄痛，出血。

桂心 伏龙肝各等分

上为细末，每服三钱，空心温酒调服。

一方

黄连六钱 牛膝 甘草各四钱

上为末，作一贴，水四升煎二升，洗之，日三度。

治妇人交接，阳道违理，及他物伤犯，血出淋沥，釜底墨不拘多少，以葫芦取汁调涂。

一方，发灰并青布灰掺之。

一方，刺鸡冠血，涂之。

---

① 扎：原作"劄"，据文义改。
② 候：当作"候温"二字。

断　产

四物汤加芸薹①子一撮，于经行后空心煎服，断产。

升麻葛根汤三两，加瞿麦穗、杜牛膝、栝楼根、豆豉炒各七钱半，上㕮咀，分作八贴，每贴水二盏煎八分，空心午前一服。二粗并煎，晚食前服，通作四日服尽。亦于每月经行后便服，亦②加芸薹③子一撮炒。

一方，零陵香花④为末，酒调，三服一两重，一年无孕，盖血闻香即散故也。

一方，用白面曲一升，无灰酒五升打作糊，煮至二升半，绢帛滤去粗，分作三服，候月经来日晚吃一服，次早五更一服，天明一服，经便行，终身无孕。

下胎不动声色，三四日后如月水通为验。

五积散二贴　苏木二钱半　官桂三钱　白芷钱半　牡丹皮二钱红花一钱　当归二钱半　紫金牛三钱　三棱　蓬术各三钱　干漆三钱，炒黑色

五积散方见中寒门。

上㕮咀，每服酒水各二盏，煎一盏，热服。

---

① 薹：原作"葶"，据嘉靖本、《世医得效方》卷十五改。
② 亦：《世医得效方》卷十五此上有"每服"二字。
③ 薹：原作"葶"，据《世医得效方》卷十五改。
④ 零陵香花：零陵香（灵香草）的花。《本草纲目》卷十四引《医林集要》作"零陵香"，系用其草，而非用花。

通治药方

熟干地黄丸 治妇人风虚劳冷，一切诸疾。

熟干地黄酒浸 五味子拣①净 柏子仁微炒，另研 芎䓖各一两半
泽兰去梗，二两一分 禹余粮火烧红，醋淬七②遍，细研 防风去芦叉
肉苁蓉酒浸一宿，晒干 白茯苓去皮 厚朴去粗皮，姜汁制 白芷 干
姜炮 山药 细辛去苗 卷柏去根，各一两 当归去芦，酒浸，晒干炒
藁本去芦，洗 甘草炙，各一两三分 蜀椒去目及闭口者，微炒出汗 人
参 牛膝去苗，酒浸一宿，晒干 续断 蛇床子拣③净，微炒 芜荑炒
杜仲去粗皮，炒黄 艾叶炒，各三分 赤石脂煅，醋淬 石膏煅，研飞，
各二两 肉桂去粗皮 石斛去根 白术各二两一分 紫石英火煅，醋淬，
研飞，三两

上为细末，炼蜜和捣五七百杵，丸如梧桐子大，每服三十丸，
温酒或米饮空心送下。常服养血补气，和顺荣卫，充实肌肤，调
匀月水，长发驻颜，除风去冷，令人有子，温平不热，无毒。妊
娠不宜服之。

南岳魏夫人济阴丹 治妇人血气久冷，无子及数经堕胎，皆
因冲任之脉虚损，胞内宿挟疾病，经水不时暴下不止，月内再行，
或前或后，或崩中漏下，三十六疾，积聚癖瘕，脐下冷痛，小便
白浊，以上疾皆令孕育不成，以致绝嗣。治产后百病④，百日内常
服，除宿血，生新血，令人有孕，及生子充实，亦治男子亡血
诸疾。

秦艽 石斛去根，酒浸，焙干 藁本去芦 甘草炙 蚕布烧灰
桔梗炒，各二两 京墨煅，醋淬 茯苓去皮，各一两 人参去芦，二两

---

① 拣：原作"炼"，据《和剂局方》卷九改。
② 七：原字漫漶，据《和剂局方》卷九补。
③ 拣：原作"炼"，据《和剂局方》卷九改。
④ 百病：此二字原脱，据《和剂局方》卷九补。

木香一两　桃仁去皮尖，炒，一两　熟地黄酒洗　香附子炒，去毛　泽
兰去梗，各四两　当归去芦　肉桂去粗皮　干姜炮　细辛去苗　川芎
牡丹皮各一两半　山药　川椒去目，炒，各三分　苍术米泔浸，八两
大豆黄卷炒，半升　糯米炒，一升

一方山药、川椒各三两。

上为细末，炼蜜和成剂，每两作六丸，每服一丸，细嚼，空
心食前温酒或醋汤任下。

琥珀丸　治妇人或老或少，产前产后百病，及疗三十六种血
冷，七疝八瘕，心腹刺痛，卒中瘫痪，半身不遂，八风十二痹等，
手足酸疼，乳中毒结瘀血，怀胎惊动，伤犯不安，死胎不出并衣
不下，并宜服之。

琥珀研　辰砂另研　沉香　阿胶碎炒　肉桂去粗皮　石斛去根
附子炮，去皮脐　五味子拣净　川芎各半两　牛膝去苗，酒浸　当归去
芦，炒　肉苁蓉切，酒浸，晒干　人参　续断　没药研，各三分　熟地
黄　木香各一两

上为细末，炼蜜和丸如弹子大，每服一丸，空心温酒化开服，
午晚食前再服，能生精血，去恶血。若人腹胁疼痛，绕脐如刀刺，
及呕逆上气筑心，痰毒，不思饮食，用姜汁少许，和酒化服；诸
痢及赤白带，血冷，崩中下血，漏胎下血，生姜与艾剉，炒令赤
色，入酒同煎数沸，去粗化服；泄泻不止，陈米饮化服；涩尿诸
淋，煎通草灯心汤化服；血运不知人，煎当归酒化服；上热①下
冷，浓煎人参汤化下；遍身虚肿水气，煎赤小豆汤化服；产内二
毒伤寒及中风，角弓反张，身如板硬，煎麻黄汤化服，使被盖出
汗；月经不通，或间杂五色，频并而下，断续不止，饮食无味，
肌肤瘦劣，面赤唇焦，乍寒乍热，四肢烦痛，五心燥热，黑黯遍
身，血斑赤肿走疰，及血风劳伤无力，用童子小便入姜汁少许化
服。常服以小便为妙，若恐恶心，和以半酒。如怀胎人，于难月

---

① 热：原作"焦"，据《和剂局方》卷九改。

一日一服，至产下不觉疼痛。或病人服至五服十服，日倍饮食①，是药功成矣。其功不能具载②，略述急用汤使于前。

乌鸡煎丸 治妇人百病。

良姜 干姜炮 吴茱萸醋炒 当归 赤芍药 玄胡索炒 补骨脂炒 川椒炒 刘寄奴 生地黄 陈皮 青皮 川芎 蓬术炮，各一两 荷叶灰四两 白熟艾 糯米粉糊罨，一两

上为细末，醋糊丸如梧桐子大，每服五十丸。

月水不通，红花苏木酒下；白带，牡蛎粉调酒下；子宫久冷，白茯苓煎汤下；血崩，豆淋酒调绵灰下；肠风，陈米饮调百草霜下；心痛，菖蒲煎汤下；头风，薄荷汤下；身疼，黄芪末酒调下；腰脚痛，当归汤下；腹痛，芍药汤下；咳嗽，喘，杏仁桑皮白汤下；常服，温酒、醋汤任下。并空心服。

胜金丹 治月水过期不通，久无嗣息，血癖气痛，四肢浮肿，呕逆心痛，虚烦郁闷，面色萎黄，崩漏带下，寒热烝劳，头疼齿痛，血下无度，淋漓诸疾，产前安胎，临产催生，产后血结疼痛，血运血劳，筋挛痰盛，败血上冲，血刺泄泻，喘嗽咯血，血块起伏，气痞气膈，血滞腰痛，小便不禁，子死腹中，血气脚手顽痹，产后诸疾，并治。

牡丹皮 藁本 人参 当归 白茯苓 白芷 赤石脂 玄胡索 白芍药 川芎 肉桂去粗皮 白薇 白术米泔水浸一宿，各一两 甘草炙 沉香不见火，各五钱

上并用温汤洗净，晒干，捣罗细末，炼蜜为丸如弹子大，每服一丸，空心温酒下。凡妊娠临月，服此五六丸，即易产；如久无子息，服二十丸，当月有子。并治积年血风，半身不遂，种种血疾，不问年深月久皆疗，神效。

大圣散 治妇人血海虚冷，久无子息，及产后败血冲心，中风口噤，子死腹中，擘开口灌药，须臾生下，便得无恙，并治堕

---

① 食：原脱，据《和剂局方》卷九补。
② 载：原作"戴"，据嘉靖本、《和剂局方》卷九改。

胎，腹中攻刺疼痛，横生逆产，胎衣不下，血运血癖，血滞血崩，血入四肢[①]，一应血脏有患，及诸种风气，或伤寒吐逆咳嗽，寒热往来，遍身生疮，头痛恶心，经脉不调，赤白带下，乳生恶气，胎脏虚冷，数曾堕胎，崩中不定，因兹成疾，及室女经脉不通，并宜服之。

泽兰叶　石膏另研，各二两　卷柏去根　白茯苓去皮　防风去芦　厚朴姜制　细辛去苗　柏子仁微[②]炒　桔梗　吴茱萸各一两　五味子拣[③]净　人参　白术　黄芪去芦　川乌炮，去皮脐　藁本去苗　干姜炮　川椒去目闭口者，微炒出汗　丹参各三分　白芷三[④]分　芜荑微炒赤[⑤]　甘草炙　川芎　芍药　当归各一两三分　白薇　阿[⑥]胶碎炒，各半两　肉桂一两一分　生地黄一两半

上为细末，每服二钱，空心临卧用温酒调下。若急疾有患，不拘时候，日三服。

返魂丹

一名益母丸，一名济阴丹。用益母草一味，其草一名猪麻，一名赤根天麻，一名益明，一名大劄，一名贞蔚，即芜蔚子。其叶类火麻，对节而生，方梗凹面，四五六月间节节而生紫花，南北随处有之。此草生二种，白花者[⑦]不是，于端午、小暑，或六月六日，花正开时连根收采，透风处阴干，用时不犯铜铁器，以石臼捣罗为细末，炼蜜为丸如弹子大，每服一丸，专治横生倒产难产、产后诸证及孕妇胎气不安，或跌磕触动下血、胎漏等证，并宜服之。若量加木香、全当归、赤芍药，尤妙。其药不限丸数，以病愈为度。日服三五丸，或丸桐子大，服五七十丸，熬膏尤佳。

① 肢：原作"服"，据嘉靖本、《和剂局方》卷九改。
② 微：此上原衍"去苗"二字，据《和剂局方》卷九删。
③ 拣：原作"炼"，据嘉靖本、《和剂局方》卷九改。
④ 三：此上原衍"各"字，据文义删。
⑤ 赤：原作"亦"，据嘉靖本、《和剂局方》卷九改。
⑥ 阿：原作"何"，据嘉靖本、《和剂局方》卷九改。
⑦ 者：原作"耆"，据嘉靖本、《急救良方》卷二改。

治法①于后。

熬膏法：益母草不限多少，依前法采，连根叶茎洗净，用石臼内捣烂，以麻布挼取浓汁，入砂锅内，以文火熬成膏，如黑砂糖巴为度，入磁罐内收贮，每服用一饭匙，极妙。

益母草图②

子死腹中，盖因卒病热疾，脏腑热极，熏蒸其胎，或磕触压损，是以子死也。盖子死不居子宫，腹闷□痛，小便淋，血沫出，腹胀，四肢冰冷，指甲青者是也。或临产时服此药一丸，安魂定魄，血气自然调顺，诸病不生，破血补虚，止痛养脉，调经络，童子小便、酒各七分化下，或只生取一掘，连根捣烂绞汁，入蜜少许服之，立下。

产难者，胎已成形，食母之血，十月满足则余血结成块，俗呼为儿枕。临欲产时血块先破，败血裹子，是以难产，或产后恶物不尽，脐腹刺痛，恶露上冲，心胸烦闷，童便、好酒化下。

产后面垢颜赤，胎衣不下，既产子后脏腑虚羸，五心烦闷燥热，则血流入衣中，衣胀则难出，发寒热者时有冷汗，但出败血，其衣自出。如带断了，服此药自下。或横生不顺，心闷欲死者，用童便、好酒化下，薄荷炒盐汤亦可。

产后三日起卧不得，眼前黑花，盖产后血气未定，运走五脏，入肝目昏，俗呼为暗风。医者以风治之，或血热口干，烦热生渴，心闷乱如见鬼神，狂言妄语，不省人事，童便、好酒各七分化下。

产后口干心闷，及烦热渴者，盖因七日血水未定，即食热面，血结积滞在心，以致烦闷燥热渴者是也，俗呼为胸膈壅滞。或太阳穴痛，呵欠，怔忡气短，肢体羸瘦，不思饮食，血风身热，手足顽麻，百节疼痛不可忍者，温米汤、童便、好酒任下。生捣绞汁，每服一小盏，入酒一合，搅匀温服。

产后四肢浮肿，多寒热者，盖因败血流入五脏，渗入四肢，

---

① 治法：制法。
② 益母草图：底本有题无图。

停留日久，化为脓状，气喘，或小便涩滞，喘嗽，胸膈不利，口吐酸水，两胁疼痛，举动失力，温酒化下。

产后寒热往来，盖因血入心则热，入脾则寒，状如疟疾是也。或脐痛，或作声，用温米汤化下，桂枝汤亦可。

产后中风，牙关紧急，半身不遂，失音不语，童便、好酒各七分化下。

产后大便闭结，口苦烦渴，不语，以致血冲而闷其心孔，童便、好酒化下，薄荷汤亦可。

产后痢疾，未经满月，或食冷物，与血相攻击，别有所积受湿，因此败血相攻，枣汤下。

产后遍身疼痛，百节开张，血或流入腹中，停留不散，腹胀痛疼，温米汤下。

产后崩中漏下不止者，盖因便食酸物，状似鸡肝，脊背倦闷，煎糯米秦艽汤化下，当归桂枝汤亦可。

产后未经满月，血气不通，盖是血水未定，或是食热面，壅结成块，以致咳嗽，四肢无力，临睡自汗不止，月水不调，久而不治，则为骨蒸之疾，势为难治，用童便、好酒化下。

产后鼻衄，口干舌黑，盖因心脏热则如是，童便、好酒化下。

产后吐逆不止，盖因败血停于脾胃，即发吐逆，胸膈虚胀，俗呼为翻胃，温酒化下。

产后赤白带下，煎秦艽糯米汤化下，或每服用末二钱，食前温酒调下。

能治勒奶痛成痈，为末，水调涂乳上，一宿自瘥。或生捣烂傅上，亦可。

产后气急，喉中作猫儿声者，盖因败血入心肺中，万无一生矣，一不治也；产后中风者，盖因七日未满劳动，百日之中伤房事中风，得病之状，眼涩，腰强筋急，角弓反张，牙关紧急，若此者非外也，人自伤死者，二不治也；产后面色黑青，遍身黑黡者，百无一生，三不治也。

胎前脐腹作痛，或作声者，温米汤下。

产后泻血，水煎枣汤下。

又治小儿疳痢痔疾，取叶煮粥食，取汁饮之。

月水不调，温酒下，或煎四物汤，分作五七十丸送下。

妇人久无子息，温酒下，至十丸二十丸大有效也。四物汤送下亦可。急用时连根茎生捣绞汁，入水饮，可治喉闭，吐即愈。冬用根。

《肘后方》治一切产后血病，并一切伤损，每用膏一匙，并以酒调化服。内损亦可。

易简诸方

蠲痛散　治妇人血气刺痛。

荔枝核烧存性，半两　香附子去毛，炒，一两

上为末，盐汤、米饮调下二钱。

《子母秘录》治月水不通，厚朴三两，炙，水三升煎取一升，分二服，空心温服，不过三四剂瘥。

《易简方》治经候不调，血脏冷痛，用当归、附子炮等分，咬咀，每服三钱，水一盏煎至六分，空心温服。

《本草》云：狸阴茎，主月水不通，烧之，以水服之。

《食疗》云：治妇人血气，浓煎通草汤，服三五盏，即便通。

《千金方》治室女月水不通，用鼠粪一两烧灰，研，空心温酒调下半钱。

一方，治月经不通，饮人乳三合，或加麝香少许，露一宿，空心服。

《圣惠方》治妇人月水滞涩不快，通结成瘕块，肋胀大欲死，用马鞭草根苗五斤，剉细，水五斗煎至一斗，去滓，别于净器中熬成膏，每食前温酒调下半匙。

《灵苑方》治妇人经络住经三个月，验胎法，川芎生为末，空心浓煎艾叶汤下一匙头，腹内微动者是有胎也。

《千金方》治妇人始觉妊娠，转女为男法，收①原蚕屎一枚，井花水服之，日三服。

《肘后方》治妇人血结，腹坚痛，牛膝一大把并叶，不以多少，酒煮饮之，立愈。

《本草》云：治女人血气刺心，心痛不可忍，用青木香为末，酒服之。

---

① 收：《备急千金要方》卷二作"取"。

《席延宾方》治女人经血不行及诸癥痕等病，**室女万痕丸**：干漆一两，为粗末，炒令烟尽，牛膝末一两，以生地黄汁一升，入银器中熬俟可丸，丸如梧桐子大，每服一丸，加至三五丸，酒饮下，以通和为度。

《本草》云：羊髓主男女伤中，阴气不足，利血脉，益经气，以酒服之。

一方，鹿髓主丈夫女子伤中绝脉，筋急痛，咳逆，以酒和服之，良。

《圣惠方》治妇人血痕痛，用古秤锤，或大斧，或铁杵，以炭火烧赤，内酒中三升已来，稍稍饮之。

《图经》曰：治妇人内伤痛楚，又治血晕及脐腹疠刺者，没药一物研细，温酒调一钱，便止。

《千金方》：妇人无故尿血，龙骨一两，以酒调方寸匕，空心日三服。

葛稚川治妇人淋，自取爪甲烧灰，水服。亦治尿血。

《千金方》治妇人遗尿，不知出时，败舡故茹①为末，酒调服三钱。

一方，治妇人卒不得小便，紫菀末，以井花水调服三撮，便通。小便血，服五撮立止。

一方，治妇人小②户嫁痛，乌贼鱼骨烧末，酒下方寸匕，日三服。

一方，治妇人小户疼痛，牛膝五两，酒三升煮取一升半，去滓，分作三服。

初虞世方：治妇人崩中，连日不止，熟艾鸡子大，阿胶炒，为末半两，干姜一钱剉，上③以水五盏先煮艾、干姜④至二盏半，入

---

① 败舡（xiāng香）故茹：《备急千金要方》卷二作"故舡上竹茹"五字。

② 小：原作"水"，据《备急千金要方》卷三改。

③ 上：原作"又"，据《证类本草》卷九改。

④ 姜：原脱，据《证类本草》卷九补。

胶消扬①，温分三服，空腹服②，一日尽。

《圣惠方》治妇人赤白带下，久不止，用狗头烧灰，为细散，每日空心及食前温酒下一钱匕。

一方，治女子带下，以白僵蚕七枚为末，用酒调服方寸匕，立效。

《胜金方》治妇人带下：白下，即禹余粮一两，干姜等分；赤下，禹余粮一两，干姜半两。上件禹余粮用醋淬，捣研细为末，空心温酒调下二钱匕。

《本草》云：榆荚主妇人带下，和牛肉作羹食之。

《圣惠方》治妇人漏下赤白不止，令人黄瘦虚竭，以地榆三两细剉，米醋一升煮十余沸，去粗，食前稍热服。

《千金方》治妇人赤白带下，三叶酸草阴干，为末，空心酒下三钱匕。

一方，治崩漏，用棕履鞋烧灰，伏龙肝少许为末，酒服方寸匕。

《经验后方》治崩中，防风去芦头，炙赤色，为末，每服一钱，以面糊酒调下，更以面糊酒投之。此药累经有效。

《日华子》云：鹿血治崩中带下，和酒服之，良。

《胜金方》治妇人血奔，以旧败蒲席烧灰，酒调下二钱匕。

《食疗》云：雀卵白和天雄末、菟丝子末，为丸，空心酒下五丸，治女子带下，便溺不利，除疝瘕，决痈肿，续五脏气，及男子阴痿不起。

《梅师方》治崩中或赤白，不问年月远近，取槐枝烧灰，食前酒下方寸匕。

《产宝》：疗崩中不止，不问年月远近方，槐耳烧作灰，为末，以酒服方寸匕。

《千金方》治妇人崩中下血不止，以衣中白鱼、僵蚕等分，为

---

① 扬：当作"烊"。

② 服：原脱，据《证类本草》卷九补。

末，以井花水服之，日三服，瘥。

《图经》曰：治妇人血崩风毒药，又治少女血热风毒，四肢皮肤生瘾疹，并行经脉方，凌霄花不以多少，捣罗为散，每服二钱，温酒调下，食前服甚效。

一方，乳妇人赤白带下方，用猪子肝一叶，薄批之，揾著①煨熟诃子末中，微火炙，又揾炙，尽半两末，空腹②细嚼，陈米饮送下。

《孙用和方》治妇人赤白带下，牛角䚡③烧令烟断，附子以盐水浸泡七度，去皮，上④件等分，捣罗为末，每空心酒下二钱匕。

《梅师方》治妇人漏下，鸡苏茎叶煎取汁，饮之。

《药性论》云：治女人血崩，壮阳，日御过倍，大补益，主赤白下，补精败，面黑劳伤，用苁蓉四两水煮令烂，薄切细研精羊肉，分为四度，下五味⑤，以米煮粥，空心服之。

刘禹锡云：治妇人漏下五色，羸瘦者，但烧鳖甲令黄色，为末，清酒调服方寸匕，日二服⑥。

伏龙肝散 治赤白带下久不瘥，肌瘦黄瘁，乏力，棕榈烧灰，伏龙肝炒，梁上尘炒令烟尽，各等分，为末，每服二钱，温酒调下，患十年者半月可安。

《圣惠方》治妇人白带下，脐腹冷痛，面色痿黄，日渐虚困，以白葵花一两阴干，为末，温酒空心调下二钱匕。如赤带，用赤花。

《衍义》曰：治妇人血露，用晚蚕沙一两，伏龙肝半两，阿胶一两炒，同为末，温酒调，空肚服二三钱，以知为度。

一方，治妇人经血不止，用香附子去毛，炒、熟艾、莲蓬壳，

---

① 著：原作"者"，据《证类本草》卷十八改。
② 腹：原作"服"，据《证类本草》卷十八改。
③ 䚡：原作"腮"，据《证类本草》卷十七改。
④ 上：原作"又"，据嘉靖本、《证类本草》卷十七改。
⑤ 五味：《本草纲目》卷十二作"下五味"三字。
⑥ 治妇人……二服：语见《证类本草》卷二十一。

上等分，每服五钱，水煎，空心温服。

一方，治女人崩中下血，用绵二两，麻布一两，烧为末，酒调，空心服。

一方，棕榈烧存性为末，汤破酒令淡，调下二钱，空心服。

一方，治妇人血崩，棕榈、白矾等分，为末，酒调二钱，空心服。

一方，大小蓟根各半斤，用酒一斗渍五宿，任意服之。一方有白茅根六两，㕮咀，以酒煮服。

一方，百草霜二钱，狗胆汁一处拌匀，分作两服，酒调下。

一方，治妇人崩中，下漏青黄赤白，使人无子，京墨为末，酒调二钱匕，空心服。

一方，露蜂房烧为末，酒调二钱，空心服亦良。

一方，常炙猪肾食之。

一方，治妇人崩中下血，昼夜不止，以芎䓖一两剉，酒一大盏煎至五分，去滓，入生地黄汁二合，煎三两沸，食前分二服。

《肘后方》治妇人下血不止，菖蒲三两，酒五升煎取一升，分三服。

《简要济众方》治妇人漏血不绝，槐花鹅①不以多少，烧作灰，细研，食前温酒调二钱匕服。

《衍义》曰：治妇人血崩，大便便血及冷痢，用黄牛角䚡②尖烧为黑灰，微存性，水调方寸匕，日进二服。

《道藏经方》治妇人脐腹痛满，漏下久不止者，用乌贼鱼骨烧存性，上研为细末，每服二钱，煎木贼汤调下。

立圣散 治妊娠下血，崩漏不止，鸡肝二具，用好酒一升煮熟，共酒食之，大效。

一方，治妇人始觉有妊，养胎，转女成男，以雄黄一两，绛囊盛，带之。

---

① 鹅：疑为"蛾"。
② 䚡：原作"腮"，据《证类本草》卷十七改。

一法，转女成男，以斧置妊妇床下，系刃向下，勿令人知。恐不信者，令待鸡抱卵时依此置窠下，一窠尽出雄鸡。

一法，初觉有妊，取弓弩弦缚妊娠腰下，满百日去之。

一法，取雄鸡尾上长毛三茎，潜安妊妇卧席下，勿令知。

一法，取夫发及手足甲，潜安卧席下，勿令人知。

一方，治妊娠月未足似欲产，腹中痛，用知母二两，为末，炼蜜丸如梧桐子大，不计时候粥饮下二十丸。《杨氏产乳》同。

一方，治妊娠中恶，心腹痛，用桔梗一两剉，水盏半入生姜三片，煎至六分，去粗，非时温服。

一方，治妊娠胀满，烧秤锤令赤，投酒中，沸定服之。

一方，治妊娠胀满，卒下血，以酒煮阿胶二两消尽，顿服。

《子母秘录方》治妊娠得时疾，令胎不伤，以鸡子一枚内井中，令极冷，破吞之。

一方，治妊娠八月九月，若堕树，或牛马惊伤，得心痛，青竹茹五两切，以酒一升煎取五合，顿服，不瘥再服之。

《杨氏产乳方》疗有孕月数未足，子死腹中不出，母欲闷绝，取大豆三升，以醋煮浓汁三升，顿服，立出。

《产宝方》治妊娠腰痛，用鹿角截五寸，烧令通赤，内酒一大升中浸之冷，又烧赤，又浸数次，细研，空心酒调下方寸匕。

一方，治妊娠忽下黄水如胶，或如小豆汁，秫米、黄芪各一两，细剉，以水三盏煎取一盏半，分二服。

《葛氏方》治妊娠胎动不安，或但腰痛，或胎转抢心，或下血不止，艾叶鸡子大，以酒四盏煮取二盏，分为二服。

《外台秘要》治妊娠得病欲去胎方，麦蘖一升为末，和水煮二升，服即下。

一方，疗妊娠不得小便，滑石末水和，泥脐下二寸，效。

《道藏经方》治妊娠无故尿血，龙骨一两为末，蒲黄五钱，研匀，上以酒调方寸匕，日三服，瘥。

黄连汤：治妊娠儿在腹中啼，黄连二钱，甘草一钱，浓煎汁，令母呷之。

一方，以多年屋下鼠穴中土一块，令母噙之，即止。

一方，治妊娠患淋，小便数，去少，忽热痛酸索，手足烦疼，用地肤子五两，水四升煎取二升，分三服。兼治男子。

一方，治妊娠小便不利，芜菁子为末，水调方寸匕，日二服。

《子母秘录方》治妊娠从脚上至腹肿，小便不利，微渴引饮，用猪苓五两，为末，以熟水调，食前服方寸匕，日三服。

一方，治胎动不安，好银煮水，上着葱白作羹，食之。

一方，治妇人过忍小便，致胞转，滑石末，葱汤调下二钱匕。

《外台秘要》治妇人尿血，棘刺三升，水五升煎取二升，分三服。

《千金方》治妇人无故尿血，胡燕窠中草烧为末，用酒调半钱，空心服。亦治丈夫。

一方，治妊娠下痢腹痛，小便涩。

糯米一合　当归一两，炒　黄芪一两

上细切和匀，水五盏煎取二盏，去粗，分二服。

一方，治妊娠临产下痢，用栀子烧存性，为末，每服一钱，白汤调下，甚者四五服，愈。

一方，治妊娠患淋，小便涩，水道热，不通。

车前子五两　葵根切，一升

上二味，以水五大盏煎至二盏，分三服，食前。

一方，治胎上逼，心烦，又治妊娠六七月已后胎动困笃，葱白二七茎，浓煎汁饮之，即安。若胎已死，服之即出，未效再服。

一方，取弩弦系带之，立愈。

一方，治胎痛不安，用白术、黄芩等分，为末，每服三钱，入当归一根，水二盏煎至一盏，温服。

一方，治妇人怀妊娠，累次伤胎，鲤鱼二斤，粳米一升，并不可着葱、豉、醋、椒之类，如法少着盐，作臛食之，一月中二遍食之，效。

一方，治妊妇心腹痛不可忍，烧盐令赤，以两指取一撮，酒调服。

《圣惠方》：主妊娠心痛烦闷，用麻子一合研，水一盏煎取七分，去滓，非时温服。

《梅师方》治妊娠四五月，忽腹绞痛，以枣十四枚烧令焦，为末，以小便调服。

《伤寒类要》：妊娠遭时疫热病，令子不堕，灶下土水和，涂脐，干又涂之。以酒调亦妙。

一方，治妇人妊娠七月，若伤寒壮热，赤班变为黑班，溺血，用艾叶如鸡子大，酒三升煮取一升半，分为二服。

一方，治妇人妊娠七月，若伤寒壮热，赤班变为黑班，溺血，以葱一把，水二升煮令热，服之取汗，食葱令尽。

《广利方》：妊娠热病方，以水调伏龙肝一鸡子许，服之。

《圣惠方》治妊娠咳嗽，以车釭①一枚烧令赤，投酒中，候冷饮之。

《子母秘录》治妊娠中风寒热，腹中绞痛，不可针灸，干鱼一枚烧末，酒服方寸匕。

《千金方》治妊娠下痢，白杨皮一斤，水一斗煮取二升，分三服。

一方，治妊娠尿血，黍穰茎烧灰，酒调服一钱匕。

《圣惠方》治妊娠尿血，用阿胶炒令黄燥，为散，每食前以粥饮调下二钱匕。

《外台秘要》：疗妊娠卒下血，烧秤锤令赤，内酒中，沸定出，饮之。妊娠胀满，服②之亦可。

《杨氏产乳》：疗妊娠血痢，阿胶二两，以酒一升半煮取一升，顿服。

《肘后方》：妊娠卒胎动不安，或腰痛，胎转抢心，下血不止，生曲半饼碎末，水和绞取汁，服三升。

《肘后方》：卒胎动不安，或腰痛，胎转抢心，下血不止，菖

---

① 车釭（gāng 刚）：车毂口穿轴用的铁圈。
② 服：原脱，据文义补。

蒲根汁一二升，服之。

《子母秘录》：华佗安胎，豉汁服之，妙。

一方，治堕胎血下尽烦满，豆豉一升，水三升二沸煮，末鹿角，服方寸匕。

《产宝方》：妊娠下血如月信通，恐胎漏方，干地黄、干姜等分，为末，用酒调方寸匕服。

《肘后方》治妊娠卒下血，以酒煮白胶二两消尽，顿服。即鹿角胶。

《本草》云：取鸡子二枚破，著器中，以白粉和如稀粥，顿服之，主妇人胎动，腰脐下血。

《杨氏产乳》：疗母劳热，胎动下血，手足烦燥，蒲黄根绞汁，服一二升。

《葛氏方》治胎下血不出，取桃树上干不落桃子，烧作灰，和水服，瘥。

又，产后阴肿痛及瘙痒，烧桃仁傅之。

《产宝方》治妊娠因夫所动困绝，以竹沥饮一升，立愈。

《百一方》：妊娠漏胎，生地黄汁一升，渍酒四合，煮三五沸服之，不止又服。

《食医心镜》：主妊娠腰中痛，大豆一升，以酒三升煮取七合，去滓，空心服之。

《子母秘录》：妊娠卒腰背痛如折，银一两，水三升煎取二升，饮之。

《圣惠方》治胎动腰痛抢心，或有血下，槟榔一两，为末，非时水煮葱白浓汁，调下一钱匕。

《胜金方》治妇人胎脏不安，并产后诸疾，宜服**杜仲丸**：瓦上干，于木臼中捣为末，煮枣为丸如弹子大，每服一丸，烂嚼，以糯米饮下。

一方，主妊娠恒若烦闷，此名子烦，**竹沥汤**：茯苓三两，竹沥一升，水四升，合竹沥煎取二升，分三服，不瘥重作。亦时时服竹沥。

《外台秘要》治妊娠患子淋，猪苓五两，一味末，以白汤三合服方寸匕，渐至二匕，日三夜二。

《圣惠方》治妊娠胎动欲堕，腹痛不可忍者，用苎根二两剉，银五两，酒一盏，水一大盏，同煎，去滓，不计时候分温作二服。《肘后方》不用银，水煎服。

《梅师方》治妊娠忽下黄汁如胶，或如小豆汁，苎根切二升，去黑皮，以银一斤，水九升，煎取四升，每服入酒半升或一升煎药，取一升，分作二服。

孟诜云：治女人产时，可煮冬葵叶，顿服之，佳。若生时困闷，以子一合，水二升煮取半升，去滓，顿服之，少时便产。

《千金方》：日月未足而欲产，以全蛇蜕一条，欲痛时绢袋盛绕腰。

《子母秘录》治日月未足而欲产者，蒲黄如枣许大，以井花水服。

一方，治妇人日月未足而欲产，取梁上尘、灶突煤二味，合方寸匕，酒服。

《续千金方》治胎忽因倒地，忽举动，擎重促损，腹中不安，及子死腹中，以芎劳为末，酒服方寸匕，须臾一二服，立出。

别说云：榆白皮焙干为末，妇人妊娠临月，日三服方寸匕，令产极①易，产下儿身尚皆②涂之，信其验也。

《千金髓》治胎孕九个月将产，消息用猪肝一个，依常法着葱、五味煮熟食之，食不尽再食，不与别人食。

《博济方》治产前滑胎，腊月兔头脑髓一个，摊于纸上令匀，候③干，剪作符子，于面上书"生"字一个，觉母阵痛时，用母钗子股上夹定，灯焰上烧灰，盏盛，煎丁香酒调下。

《经验方》**催生丹**：兔头一个，腊月内取头中髓，涂于净纸

---

① 极：原作"及"，据《证类本草》卷十二改。
② 皆：原作"背"，据《证类本草》卷十二改。
③ 候：原作"后"，据嘉靖本、《证类本草》卷十七改。

上，令风吹干，通明乳香二两碎，入前干兔髓同研，来日是腊，今日先研，俟夜星宿下，安棹子上，时果香茶同一处排定，须是洁净，斋戒焚香，望北帝拜告云：大道弟子某，修合救世上难生妇人药，愿降威灵，佑助此药，速令生产。祷告再拜，用纸帖同露之，更烧香，至来日日未出时，以猪肉和丸如鸡头大①，用纸袋盛贮，透风悬，每服一丸，醋汤下，良久未产，更用冷酒下一丸，即产。此神仙方，绝验。

《杨氏产乳》：疗母困笃，恐不济，去胎方，虻虫十枚，上捣为末，酒服之，即下。

《胜金方》：催产，治难产，**圣妙寸金散**方：败笔头一枚，烧为灰，细研为末，研生藕汁一盏调下，立产。若产母虚弱，及素有冷积者，恐藕冷动气，即于银器内重汤暖过后服。

《子母秘录》：令易产，以春杵头细糠烧末，服方寸匕。

一方，令子易产，烧龟甲末，酒服方寸匕。

《本草》云：主妇人易产，取市门土，临月带之。又临月产时取一钱匕末，酒服之。

《产宝》方：孕妇令易产，酸浆水和水少许，顿服，立瘥。

一方，治令易产，羚羊角一枚，刮尖为末，以酒调服方寸匕。

《新续十全方》：令易产，大麻根三茎，水一升煎取半升，顿服，立产。衣不下，服之亦下。

《子母秘录》：令子易产，取鼠烧末，以井花水服方寸匕，日三服。

《广利方》治妊娠难产，令易方，水吞槐子七枚，即出。

《产书》治难产，牛粪中大豆一枚，擘作两片，一片书"父"，一片书"子"，即合，以少水吞之，立产。

《子母秘录》：倒产难生，原蚕子烧末，饮服三钱。

《千金方》治难产，取珍珠末一两，和酒服之，立出。

《梅师方》治难产，取鳖甲烧灰，服方寸匕，立出。

---

① 大：原作"火"，据嘉靖本、《证类本草》卷十七改。

《本草》云：古厕木主难产及霍乱身冷转筋，于床下烧取热气彻上，亦主中恶鬼气。此物虽微，其功可录。取此木，以太岁所在日时取之。

《产宝方》治产难，用赤小豆生吞七枚，出。

《子母秘录》治横生不可出，梁上尘，酒服方寸匕。亦治倒生。

《本草》云：车钉中膏，治逆产，以膏画儿脚底，即正。

一方，布针主妇人横产，烧令赤，内酒中七遍，服之。可取二七布针，一时火烧。粗者用缝布大针是也。

《十全博救》治横生难产方，蛇皮一条，瓶子内盐泥固济，烧存性，为黑灰，每服二钱，用榆白皮汤调服，立下。

《产书》治横生，菟丝子为末，酒调下一钱匕。米饮调下亦得。

《千金方》治横生倒产，末白葵花，酒服方寸匕。

一方，治逆生，以盐涂儿足底，又可急爪搔之，并以盐摩产妇腹上。

陈藏器云：铁杵，主妇人横产。无杵用斧，并烧令赤，投酒中，饮之，自然顺生。杵，捣药者是也。或铜秤锤亦可。

《子母秘录》治倒产，子死腹中，捣当归末，酒服方寸匕。

《日华子》云：治难产及胞衣不下，即取人溺一升，用姜、葱各一分，煎三两沸，乘热饮，便下。

一方，治倒产，子死腹中，艾叶半斤，酒四升煮取一升，服。

《千金方》治产经数日不出，或子死腹中，母亦死，以瞿麦煮浓汁，服之。

《外台秘要》治子死腹中方，珍珠二两，为末，酒调，徐徐服尽，立出。

一方，治妊娠子死腹中，雄鼠屎一七枚，以水三升煮取一升，去滓，取汁以作粥食之，胎即下。

《子母秘录》：疗妊娠胎死腹中，或母病欲下胎，榆白皮煮汁，服二升。

《博济方》治子死腹中，黄明乳香，以端午日午时或岁除夜①，收猪心血相和研，为丸如鸡头大，以红绢袋盛，挂于门上。如患者，令酒磨下一丸。

一方，治子死腹中不出，用雄鸡粪二十一枚，水二升煎取五合，下米作②粥食，即出。

《子母秘录》治妊娠胎死腹中，若胎衣不下，上抢心，雀麦一把，水五升煮二升汁，服。一名燕麦。《本草》云：主女人产不出，煮汁饮之。

《十全博救》：疗子死腹中不出，用朱砂一两，以水煮数沸，末之，然后取酒服之，立出。

《千金方》治小儿死腹中，葵子末酒调服方寸匕。若噤不开，格口灌之，药下即活。

《梅师方》治难产碍胎在腹中，如已见儿，并胞衣不出，胎死，蒺藜子、贝母各四两，为末，米汤下一匙，相去四五里不下，再服。

一方，妇人裈，主胞衣不出，覆井口，立下。取本妇人者即佳。

《产宝方》治胞衣不出，烧铁杵、铁钱令赤，投酒，饮之。

《梅师方》治胞衣不出，牛膝八两，葵子一两，以水九升煎取三升，分三服。

《杨氏产乳》：疗伤胎血结，心腹痛，取童子小便，日服二升，瘥。

《食医心镜》：主妊娠损动后腹痛，冬麻子一升杵碎，熬，以水二升煮取汁热沸，分为三四度服。

《简要济众》治产后血气上冲心成血晕，穿山甲一两，童子小便浸一宿，取出，慢火炙令黄，为散，每服一钱，狗胆少许，热酒调下，非时服之。

---

① 岁除夜：除夕夜。
② 作：原脱，据《证类本草》卷十九补。

《子母秘录》治产后血晕，心闷气绝，以丈夫小便浓研墨①，服一升。

一方，妊娠胎死腹中，若胞衣不下，上迫心，墨二寸末，酒服。

《千金方》治产后晕绝，曲末，水服方寸匕，不瘥更服，即瘥。

《简要济众》：产后血晕，心闷气绝，红花一两，捣为末，分作两②服，酒二中盏煎取一盏，并服。如口噤，斡③开灌之。

《圣惠方》：产后血晕不知人，及狂语，麒麟竭一两，细研为末，非时温酒调二钱匕服。

《产书》治产后晕绝，半夏一两，捣为末，冷水和丸如大豆，内鼻孔中，即愈。此是扁鹊法也。

《图经》曰：鲤鱼鳞，治产妇腹痛，烧灰，酒调服之。

《本草》云：治产后腹痛，户垠土末一钱匕，酒中热服之。

《必效方》治产后腹中绞刺痛，羌活二两，酒二升煎取一升，去滓，为二服。

《葛氏方》治产后腹中㽲痛，末桂，温酒服方寸匕，日三服。

《兵部手集》治产后腹中鼓胀不通，转气急，坐卧不安，以麦蘖末一合，和酒服食，良久通转。

《本草》云：箭杆及镞，主妇人产后腹中痒，安所卧席下，勿令妇人知。

《救急方》治产后血不尽，疼闷心痛，荷叶熬令香，为末，煎水下方寸匕。

《梅师方》治产后余血不尽，奔上冲心，烦闷腹痛，以生藕汁二升饮之。

《千金方》治产后秽污下不尽，腹满，生姜二斤，以水煮取汁

---

① 墨：原作"黑"，据嘉靖本、《证类本草》卷十三改。
② 两：原脱，据《证类本草》卷九补。
③ 斡：原作"干"，据《证类本草》卷九改。

服，即出。

《产书》治产后犹觉有余血水气者，宜服豆淋酒：黑豆五升，熬之令烟绝，出于瓷器中，以酒一升淬之。

《本草》云：治产后血不止，以鸡子三枚，醋半升，好酒二升，煎取一升，分为四服，如人行三二里，微暖进之。

又，新产妇，可取乌雌鸡一只，理如食法，和五味炒熟香，即投二升酒中，封口经宿，取饮之，令人肥白。又，和乌油麻二升，熬令黄香，末之入酒，酒尽极效。

《梅师方》治产后血不下，蒲黄三两，水三升煎取一升，顿服。

孟诜云：治女子血崩，及产后血不止，月信来多，可取椿木东引细根一大握，洗之，以水一大升煮，分再服，便断，亦止赤带下。

《葛氏方》：产后下血不止，炙桑白皮，煮水饮之。

一方，血露不绝，锯截桑根，取屑五指撮，取醇酒服之，日二。

《子母秘录方》：产后秽污不尽，腹满，麻子三两，酒五升煮取二升，分温服，当下恶物。

一方，治产后寒热，心闷极胀及百病，马通绞取汁①一盏，以酒和服之，瘥马屎名马通。

《千金方》：疗产后心闷不识人，汗出，羚羊角烧末，以东流水服方寸匕，未瘥再服。

《子母秘录》：疗产后寒热，心闷及胀，百病，羖羊角烧末，酒服方寸匕，未瘥再服陕西、河东谓之羖䍽羊。

《产书》云：治产后心闷，手脚烦热，气力欲绝，血晕，连心头硬，及寒热不禁，接骨木破之如算子一握，以水一升煎取半升，分温两服。或小便数，恶血不止，服之即瘥。

---

① 汁：原作"汗"，据嘉靖本、《证类本草》卷十七改。

《子母秘录》治产后心闷，手足烦热，厌厌气欲绝，血晕，心烦①硬，乍寒乍热，增寒忍不禁，续断皮一握剉，以水三升煎取一升，分三服，温服，如人行三二里再服，无所忌。此药救产后垂死。

《本草》云：治破血，产后血胀闷欲死者，水煮苦酒，煮苏方木五两，取浓汁服之，效。

《千金方》：主产后不②能食，烦满方，赤小豆三七枚，烧作屑，筛，冷水顿服之，佳。

《产宝》产后中风寒，遍身冷直，口噤，不识人方：白术四两，以酒三升煎取一升，顿服。

《小品方》治产后风虚，独活汤主之，又白鲜皮汤主之，亦可与独活合白鲜皮各三两，水三升煮取一升半，分二服。耐酒者可以酒水中煮之，佳。用白鲜皮亦同法。

《经验方》治产后中风语涩，四肢拘急，羌活三两，为末，每服五钱，水酒各半盏煎，去滓，温服。

《梅师方》治产后身或强直，口噤面青，手足强，反张，饮竹沥一二升，醒。

《子母秘录》治产后中风，角弓反张，不语，大蒜三十瓣，以水三升煮取一升，拗口灌之，瘥。

《产宝方》：疗产后中风烦渴，红花子五合，微熬研碎，以一匙，水一升煎取七合，徐徐呷之。

《子母秘录》：产后中风困笃，或背强口禁，或但烦热苦渴，或身头皆重，或身痒极，呕逆直视，此皆虚热中风，大豆三升，熬令极熟，候无声器盛，以酒五升沃之，热投可得二升，尽服之，温覆令少汗出，身润即愈。产后得依常稍服之，以防风气，又消结血。

《经效方》治产后血气冲心烦渴，紫葛二两，以水二升煎取一

---

① 烦：《证类本草》卷七作“头”。

② 不：原作“下”，据《备急千金要方》卷三改。

升，去滓，呷之。

《产书》治产后渴，蜜不计多少，炼过，熟水温调服，即止。

《千金翼》：产后虚羸盗汗，时啬啬恶寒，茱萸一鸡子大，以酒三升渍半日，煮服。

一方，治产后血气暴虚汗出，淡竹沥三合，微暖服之，须臾再服。

《外台秘要》治产后遍身如粟粒，热如火者，以桃仁研，腊月猪脂调，傅上，日易。

《子母秘录》治产后痢，没食子一个，烧为末，和酒服方寸匕，冷即酒服，热即饮下。

《产宝方》：产后血痢，小便不通，脐腹痛，生马齿菜杵汁三合，煎一沸①，下蜜一合，搅服。

一方，治产后产前痢，败龟一枚，用米醋炙，捣为末，米饮调下。

《范汪方》：产后诸痢，宜煮薤白食之，惟多益好。用肥羊肉去脂，作炙食之，或以羊肾脂炒薤白食，尤佳。

一方，治产后诸痢神效，苍耳叶捣绞汁，温服半中盏，日三四服。

《梅师方》治产后血泄不禁止，余血弥痛兼块，桂心、干姜等分，为末，空心酒调服方寸匕。

一方，治乳无汁，死鼠一头，烧作末，以酒服方寸匕，勿令妇人知。

《食疗》云：治妇人无乳汁，取牛鼻作羹，空心食之，不过三两日有汁。

一方，下乳汁，取京三棱三个，以水二碗煎取一碗，洗奶，取汁为度，极妙。

《经验后方》治妇人下奶药，僵蚕末两钱，酒调下，少顷以脂麻茶一盏热投之，梳头数十遍，奶汁如泉。

---

① 沸：原作"服"，据《证类本草》卷二十九改。

《集验方》：下乳汁，栝楼子淘洗，控干，炒令香熟，瓦上搨令白色，为末，酒调下一匕，合面①卧少时。

《产书》云：下乳汁，王瓜根为末，酒服一钱，一日三服。

一方，下乳汁，以鼠作臛，勿令知，与食。

《千金方》：妒乳，梁上尘醋和涂之。亦治阴肿。

《产宝》治妒乳及痈，葵茎及子为末，酒服方寸匕，愈。

《肘后方》治乳痈二三百日②，众疗③不瘥，但坚紫色者，用煎柳根皮法，云熬令温，熨肿一宿，愈。

孟诜云：女子妒乳肿，取芜菁根生捣后，和盐醋浆水煮取汁，洗之五六度，瘥。又，捣和鸡子白封之，亦妙。

《简要济众》治妇人乳痈，汁不出，内结成脓肿，名妒乳方，蜂房烧灰研，每服二钱，水一中盏煎至六分，去滓，温服。

《子母秘录》治乳肿痛，栝楼黄色老大者一枚，熟捣，以白酒一斗煮取四升，去滓，温④一升，日三服。若无大者，小者二枚，黄熟为上。

《梅师方》治妇人乳肿不得消，赤小豆、莽草等分，为末，苦酒和傅之，佳。

葛稚川治乳痈，取人牙齿烧灰，细研酥调，贴痈上。

《圣惠方》治妇人乳结硬疼，用鳝鱼皮烧灰，空心暖酒调二钱匕。

《梅师方》治乳痈，捣生地黄汁，傅之，热即易之，无不见效也。

一方，治产后妒乳并痈肿，蒲黄草熟杵，傅肿上，日三度易之，并煎叶汁饮之亦佳，食之亦得，并瘥。

一方，治乳头裂破，捣丁香末，傅之。

---

① 合面：面朝下。
② 日：原脱，据《备急千金要方》卷二十三补。
③ 众疗：原作"种痛"，据《备急千金要方》卷二十三改。
④ 温：当作"温服"二字。

一方，治妒乳乳痈，取丁香捣末，水调方寸匕服。

一方，治妒乳及痈肿，用鸡屎末服方寸匕，须臾三服，愈。梅师亦治乳头破裂，方同。

《简要济众》治妇人吹奶，独圣散：白丁香半两，捣罗为散，每服一钱匕，温酒调下，无时服。

《杨氏产乳》治小儿吹着奶，疼肿欲作，急疗方：蛇蜕一尺七寸，烧令黑，细研，以好酒一盏微温顿服，未甚效更服。

《食医心镜》治吹奶，不痒不痛，肿硬如石，以青橘皮二两，汤浸去穰，焙为末，非时温酒下，神验。

《子母秘录》：疗产后阴下脱，烧兔头末，傅之。

《斗门方》治产后脱肠不收，用油五斤炼熟，以盆盛后①温，却令产妇坐油盆中，约一顿饭久，用皂角炙令脆，去粗皮，为末少许，吹入鼻中令作嚏，立瘥，神效。

《子母秘录》治产后阴下脱，慎火草②一斤阴干，酒五升煮取汁，分温四服。

一方，治妇人阴肿坚痛，用枳实半斤碎，炒令熟，故帛裹熨，冷即易之。

《圣惠方》：阴脱，铁精、羊脂二③味，搅令稠，布裹炙热，熨，推内之，瘥。

《百一方》治产后阴下脱，铁精粉上④，推内之。

《子母秘录》：疗阴肿，铁精粉傅上。

《肘后方》：若女子阴中苦痒，搔之痛闷，取猪肝炙热，内阴中，当有虫著⑤肝出。

《产宝方》治产后小便不禁，以鸡屎烧作灰，空心酒服方寸匕。

---

① 后：当作"候"。
② 慎火草：即景天。
③ 二：原作"一"，据《证类本草》卷四改。
④ 上：原脱，据《外台秘要》卷三十四补。
⑤ 著：原作"者"，据《证类本草》卷十八改。

《千金方》治产后遗屎，故鸡窠中草烧作末，酒调下一钱匕，瘥。

《本草》云：印纸，主令妇人断产无子，剪有印处烧灰，水服之一钱匕，神效。

《圣惠方》治面皯皰，及产妇黑皰如雀卵色，用白茯苓末蜜和，傅之。

一方，治妇人风瘙瘾疹，身痒不止，用苍耳花、叶、子等分，捣罗为末，豆淋酒调服二钱匕。

《斗门方》治妇人血风攻脑头旋，闷绝忽死，忽倒地不知人事者，用喝起草取其嫩心，不限多少，阴干，为末，以常酒服一大钱，不拘时候，其功大效。服之多连脑盖，善通顶门，今苍耳是也。

《梅师方》治妇人血风虚冷，月候①不匀，或即脚手心烦热，或头面浮肿顽麻，川乌头一斤，清油四两，盐四两，一处铛内熬令裂，如桑②椹色为度，去皮脐，五灵脂四两合一处，为末，入臼中捣令匀后，蒸饼丸如梧桐子大，空心温酒、盐汤下二十丸。亦治丈夫风疾。

《经验方》治妇人一切风攻，头目痛，天南星一个，掘地坑子，火烧令赤，安于坑中，以醋一盏，以盏盖之，不令透气，候冷取出，为末，每服一字，以酒调下，重者半钱匕。

《伤寒类要》治伤寒妇人得病虽瘥，未满百日，不可与男子交合，为阴阳之病③，必④拘急，手足拳欲死，丈夫病名为阴易，妇人名为阳易，速当汗之可愈，满四日不可疗，宜令服此药：干姜四两，为末，汤调顿服，覆衣被出汗得解，手足伸，遂愈。

---

① 候：原作"后"，据《证类本草》卷十改。

② 桑：原作"柔"，据《证类本草》卷十改。

③ 阴阳之病：《诸病源候论》卷八、《外台秘要》卷二并作"阴阳易也"。

④ 必：原作"秘"，据《证类本草》卷八改。

卷之十

目　录

小儿门

卷之十

老人门

　　刘宗厚曰：丹溪云人生至六十七十之后，精血俱耗，平居无事，已有热证。何者？头昏目眵，肌痒溺数，鼻涕牙落，涎多寐少，足弱耳聩，健忘眩晕，肠燥面垢，发白眼花，久坐兀睡①，未风先寒，食则易饥，笑则有泪，但是老境，无不有此。或曰：《局方》用乌附丹剂，多与老人为宜，岂非以年老气弱下虚，理宜用温补。今皆以为热，乌附丹剂将不可施之老人耶？曰：奚止乌附丹剂不可妄与？至于好酒腻肉，湿面肉汁，烧炙煨炒，辛辣甜滑，皆在所忌。或者又曰：甘旨②养老，经训具在，为子与妇，一有不及，孝道便亏，而吾子③之言若是，其将有说以通之乎？曰：正所谓道并行而不相悖者，请详言之。古者井田之法行，乡闾之教兴，人知礼让，比屋可封④，肉食不及幼壮，五十方才食肉。当时之人血气充和，筋骨坚凝，肠胃清厚，甘旨养老，何由致病？今则不然，幼小食肉，强壮恣饕⑤，比及五十，疾已蜂起，气耗血浊，筋柔骨痿，肠胃壅阏⑥，涎沫充溢。而况人身之阴难成易亏，六七十后阴不足以配阳，孤阳几欲飞越，因天生胃气尚尔留连，又籍水谷之阴羁⑦縻而不走耳。所陈前证皆是血少，经曰肾恶燥，乌附丹

---

　①　兀睡：久睡。
　②　甘旨：美味的食物。
　③　子：原脱，据《格致余论·养老论》补。
　④　比屋可封：每家都有以德行而得到封爵的人，喻民风淳朴，人心向善。典出《汉书·王莽传》。比，并排。
　⑤　饕（tāo涛）：饕餮，传说中一种贪食的兽，喻贪食好吃。
　⑥　壅阏（è饿）：壅塞。阏，阻塞。
　⑦　羁：原作"嵇"，据《格致余论·养老论》改。

剂非燥而何？夫①血少之人，若防风、半夏、苍术、香附，但是燥剂，且不敢多，况乌附丹剂乎？或者又曰：一部《局方》悉是温热养阳，吾子之言无乃谬妄乎？予曰：《局方》用燥剂，为劫湿病也，湿得燥则豁然而收；《局方》用暖剂，为劫虚病也，补肾不如补脾，脾得暖则易化而食进，下虽暂虚，亦可少回。《内经》治法，亦许用劫，正是此意，盖为质厚而病浅者设也，此亦儒者用权之意，若以为经常之法，岂不太误？彼年老者质虽厚，此时亦近乎薄，病虽浅，其本亦易于发，而可用劫药以取速效乎？若夫形肥者血多，形瘦者气实，间或有可劫者，设或失手，何以收救？吾宁稍迟，可以计出万全，岂不美乎？乌附丹剂其不可轻试也明矣。至于饮食，尤当谨节。夫老人内虚脾弱，阴亏性急，内虚胃热则易饥而思食，脾弱难化则食已而再饱②，阴亏难降则气郁而成痰。至于视听言动，皆成废懒，百不如意，怒火易炽，虽有孝子顺孙，亦是动辄扼腕，况未必孝顺乎？所以物性之热者，炭火制作者，气之辛辣者，味之甘腻者，其不可食也明矣。虽然，肠胃坚厚，神气深壮者，世俗观之，何妨奉养。从③口固快一时，积久必为患害。由是观之，多不如少，少不如绝，爽口多疾，厚味措毒，前哲格言，尤在人耳，不可慎欤。或曰：如子之言，殆将绝而不与，于汝安乎？予曰：君子爱人以德，小人爱人以姑息，况施于所尊者哉？惟饮与食，将以养生，不以致疾。若以所养转为所害，恐非君子之所谓孝与敬也。然则如之何？则可曰好生恶死，好安恶病，人之常情，为子为孙，必先开之以义理，晓之以物性，旁譬曲喻，陈说利害，意诚辞确，一切以敬慎行之，又次以身先之，必将有所感悟，而无扞④格之逆矣。吾子所谓绝而不与，施于有病之时，尤是孝道。若无病之时，量酌可否，以时而进，某物

---

① 夫：原作"失"，据《格致余论·养老论》改。
② 饱：原作"饥"，据《格致余论·养老论》改。
③ 从：同"纵"。《论语·八佾》邢昺疏："从，读曰'纵'。"
④ 扞（hàn 旱）：原作"杆"，据嘉靖本、《格致余论·养老论》改。

不食，某物代之，又何伤于孝道乎？若夫平居闲话，素无开导诱掖之言，及至饥肠已鸣，馋涎已动，饮食在前，馨香扑鼻，其可禁乎？经曰以饮食忠养之①，"忠"之一字，恐与此意合，请勿易看过②。

愚谓然，而医书《内经》尽阴阳之妙，变化无穷，诸书皆出于此，如秦越人演《八十一难》，止得《内经》中一二，仲景取其伤寒一节，刘守真以热论变仲景之法，李明之以饮食劳役立论。恐先仲景书者以伤寒为主，恐误内伤作外感，先明之书者以胃气为主，恐误外感为内伤，先守真书者以热为主，恐误以寒为热，不若先主于《内经》，则自然活泼地。或曰：今之医但看《脉诀》，以为诊视，阅③诸方书，便可治病，似为简便。先生之教读《内经》，虽识病无方可据，脉经千条万绪，难以抚寻，曰正欲如此，人之生命至重，非积岁月之功，岂可便视人之疾？前人立论制方，有与《内经》意合者，有穿凿者，立意偏者，有因病人之虚实形气脉证而制方。有病之变化无穷，人之形志苦乐不一，地土所宜，证有相似，治有不同，不读《内经》，便欲据方施治，若有差误，死不复生，人虽不知，于心安乎？脉理精微，通阴阳造化之理，千变万化，圣人尚论其端绪，秘其蕴奥，善为脉者，从而推广，岂高阳生数语之《脉诀》能尽无穷之病邪？斯为医之可法④。

然事亲者固当知医之事，亦不可不知医之为士。医士果良，则亲疾可托也。司马温公⑤曰：父母有疾，专当以迎医、验方、合药为务。则知医岂非人子之事哉？程子⑥曰：病卧于床，委之庸医，比之不慈不孝，事亲者亦不可以不知医⑦。然委之庸医，是不

---

① 以饮食忠养之：语本《礼记·内则》。
② 人生……看过：语本《格致余论·养老论》。
③ 阅：原作"越"，据《古今医统大全》卷八十六改。
④ 《内经》……可法：语本《医经小学·医之可法为问》。
⑤ 司马温公：即司马光。司马光死后被追赠温国公，因称。
⑥ 程子：即程颐，宋代理学家。
⑦ 病卧……不知医：语出《近思录》卷六。

知医之为士也。噫！大抵医药之道，奚可草草而为哉？二子之言，良有以也。

治 法

老人中风，然气虚血涩尤为难疗。大抵要察之在前，凡中年以上近老之人，初觉半身或手足指或二指麻痹，或口眼掉搐，口角流涎，皆中风之兆也，便可服风药，或因疾因气，随证治之，或灸之可安，不然至中则危矣。大要仔细分别用药，可保无虞。

风中口眼歪斜，四肢不举，或半身不遂，涎潮昏塞，牙关紧急，舌强失音等类，虽外形证则一，内实病本不同。经云中血脉则口眼㖞斜，中六腑则肢节废，中五脏性命危①，是以要分别病本之的。然因于风者真中风也，因火热，因气中，或湿痰，或气虚，或死血，或五志过极之类，皆宜斟酌宣去痰饮，然后随证因治之。

风分在表、在里、在脏、在腑、血脉等因，随证治之。

外无六经形证，不可妄汗；内无便溺阻隔，不可妄下。

气中者，先以苏合香灌之，醒后勿再轻用，却别调理。许学士云：世言气中者，虽不见于方书，然暴怒伤阴，暴喜伤阳，忧愁不已，气多厥逆，往往得此疾，便觉涎潮昏塞，牙关紧急，若便作中风用药，多致杀人。惟宜苏合香丸灌之便醒，然后随寒热虚实而调之，无不愈者②。

经云无故而喑，脉不至，不治自已，谓气暴逆也，气复则已。审如是，虽不服药自可者，盖警用药之意也。

近世徐用诚先生云世俗治风，多用乌药顺气散。严氏③谓治风调气，或出于此，乃太阴阳明气药也，药性主治，恐未必然。又谓真气虚而得此疾，法当调气，用八味顺气散补虚行气。虽此论

---

① 中血脉……性命危：语见《医学发明·中风有三》。

② 世言……不愈者：语本《普济本事方》卷一。

③ 严氏：指严用和，宋代医家，著有《济生方》。

迥出前人，其用药则未也。何者？四君子补①脾②胃中气药也，更用白芷去手阳明经风，乌药通肾胃间气，陈皮理肺气，青皮泄肝气，若风果在手阳明一经而肝肺肾胃之气实者可用。但人身经有十二，皆能中邪，五脏之气互有胜负，此方安能尽其变乎？又况真气先虚之人，亦难用此也。言行者务在脉证相符，求虚实处治则可，庶不致药太过不及之失。是以中风者无形证内实，尚不可妄汗下，况气中者，敢轻易发表乎？

死血为病，有手木或半身不仁，似中风者，宜血药导之。气虚眩运卒倒，宜先参术膏之类。

血虚，如产后中风口噤，手足瘛疭，四肢强直，如角弓状，宜良方六合汤之类。

火热战掉③，气乱目直，口噤筋急之类，宜防风通圣等方，分表里多少治之。

湿证瘫疾，口眼㖞斜，半身不遂，舌强不正，似中风者，治湿毒，宜羌活、防己、白术类，随所兼虚实治之。湿痰宜用三生饮、省风汤之类。初皆不可便用香窜之剂。李明之云：风中入关窍，方可用脑麝之药，为风入骨髓不能得出，故用龙、麝、牛、雄、犀、珀④，皆入骨髓透肌骨之剂，使风邪得以外出也。若中血脉、中腑之病，切不宜用，恐引风入骨髓，如油入面，莫之能出。若中脏痰涎，昏冒⑤烦热者，宜用之下痰镇坠清神。况今世俗以因痰因热因湿或五志过极等证类乎风者，一作风治，鲜⑥有不致危笃，故特例分之。大抵老人气虚痰实，血少阴虚，倘有因风因温，亦宜缓治，宜以宣风润肌散久服，甚安。

宣风润肌散　治老人风燥潮搐，肢体或痛或肿。

① 补：原脱，据《玉机微义》卷一补。
② 脾：原作"神"，据嘉靖本、《玉机微义》卷一改。
③ 掉：原作"棹"，据文义改。
④ 珀：琥珀。原作"泊"，据《玉机微义》卷一改。
⑤ 冒：原作"胃"，据《玉机微义》卷一改。
⑥ 鲜：原作"解"，据文义改。

羌活　独活　白芷　荆芥穗　干山药　黄芪　甘草　当归
生地黄　天麻　白术　陈皮　黄柏炒，各一两　细辛　川芎各半两

上为细末，每服三钱，不拘时煎水调下。此方治表里诸风，调血脉之剂，不犯诸禁逆，用者当详观已上病机，分例推充而行之可也。

老人有内脏精血虚耗，使皮血筋骨肉痿弱，无力以能运动，故致痿躄，状与柔风脚气相类。柔风脚气皆外所因，痿则内脏不足之所致也，不可概作风治。《原病式》曰病痿皆属肺金，大抵肺主气，病则真气膹郁，至于手足痿弱，不能收持，由肺金燥，血液衰少，不能荣养百骸，故曰古方混入风治。丹溪先生痛千古之弊，悯世之罹此疾者多误于庸医之手，丁宁①告戒，极其明白。然谓痿之所不足者乃阴也②血也，诸方悉是补阳气之剂，能免实实虚虚之患乎？

痰证老人至多，盖年老③往往多有阴虚，肾水降迟，或气郁而为痰，痰多食少，变证百出，或水气证者有之。经云：肾者胃之关也，关门不利，故水聚，溢于皮肤而为病也。轻者虽不见痰，关门不利，无搬运而必食少，是以先哲云半夏止能泄痰之标，而不能治痰之本，盖痰本者肾阴也。然古今论痰者，惟王隐君言诸疾悉生于痰，分新久清浊，可谓得病机之情，但制滚④痰丸一方总治斯疾，又未能以随证应变。

徐用诚曰：夫痰病之源，有因热而生痰者，因痰而生热者，有因风寒暑湿而得者，有因惊而得者，有因气而得者，有因酒饮而得者，有因食积而得者，有脾虚不能运化而生者。若热痰则多烦热，风痰多成瘫痪奇证，冷痰多成骨痹，湿痰多倦怠软弱，惊痰多成心痛癫疾，饮痰多成胁痛臂疼，食积痰多成癖块痞满。其

---

① 丁宁：叮咛。
② 也：此下原衍"而其"二字，据《玉机微义》卷二删。
③ 老：原作"者"，据文义改。
④ 滚：原作"衮"，据文义改。

为病状，种种难名。学者但察其病形脉证，则知所挟之邪，随其表里上下虚实以治也。若夫张子和谓饮无补[1]法，必当去水，故用吐汗[2]下之三法治人常愈，又论热药治痰之误，固为精切。亦有挟寒挟虚之证，不可不论。夫久痰凝结，胶固不通，状若寒凝，不用温药引导，必有拒格之患。况有风寒外来，痰气内郁者，不用温散，亦何以开郁行滞也？又有血气亏乏，或年老之人，痰客中焦，闭塞清道，以致四肢百骸发为诸病，理宜导去痰滞，必当以补接兼行，又难拘于子和之三法也。大凡病久淹延，卒不便死者，多因食积痰饮所致。何以然？盖胃气亦赖痰积所养，饮食虽少，胃气卒不使虚故也。亦有治痰用峻利过多，则脾气愈虚，津液不通，痰反亦生而愈盛，法当补脾胃，清中气，则痰自然运下。此乃治本之法，世谓医中之王道者，正此类也[3]。老人正宜如此调治，不可妄用牵牛、大黄峻快之药为常服，故治例不可不分。曰痰饮解表，宜大小青龙、参苏之类；曰攻下，宜控涎丹、三花神佑丸之类；曰吐，宜瓜蒂散、稀涎散之类；曰分利，宜五苓、大橘皮等汤；曰和中，宜金匮茯苓、二陈、导痰等汤；曰理气，宜四七、降气等汤；曰风痰，宜清州白丸、水煮金花等丸；曰热痰，宜滚[4]痰丸、小黄丸；曰寒痰，宜温中丸、姜桂丸；曰湿痰，宜白术丸；曰食痰，宜橘半枳术丸、瑞竹堂方化痰丸。世俗多昧此理，有以俞仙人降气汤、黑锡丹、灵砂丹等药为治之，上盛下气，痰气壅盛，此药最能镇坠。徐氏曰：已上诸方，并系类聚湿热之药，而出证皆云治上盛下虚，气不升降。夫谓盛者即心火之炎，虚者即肾水之弱，则有升无降，故津液涌而为痰涎于上。今以金石丹药温热香燥之剂而欲补下焦之虚，如抱薪救火尔。若以为下焦阳虚而议治者，亦非也。夫阳火之虚，则阴水必盛。痰涎津液自然

---

① 补：原脱，据《玉机微义》卷四补。

② 汗：此下原衍"上"字，据《玉机微义》卷四删。

③ 夫痰病……此类也：语见《玉机微义》卷四。

④ 滚：原作"衮"，据文义改。

随气而降，又何必用此药也？噫！此方法之玄微，医意之妙理。

金匮方肾气丸 即第一卷夏时方八仙丸是也，但桂、附二味《金匮》止合一两，茯苓三两为的，《拔萃方》减桂、附，只六味，盖为有热者变法也。

治老人阴虚，筋骨痿弱无力，面无血色，或黯色，食少痰多，或嗽或喘，或便溺数涩，阳痿，足膝无力者，六味丸，亦治形体瘦弱无力，多因肾气虚，久新憔悴，寝汗发热作渴。

熟地黄八两　　山茱萸肉　干山药各四两　　白茯苓　　牡丹皮各三两
泽泻二两　　官①桂　　附子各一两

上于臼②内捣为末，炼蜜丸如梧桐子大，每服五六十丸，空心淡盐汤送下。《得效方》云：腰痛，加鹿茸、当归、木瓜、续断；治消渴，减附子，加五味子三两；治虚人老人下元冷，胞转不得小便，膨急切痛，经四五日时笃欲死者；治诸淋沥，数起不通，窍中疼痛，倍茯苓；治脚气，痛连腰胯；治虚壅牙齿疼痛，浮肿；治耳聩及虚鸣，用好全蝎四十九枚炒微黄，为末，每三钱，温酒调送百丸，空心服，三五服效。

虚烦发热，老人多有此证，盖有不耐安逸者，或用心于经史，或执事，或经营，用心作劳，妇人或女红干蛊③活，因致劳伤，发热头痛，而脉浮数或微细，皆无力，悉似伤寒。若不能辨别，妄与发散汗泄，则气血愈虚，祸不旋踵，不然亦暗减人寿算。幸近代李明之先生发此病机治例，可谓后世无穷之惠也。

补中益气汤

黄芪一钱半　　人参　　甘草炙，各一钱　　陈皮　　白术　　当归　　升麻
柴胡各半钱

上哎咀，作一服，水煎，入姜、枣。然居江南之南，宜减升麻，加木通，全在活法，随本方增损可也。

---

① 官：原作"宫"，据文义改。
② 臼：原作"曰"，据嘉靖本改。
③ 干蛊：主事。典出《颜氏家训·治家》。

疮肿之疾，年高人最慎之，盖内郁七情之深，气虚血涩，逢大热大寒，气虚月廓空之际，尤为难疗。大抵要仔细究是外因八风之变，内因于七情，或积毒积热，或营气逆结等致，看在何经络脏腑阴阳，有浅深虚实冷热，用药有补泻温凉，其禀受厚薄，形志苦乐①，随宜增损。近世俗多以五香连翘汤通治，鲜有即获效②者。盖因疮只在表，里邪不宜内疏，若果自外侵内，亦须内托以救其里，奚敢先动于内乎？全在医者活法，从权而药之可也。然疮初起，《衍义》灸法世用甚妙，因附于左。

凡初患疮，发于背胁间，未辨痈疽者，若阳滞于阴则为痈，阴滞于阳则为疽。痈即皮光，疽则皮肉纹起不泽，并以蒜片覆而灸之，如已痛③，灸至不痛，不痛则灸至痛。初觉便灸，无不效者。仍审度正，于中间灸之。世人往往不悟此，初见其④疮小，不肯灸⑤，惜哉！

内伤与劳伤不同，夫劳倦伤诚不足矣，饮食伤亦有有余者。王安道云：饮食自倍而停滞，故宜疏下，或壅盛者，宜吐之。如饥饿不饮食，胃气空虚，此为不足，惟宜补益也。亦有物滞气停，必补益消导兼行者。亦有物暂停而气不甚伤，宜消导独行，不须补益者，不可不分也。今附大略方例于下。

凡疏下，看所伤冷热之物用之。

三⑥黄枳实丸　治伤肉食湿面辛辣味厚之物，填塞闷乱不快。

黄芩　黄连　大黄　陈皮　白术　神曲炒，各一两　枳实炒，半两

上为末，汤浸蒸饼为丸如梧桐子大，每服四五十丸，不拘时白汤下。

---

① 乐：原作"药"，据嘉靖本改。
② 效：原作"郊"，据文义改。
③ 痛：原脱，据《证类本草》卷二十九补。
④ 其：原作"具"，据嘉靖本、《证类本草》卷二十九改。
⑤ 灸：原脱，据《证类本草》卷二十九补。
⑥ 三：原作"一"，据目录改。

三棱消积丸① 治伤生冷硬物，不能消化。

三棱炮　广茂炮　青皮　陈皮　茴香各五钱　巴豆去油，量入
丁皮　益智各三钱　炒曲七钱

上为末，醋糊丸如梧桐子大，每服一二十丸，食前温姜汤下。

消导，曲蘗枳术丸之类；补益，宜补中益气汤见前。

老人气血虚损，精神短少，切不可妄进温热燥剂，耗损真阴。
倘有果系阳冒寒等致则可，否则反伤正气，减人天年也。

大抵始由虚损，其源实多，莫不乃因七情所致，或内伤外伤，
或新病初起，或胃气原气不足，致气虚血虚，阴阳俱虚，或使内
精竭，荣卫耗弱，腑脏气瘘，不能输养，变证百出。世俗多昧此
病机原委，或例用香燥，或金石之剂，往往误人。丹溪发挥②《局
方》之失，示用补端绪，言东垣所谓饮食劳倦，内伤元气，则胃
脘之阳不③能升举，并心肺之气陷入于中焦，而用补中益气治之，
实实前人之所无也。然天不足于西北，地不满于东南，天阳而地
阴，西北之人阳气易降，东南之人阴气易升，苟不知此，而徒取
其法，则于气之降者固可以获效，而于气之升者亦从而用之，吾
恐反增其病矣。意此不可恃为通行之法。云人有虚者多是阴不足，
邵子④谓天地自相依附，天依形，地附气，其形也有涯，其气也无
涯⑤。人之形质，有涯者也，天癸绝后则形衰矣，苟不益阴以内
守，则阳亦无得以发扬为健运之能，是天失所依也，而为飘散飞
荡，如丧家之狗耳。阳既飘散，则愈失所附也，形气不相依附则
死矣。人其补养残衰伤污之质，又何云哉？斯论虚衰与东垣制法，
虽证不同，实一⑥乎《内经》阴精所奉其人寿，阳精所降其人夭

① 三棱消积丸：原作"三稍积丸"四字，据目录改。

② 挥：原作"辉"，据《玉机微义》卷十九改。

③ 不：原作"下"，据《玉机微义》卷十九改。

④ 邵子：即邵雍，字尧夫，宋代理学家，著有《皇极经世书》《渔樵问
对》等。

⑤ 天地……无涯：语本《渔樵问对》。

⑥ 一：《玉机微义》卷十九作"本"。

之旨。况人之寿夭，比之经言南北二方亦自不同，故升阳滋阴之药必求的在之虚，合宜而用可也，正所谓：月积盈来又复亏，阴常不足正如斯。人于养正求兹理，药得中和可救危。地髓①广施因实坎，天雄微用只通离。这般既济平尤未，若执阳丹枉致萎。

固真饮子　治中年已上之人阴阳两虚，血气不足，头每痛，日晡微热，食少力倦，精气时脱，腰痛骱酸，服之者每得良验，因录于下。

人参　干山药　当归身　黄芪各一钱　熟地黄一钱半　黄柏炒，一钱　白术　泽泻　山茱萸肉　补骨脂各半钱　五味十粒　陈皮白茯苓各八分　杜仲炒　甘草各七分

上咬咀，作一②服，沙器或银器内煎，空心食前温服。按《仙经》云：服饵不备五味，久则腑脏偏倾，而反生疾病矣。如服金石之剂，久则阳躁，或致消渴疮痈病变，不可胜纪。服固本丸、琼玉膏，皆天麦门冬、生熟地黄之类，虽本于滋阴，胃弱者必瘹③隔而反食少，或经滞而生痈肿；服养气丹、安肾丸，皆茴香、巴戟、胡芦巴、附子、川楝之类，虽本于助阳，久则积温成热，必耗损真阴，肺痿气虚，痰热火动，不可易治。唯已上方庶机④近理，大补原气不足，阴阳两虚，饮食少，五心热，自汗，日晡潮热，精气滑脱，行步无力，腰胯疼痛，泄泻，脉沉弱，嗽少痰多，或干咳者，或气血精神不足，体倦，头目昏，食少，脉虚数，潮热，将成劳证者，或伤力气虚，脉弱，腰背疼痛，动辄鼻衄者，或便血过多，面黄瘦悴，食少气促者，或妇人阴虚，瘦悴食少，虚热自汗，腹痛面浮，腰痛，赤白带下者，并宜服之。此方药备五味，合气冲和，无寒热偏并过及之失，养气血，理脾胃，充溢腠理，补五脏之真精，益三焦之原气，生津⑤液而荣卫充实，利机

---

① 地髓：地黄。
② 一：原脱，据文义补。
③ 瘹（tì 替）：滞留。
④ 庶机：也作"庶几"，差不多。
⑤ 津：原作"建"，据嘉靖本改。

关而饮食自倍矣。

伤寒初感之证，必头痛发热，恶寒无汗，脉紧乃是，有汗脉缓则是伤风，或止是虚劳发热，或是脚气，或痰气，或内伤所致，皆颇相似，宜分别脉证治之，切不可作伤食妄下。今以大略现证分证例于下。

伤寒外感，必恶寒，有虽重衣下幕近火，亦不能御示其寒，无汗，寒热无间断，左手寸口人迎脉大，稍能食，口知味，头痛，筋骨疼，手背①热，鼻气不利，皆常有之。

内伤亦恶寒，但避风，得温暖处，或添衣盖，便不觉寒矣，自汗，寒热不常，右手气口寸脉大，妨食，口不知味，小便黄，腹中不和②，多唾，手心热，头痛时或有之。

伤风，脉浮而缓，有汗恶风，鼻流清涕，或嗽而喘。

痰饮，发寒热，腰背痛，或四肢历节疼，胁下痛，或咳，或短气，脉弦微沉滑，或双弦偏弦。

脚气，必先从脚起，缓弱痹痛，或筋骨酸疼，或胸满气急，壮热增寒，脉浮夹风，沉滑兼热，沉紧夹寒，沉细夹温，宜分治。

劳伤困热，无气以动，懒言语，动作喘乏，表热自汗，或心烦不安，脉缓软为虚，或咳而脉虚数。

凡伤寒卒病，恶寒而热，或恶寒不热，宜温剂以助阳。不可妄用理气表气之药发虚正气，正在头，支药要紧，否则发虚别经，得汗不解，非唯致逆，暗损天年，或致误人，咎将谁执？

自春入夏，但有暴寒折人为病，卒当只作卒病正治。例为温病，温病是冬伤于寒，至春变温，至夏变热病也。

暑病有二，暑暍不同。中暑多是阴证，中暍多③是阳证，说阴阳二证不同，然用药寒热亦别。大抵暑热伤人元气，极阳浮于地

---

① 背：原作"皆"，据文义改。

② 和：原作"知"，据文义改。

③ 暍多：此二字原倒，据文义乙正。

上，烁①石流金之时，老人不可轻出，久近水阁木阴，凉水澡浴及露睡，盖此时阳气浮于外，腹中之阳已虚，阳或伤则阴胜矣。如人中暑，昏睡不觉，喘满痿躄，得冷则死，唯宜温养。道涂②中无汤，即以热土熨脐中，仍使人更溺其上。或急嚼生姜一大块，水送下。如已迷闷，嚼大蒜，水送下，或研灌之，立醒，此可见矣。

《修真卫生歌》③云：

四时唯夏难调摄，伏阴在内腹冷滑。

补肾肠药不可无，食物稍冷休哺啜。

心旺肾衰何所忌？特忌疏通泄精气。

寝处犹宜谨密间，默静志虑和心意。

沐浴盥漱皆暖水，卧冷枕凉俱勿喜。

瓜米茹菜不宜人，岂独秋来多疟痢。

斯言也，深极养生之要，智者识之。大抵夏清食凉，顺天道也，过节则致病疾，况阳虚者乎？

老人大便闷④，不可用大黄。老人津液枯竭，所以大便闷，更用大黄，愈耗其津液，纵通，后必再闭甚于前。只可服润肠之药，更用槐花煎汤淋洗亦好。又有老人发热而大便闷涩，或因多服丹药，脾胃虚弱，火化不行，遂为脏热，须用神保丸，得通泻一行，热即退。

神保丸 方见心痛门

润肠汤 治大便闭涩，连日不通。

麻仁一盏半，细研，用水浸，滤取浓汁　荆芥一两　脂麻半盏，略炒研，用水浸，滤取浓汁　桃仁汤浸，去皮，炒黄，研如泥，一两

---

① 烁：通"铄"，销铄。《周礼·考工记序》："铄金以为刃。"陆德明释文："烁，义当作'铄'。"

② 涂：同"途"，道路。《周礼·地官·遂人》："百夫有洫，洫上有涂。"郑玄注："涂，道路。"

③ 《修真卫生歌》：南宋真德秀所撰养生歌诀。真德秀，字景元，号西山，浦城（今属福建）人。

④ 闷：通"秘"。《说文解字注·门部》："闷，又叚为'秘'字。"

上入盐少许同煎，可以代茶饮之，以利为度。

润肠丸 治大便秘涩不通。

杏仁炒，去皮尖　枳壳　麻仁　陈皮各半两　阿胶炒　防风各二钱半

上为细末，炼蜜丸如桐子大，每服五十丸，苏子荆芥汤任下。

药　戒①

老人久患泄泻，胃中津液耗少，无积聚者，必当先实脾土、养阴、升胃气为主，不可重泻之，泻之神将何依？经曰形气不足，病气不足，此阴阳俱不足也，重泻之则阴阳俱竭，血气皆尽，五脏空虚，老者灭绝，壮者不复矣②。

老人咳嗽多日，必肺气不足，惟宜滋阴补气降痰为主，不可骤用□药涩剂，恐有风寒湿热等邪，得涩无由消散。

滞下者，多由湿热，或积滞，或时疫，至风寒，皆能作痢，但自虚实不同。况年高人脾气弱者，当补而兼消导，或兼渗泄分消则可，实者宜下，中病则止，切不可初行劫涩之药，恐成休息痢也。盖痢虽脓血赤白，亦有气病血病之分，后重里急亦有气实血虚之异，又不可不察焉。

老人小便频数，惟宜滋阴、补肾气为主。有热者，宜东垣滋肾丸最妙。慎不可服热燥丹剂，耗损真阴，减人寿算也。

七情所伤，五志过极，十居八九，极则皆为火化，怒如甚，气逆则呕吐衄血，慎不可与香燥辛热之剂，况老人阴虚阳燥者乎？

有积聚老人，原气胃气虚者，惟宜攻补兼济，谓以大汤药补剂养之，丸药缓消之，慎不可峻下急攻，损伤正气，则不可为矣。故曰养正积自除，洁古云：譬如满座皆君子，纵有一小人，自无容地而出，令其真气实，胃气强，积自消矣。《内经》曰：大积大

---

① 药戒：此题原脱，据目录补。
② 形气……复矣：语见《玉机微义》卷十九。

聚，衰其大半而止。满实积气，大毒之剂尚不可①过，况虚中有积者乎？此乃治积之一端也。邪正虚实，宜详审焉②。

中年已上之人眼目昏暗，非素有热证，不可服苦寒之药及温燥风剂，大抵多是原气阴气不足。东垣云：能远视不能近视者，阳气不足，阴气有余也，乃气虚而血盛也，血盛者阴火有余，气虚者气弱也，此老人桑榆之象也；能近视不能远视者，阳气有余，阴③气不足也，乃血虚而气盛也，血虚气盛者皆火有余，原气不足，火者，原气、谷气、真气之贼也。然虽火邪不可服苦寒药者，盖恐反伤胃气原气尔。惟宜甘寒冲淡④地黄、山药之类滋阴养气，渐自稍复。如其中夹痰与温热，七情六郁，宜分治之。

头眩老人当分，气虚者用升阳补气药，血虚者用滋阴补血药。实者，痰涎风火食也。痰涎郁遏者，宜开痰导郁，重则吐下。因风火所动者，宜清上降火。食宜消导。若因外感而得者，《严氏方》⑤虽分四气之异，皆当散邪为主。此皆有余之证也。世所谓气不归元而用丹药镇坠、沉香降气之法，盖香窜散气，丹药助火，其不归之气岂能因此而复邪？

痞郁为证，实七情气动使然，或内伤，或因服快利药过多，或因痰饮，或因湿热寒等致，心下膜满而外无急胀之形是也。今世俗往往便服峻利药，下而复痞，变生异证者多，矧老人形气不足者乎？气稍实者唯宜枳实、白术之类，随寒热虚实调理，庶不致惧。

《卫生宝鉴》曰：客有病痞，积于其中，伏而不得下，自外至者捍而不得纳。从医而问之，曰：非下之不可。归而饮其药，既饮而暴下，不终日而向之伏者散而无余，向之捍者柔而不支，焦膈导达，呼吸开利，快然若未始有疾者。不数日，痞复作，投以

---

① 可：原脱，据《卫生宝鉴》卷十四补。
② 养正……详审焉：语本《卫生宝鉴》卷十四。
③ 阴：原脱：据《原机启微·附录》补。
④ 淡：原作"痰"，据文义改。
⑤ 严氏方：即《严氏济生方》。

故药，其快然也亦如初。自是不逾月而痞五作五下，每下辄愈，客之气一语而三引，体不劳而汗，股不步而栗①，肤革无所耗于前而其中薾然②，莫知其所来。嗟夫，谓痞非下不可已，然③从而下之，术未爽④也，薾然独何如？闻楚之南有良医焉，往而问之。医叹曰：子无怪是薾然者也，凡子之术，固为是薾⑤然也。坐。吾语汝：天下之理，有甚快于余心者，其末也必有伤。求无伤于其终，则初无望于快于余心。夫阴伏而阳蓄，气与血不运而为痞，横乎子⑥之胸中者，其累大矣。击而去之，不须臾而除甚大之累，和平之物不能为也，必将击搏震挠而后可。夫人和气冲然而甚微，泊乎其易危，击搏⑦震挠之功未成，而子之和盖已病矣。由是观之，则子之痞凡一快者，子之和一伤矣。不⑧逾月而快者五，子之和平之气不既索⑨乎？故体不劳而汗，股不步而栗⑩，薾然如不可终⑪日也。且将去子之痞而无害于和乎？子归，燕居⑫三月，而后与之药，可为也⑬。客归三月⑭，斋戒而复请之。医曰：子之气少复矣⑮。取药而授之，曰：服之三月而疾少平，又三月而少康⑯，终是年而复常，且饮药不得亟进。客归而行其说，然其初使人溅然，

---

① 栗：原作"慄"，据《卫生宝鉴》卷十三改。
② 薾（ěr 耳）然：疲困貌。《卫生宝鉴》卷十三作"苶然"，义同。
③ 然：《卫生宝鉴》卷十三作"予"。
④ 爽：差失。
⑤ 薾：原作"尔"，据文义改。
⑥ 子：原作"余"，据《卫生宝鉴》卷十三改。
⑦ 搏：原作"博"，据嘉靖本、《卫生宝鉴》卷十三改。
⑧ 不：原作"六"，据《卫生宝鉴》卷十三改。
⑨ 索：离散。
⑩ 栗：原作"慄"，据《卫生宝鉴》卷十三改。
⑪ 终：原作"络"，据嘉靖本、《卫生宝鉴》卷十三改。
⑫ 燕居：闲居。
⑬ 而后……可为也：此八字原脱，据《卫生宝鉴》卷十三补。
⑭ 客归三月：此四字原脱，据《卫生宝鉴》卷十三补。
⑮ 矣：原作"以"，据《卫生宝鉴》卷十三改。
⑯ 少康：此二字原倒，据《卫生宝鉴》卷十三乙正。

迟之，盖三投药而三返之也。然日不见其所攻之效，久较①则月异而时不同，盖终年疾②平。客谒医，再拜而谢之，坐而问其故。医曰：是医国之说，岂特医之于疾哉？子独不见夫秦之治民乎③？悍而不听令，随④而不勤事，放⑤而不畏法，令不听，治之不变，则秦之民常痞矣。商君见其痞也，厉以刑罚，威以斩伐，悍厉猛鸷，不贷毫发，痛划⑥而力锄之，于是乎秦之政如建瓴⑦，流通四达，无敢拒，而秦之痞尝一快矣。自孝公以至二世也，凡几痞而几快乎，顽者已圮，强者已柔，而秦之民无欢⑧心矣。故猛政一快者，欢⑨心一亡，积快而不已，而秦之四肢枵然，徒具⑩其物而已。民心日离而君孤立于⑪上，故匹夫大呼，不终日而百疾皆起⑫，秦欲运其手足肩膂，而漠⑬然不我应矣。故秦之有亡者，是好为快者之过也。昔者先王之民，其初亦尝痞矣。先王岂不知砉然⑭击去之以为速也，惟其有伤于终也，故不敢求快于吾心，优柔而抚存之，教以仁义，导以礼乐，阴解其乱而除去其滞，傍⑮视而邈然有之矣。然月计之，岁察之，前岁之俗非今岁之俗也，不击不搏，无

---

① 久较：此二字原脱，据《卫生宝鉴》卷十三补。
② 疾：原作"痰"，据《卫生宝鉴》卷十三改。
③ 民乎：此二字原倒，据《卫生宝鉴》卷十三乙正。
④ 随：《卫生宝鉴》卷十三作"堕"。
⑤ 放：原作"故"，据《卫生宝鉴》卷十三改。
⑥ 划（chǎn 产）：同"铲"。《广雅·释诂三》："划，削也。"王念孙疏证："'划'与'铲'，声义并同。"
⑦ 建瓴：倾倒瓶中之水，形容难以阻挡。典出《史记·高祖本纪》。建，倾倒。
⑧ 欢：原作"劝"，据《卫生宝鉴》卷十三改。
⑨ 欢：原作"劝"，据《卫生宝鉴》卷十三改。
⑩ 具：原脱，据《卫生宝鉴》卷十三补。
⑪ 于：原脱，据《卫生宝鉴》卷十三补。
⑫ 起：原作"疾"，据《卫生宝鉴》卷十三改。
⑬ 漠：原作"焕"，据《卫生宝鉴》卷十三改。
⑭ 砉（huā 花）然：骨肉相离声。"砉"原作"尔"，据《卫生宝鉴》卷十三改。
⑮ 傍：《卫生宝鉴》卷十三作"旁"。

所忤逆，是以日去其戾气而不婴①其欢②心，于是政成教达，安乐久而无后患矣。是以三代③之治，皆更数圣人，历数百年而后俗成，则余之药终年而愈疾，盖无足怪。故曰天下之理，有甚快于余心者，其末也必有伤，求无伤于其终，则初无望于快于余心。虽然，岂独治天下哉？客再拜而记其说《药戒》。

《卫生宝鉴》云：世传宣药，以牵牛、大黄之类，或丸或散，自立春后无病之人服之，辄下十行。云凡人于冬月厚衣暖食，又多近火，致积热于内，若④不宣泄，必生热疾，殆无此理。冬裘夏葛，皆自然之道。《内经》亦⑤曰：春三月，此谓发陈，天地俱生，万物以荣，生而勿杀，与而勿夺，此春气之应，养生之道也。当少阳用事，发生之时，惟当先养脾胃之气，助阳退阴，应乎天道。今反以苦寒之剂投之，是行肃杀之令于⑥奉生之月，当升反降，是谓大惑。自轩岐而下，历代名医俱无是说。呜呼！此理明白，非难知也，世多雷同，莫革其弊，可痛哉！凡有志保生者，但以圣贤之言为准，则可免疑误之悔，夭折之祸矣。

经云大法春宜吐，吐者，宣法也。以君召臣曰宣，世俗以为下剂，非也。

歌⑦曰：

天与圣人同一体，长养万物不言利。

《黄帝内经》福万世，惟恐生民触邪气。

调神四气谨依行，身体康强无病滞。

去圣愈远医道衰，谁解非非而是是？

初春宣药寒凉剂，无故令人遭疫疠。

---

① 婴：触犯。
② 欢：原作"劝"，据《卫生宝鉴》卷十三改。
③ 代：原作"伐"，据嘉靖本、《卫生宝鉴》卷十三改。
④ 若：《卫生宝鉴》卷一此上有"春初"二字。
⑤ 亦：原作"不"，据《卫生宝鉴》卷一改。
⑥ 于：原脱，据《卫生宝鉴》卷一补。
⑦ 歌：《卫生宝鉴》卷一名"革春服宣药歌"。

肠鸣腹痛下数行，脾土既衰复损胃。

周身百脉失经常，安乐身中强生事。

少阳用事物向荣，一夜风霜反凋①弊。

春不生荣秋不收，奉长之气何从至？

四时失序化难成，气血一衰神不炽。

主明得②安养生昌，心不明时灾患继。

哀哉此理久不明，故以俚言革其弊。

保生君子勿他求，当向《内经》求圣意。

谚云：无病服药，如壁里安柱。此无稽之言，为害甚大。且夫天之生物，五味备焉，食之以调五脏，过则生疾，故曰五味入胃，各遂其喜，酸先入肝，辛先入肺，苦先入心，甘先入脾，咸先入肾，久而增气，气增而久，夭身之由也③。然酸伤筋，辛伤皮毛，甘伤肉，苦伤气，咸伤血，五味口嗜而欲食之，必自裁制，勿使过焉。至于五谷为养，五果为助，五畜为益，五菜④为充，气味合而食之，补精益气。倘用之不时，食之不节，犹或生疾，况药乃攻邪⑤之物，无病而可服哉？古人有以药败者，以为世诚。此皆无故求益生之祥，病反生焉，或至丧身，壁里安柱，果何如哉？且夫高堂大厦，梁柱安，基址固，坏涂毁墍⑥，柱于壁中，甚不近人情。洁古老人云无事生事⑦，此诚不易之论。人之养身，幸而五脏安泰，六腑和平，谨于摄生者，春夏奉以生长之道，秋冬奉以收藏之理，饮食有节，起居有常，少思寡欲，恬憺虚无，精神内守，此不药之药也。噫！前人以药败者，既往而不可咎矣，后人其鉴焉。

---

① 凋：原作"洞"，据嘉靖本、《卫生宝鉴》卷一改。

② 得：原作"不"，据《卫生宝鉴》卷一改。

③ 五味入胃……之由也：语本《素问·至真要大论》。

④ 五菜：原作"一岳采"三字，据《素问·脏气法时论》改。

⑤ 攻邪：此二字原倒，据《卫生宝鉴》卷一乙正。

⑥ 坏涂毁墍（xì 戏）：弄坏墙壁原有的涂饰。墍，仰涂屋顶。

⑦ 无事生事：《卫生宝鉴》卷一作"无病服药，乃无事生事"九字。

石钟乳　为慓悍之气，经曰石药之气悍，仁哉言也！天生斯民，养之以谷，及其有病，治之以药。谷则气之和，常食之而不厌；药则气之偏，可用于暂而不可久，石药又偏之甚者也。自唐时太平日久，高梁之家惑于方土服食致长生之说，以石药体坚气厚，习以成俗，迨至宋及今，犹未已也。斯民何辜，受此气悍之祸而莫之能救，哀哉！《本草》赞其久服有延年之功，而柳子厚又从而述其美①，余不得不深言之。

硝　属阳金而有水与火土，善消化驱逐，而经言无毒，化七十二种石，不毒而能之乎？以之治病，以致其用，病退则已。若玄明粉者，以火煅而成，当性温，遂曰长服多服皆可，且轻身固胎，驻颜益寿，大能补益，岂理也？曾有久服者，俱致损命，可不戒哉？

铅丹　属金而有土与水火，丹出于铅，而曰无毒，又曰凉，窃有疑焉。曾见一中年妇人，因多子，于月内服铅丹二两，四肢冰冷强直，食不入口，时正仲冬，急服理中汤加附子，与数十贴而安，谓之凉而无毒可乎？

自然铜　世以为接骨药，然此等方尽多，大抵在补气补血补胃②，俗工惟在速效以罔利，迎合病人之意，而铜非煅不可服，若新出火者，其火毒金毒相扇，挟香热药毒③，虽有接伤之功，燥散之祸甚于刀剑，戒之。

人参　入手太阴而能补阴火，大与芦④相反，若服一两参，入芦一钱，其一两参亦虚费矣，戒之。

川芎　久服能致暴亡者，以其味辛性温也，辛甘发散之过。

---

①　柳子厚又从而述其美：柳子厚，即柳宗元，其《与崔连州论石钟乳书》认为石钟乳"由其精密而出者，则油然而清，炯然而辉，其窍滑以夷，其肌廉以微，食之使人荣华温柔，其气宣流，生胃通肠，寿考康宁"，因称"述其美"。

②　胃：原作"谓"，据嘉靖本、《本草衍义补遗》改。

③　毒：原脱，据《本草衍义补遗》补。

④　芦：《本草衍义补遗》作"藜芦"二字。

《局方》以沉、麝、檀、脑子、丁、桂等诸香作汤，较之芎散之祸孰为优劣，请试思之。

艾 属火而有水，本草止言温，不言热，其性入火气则下行，入药毒则上行。世人喜温，今妇人欲子者，率多服之，及其毒发，何曾归咎于艾，惜哉！

葶苈 属火属木①，性急，善逐水，病人稍涉虚者宜远之。且杀人甚捷，何必久服而后致虚也？

附子 《衍义》论有五等，同一物，以形像②命名而为用。至哉斯言，犹有未善③。仲景八味丸，以附子为少阴之向导，其补自是地黄为主，后世因以附子为补，误矣。附子走而不守，取④健悍走下之性以行地黄之滞，可致远。亦⑤若乌头、天雄，皆气壮形伟，可为下部药之佐。无入表⑥，害人之祸相习⑦，用为⑧治风之药，杀人多矣。治风治寒有必用者，予每以童便煮而浸之，以杀其毒，且可助下行之力，入盐尤捷。

牵牛 属火善走，有两种，黑者属水，白者属金。若非病形与证俱实者，勿可用也。稍涉虚⑨，以⑩其驱逐之致虚，先哲深戒之。东垣云：若肺先受湿则宜用之，能泻气中之湿热，不得泻血中之湿热。况湿从下受之，下焦主血，是血⑪中之湿宜苦寒之味，今反以辛药泻之，其伤必矣。殊不知牵牛辛烈，伤人元气尤甚，上焦元气虚弱，津液不足者慎之。

① 木：原作"水"，据《本草衍义补遗》改。
② 像：《本草衍义补遗》作"象"。
③ 善：原作"莹"，据《本草衍义补遗》改。
④ 取：原作"耶"，据《本草衍义补遗》改。
⑤ 亦：原作"矣"，据《本草衍义补遗》改。
⑥ 无入表：《本草衍义补遗》作"无表证"。
⑦ 习：原作"息"，据《本草衍义补遗》改。
⑧ 为：原字漫漶，据《本草衍义补遗》补。
⑨ 虚：原作"侣"，据《本草衍义补遗》改。
⑩ 以：原作"疑"，据《本草衍义补遗》改。
⑪ 是血：此二字原脱，据《普济方》卷五补。

琥珀 属阳金，古方用为利小便，以燥脾土有功，脾能运化，肺自下降，故小便可通。若血少不利者，反致燥急之苦。

厚朴 属土而有火，气药也，温而能散，泻胃中之实也，而平胃散中用之，佐以苍术，正是泻上焦之湿，平胃土，不使之大过而复其平，以致于和而已，非谓温补脾胃，习①以成俗，皆为之补②，哀哉！《本草发挥》③ 云：气味辛温，误用脱人元气。

片脑 属水，世知其寒而通利，然未达其暖而轻浮飞扬。《局方》但喜其香而贵细，动辄与麝同用而为附、桂之助，人身阳易于动，阴易④于亏，幸思⑤之。

犀角 属阳，性走散，比诸角为甚，豆疮后用此散余毒，俗以为常。若不有余毒而血虚者，或已得燥热发散者，用之祸致⑥，人所不知。

苦丁香 性急，损胃气，吐药不为不多，胃弱者勿用。有当吐之证，以他药代之可也，病后尤宜深戒。

恒山 属金而有火与水性，暴悍，善驱逐，能伤真气，切不傥过者也，病人稍近虚怯，勿可用也。惟雷公⑦言老人与久病切忌之，而不明言其害，《外台秘要》乃用三两作一服煎，顿服，以治疟，窃恐世人因《秘要》之言而不知雷公之意故。

菊花 属金而有水与土火，大能补阴。须味甘者，若山野苦者勿用，大损胃气。

威灵仙 属金属木，治⑧痛之要药，量病人稍涉虚者禁用。不采得水流声响者，知其性好走也。

---

① 习：原脱，据《本草衍义补遗》补。
② 皆为之补：此四字原脱，据《本草衍义补遗》补。
③ 《本草发挥》：本草著作，4 卷，明代徐彦纯撰。
④ 易：原作"阳"，据《本草衍义补遗》改。
⑤ 思：原作"试"，据《本草衍义补遗》改。
⑥ 祸致：即祸至。
⑦ 雷公：即雷敩，南朝刘宋人，著有《雷公炮炙论》3 卷。
⑧ 治：原作"活"，据《本草衍义补遗》改。

诃子　下气，以其味苦而性急喜降。经曰肺苦急，急食苦以泻之，谓降而下走也。若气实者宜之，若气虚者，似难轻服也。

防风　泻肺实，误用泻人上①焦元气。

吴茱萸　辛热，多用恐损元气，肠虚人服之愈甚。

木香　气热，味辛苦，易老以为破气之药，不言补者也，未宜久服。

甘遂　专于行水攻决为用，入药须斟酌用之。

莞花、芫花　俱治水肿，用时斟酌，不可太过与不及也。芫花久服令人虚，误用则害深。

大戟　泻肺，损真气。

茯苓、猪苓、泽泻　各有行水之功，久服损人。仲景八味丸用之者，亦不过接引桂、附等药归就肾经，去胞中久陈积垢，为搬运之功②也。

青皮　主滞气，无滞气则损真气。

三棱　破积气，损真气，虚者勿用。

黄连、苦参　久服则反热，盖从火化也。

葛根　阳明经药，伤寒太阳初感之病，未入阳明，头痛者，尚不可服。今世俗有以气药及辛凉之剂为治伤寒，若差误，是引贼破家也。许学士云：论治伤寒，须依次第，否则虽暂时得安，亏损五脏，以③促寿期，何足尚也？昔范云为梁武帝属官，得时疫热疾，召徐文伯诊视。是时武帝有九锡④之命，期在旦夕。云欲预⑤盛礼，谓文伯曰：可便得愈乎？文伯曰：便瘥甚易，政⑥恐二

---

① 上：原脱，据《本草衍义补遗》补。

② 功：原作"郊"，据《本草蒙筌》卷四改。

③ 以：此下原衍"以"字，据《伤寒发微论》卷上删。

④ 九锡：此二字原倒，据嘉靖本乙正。锡，通"赐"。古时天子赐给诸侯、大臣有殊勋者的九种器物为"九锡"，表示最高礼遇。

⑤ 预：原脱，据《伤寒发微论》卷下补。

⑥ 政：通"正"。《墨子·节葬下》孙诒让闲诂："政、正通。"

年外不复①起尔。云曰：朝闻道，夕死可矣，况二年乎？文伯于是先以火煅地，布桃柏叶，布席②，置云其上，顷刻汗出，以温粉裛③之，翌日遂愈。云甚喜，文伯曰不足喜④，后二年果卒。夫取汗先期，尚促寿限，况不顾表里，不待时日，便欲速愈者耶？今病家不耐病，未病三四日，昼夜督汗，医者随情顺意，鲜不致毙，余感此而⑤以为龟鉴云。

食　戒

《内经》云：味过于酸，肝气以津，脾气乃绝；味过于咸，大骨气劳，短肌，心气抑；味过于甘，心气喘满，色黑，肾气不衡；味过于苦，脾气不濡⑥，胃气乃厚；味⑦过于辛，筋脉沮弛，精神乃殃。

《金匮方论》云：凡饮食滋味以养生，食之妨，反能为害。自非服药炼液，焉能不饮食乎？切见时人，不闲⑧调摄，疾疢竞起。若不因食而生，苟全其生，须知切忌者矣。所食之味，有与病相宜，有与身为害，若得宜则益体，害则成疾，以此致危，例皆难疗。凡煮药饮汁以解毒者，虽云救急，不可热饮，诸毒病得热更甚，宜冷饮之。肝病禁辛，心病禁咸，脾病禁酸，肺病禁苦，肾病禁甘。春不食肝，夏不食心，秋不食肺，冬不食肾，四季不食脾⑨。

---

① 复：原作"服"，据《伤寒发微论》卷下改。
② 席：原作"广"，据《伤寒发微论》卷下改。
③ 裛（yì义）：缠裹，此为涂敷。
④ 喜：原作"善"，据《伤寒发微论》卷下改。
⑤ 而：原作"面"，据《伤寒发微论》卷下改。
⑥ 濡：原作"需"，据《素问·生气通天论》改。
⑦ 味：原脱，据《素问·生气通天论》补。
⑧ 闲：通"娴"。《说文通训定声·乾部》："闲，假借为'娴'。"
⑨ 凡饮食……食脾：语本《金匮要略·禽兽鱼虫禁忌并治》。

今以丹溪《本草补遗》①，杂以诸方本草禁忌，并附于下。

夫世俗言虚损之病，似指阳虚而议治，殊不知人身之虚悉是阴虚。若阳果虚损，其死甚易，敏者亦难措手，夫病在可治者，皆阴虚也。《衍义》书此方于犬之条下，以为习俗所移之法，惜哉！

《本草》云：

羊肉 有宿热者不可食②。一切肉，患热病者不可食。猪肉，多食能暴肥，此盖虚肥故也，戒之，患疮人尤忌之③。

鸡 属土而有金与木火，性□补，故助湿中之火，病邪得之，为有助而病剧，非鸡而已。凡有血□气，与夫鱼肉之类，皆助病者也，《衍义》不暇及耳。夫风之为病，西北气寒，为风所中，诚有之矣。东南气温而地多温，有风病者非风也，皆湿生痰，痰生热，热生风也。经曰亢则害，承乃制，刘守真曰土极似木，数千年得经意者，河间一人。且《衍义》云鸡动风者，习俗所移也。

鲫鱼 诸鱼皆属火，惟鲫有土，故能入阳明，而有调胃实肠之功。若得之多者，亦未尝不起火也，戒之。《千金方》云：下利者，食一切鱼，必加剧，难治。腹中癥瘕病，勿食鲤鱼④。丹溪云：诸鱼无一息之停，故能动风痰热，螃蟹亦然。

马刀 与蚌蛤、蛳蚬大同小异，属金而有水土。《衍义》言其冷而不言其湿，多食⑤发痰，以其湿中有火，久则气上升而不降，因生痰，痰多生热，热则生风，何冷之有？

红椒 属火而有水与金，有下达之能，所以其子名曰椒目，止行渗道，不行谷道。世人服椒者，无不被其毒，以其久久则火自水中起，谁能御之？

---

① 《本草补遗》：即《本草衍义补遗》，朱丹溪为补充修正宋代寇宗奭《本草衍义》而作。

② 羊肉……可食：语见《金匮要略·禽兽鱼虫禁忌并治》。

③ 猪肉……忌之：语本《证类本草》卷十八。

④ 下利……鲤鱼：语本《备急千金要方》卷二十六。

⑤ 食：原脱，据《医学入门》卷二补。

胡椒 属火而有金，性燥，食之快膈，喜食者众，大伤脾胃肺气，积则大气伤，凡心痛气疾，大其祸也。按大气伤则原气损矣，养生者慎之。

金樱子 属土而有金与水，夫经络隧道以通畅为和平，昧①者取涩性以为快，遂熬为煎食之，自不作靖②，咎将谁执？

蒲萄③ 属土而有水与木火，东南食之多病热，西北食之无恙，盖性能下走渗道，西北气厚，人之禀亦厚耳。

枣 属土而有火，味甘性缓。经曰甘先入脾，《衍义》乃言益脾土也。经言补脾未尝用甘，今得此味多者，惟脾受病，习俗移人，《衍义》亦或不免。《金匮方》云：中满腹胀，勿食枣、李、柰；热病，勿食枣及桃李。

樱桃 属火而有土，性大热而发湿。《本草》言调中益脾，《日华子》言令人吐，《衍义》发明其能致小儿之病，将不能病壮者老者欤？旧有热病与嗽者喘者，得之立病，且有死者矣。

□，属土而有水，经曰补中，《日华子》言补胃，《衍义》乃言不益脾胃，恐是当时有食之过量而为病者，遂直书，未之思也。

柿 属金而有土，为阴，有收之义，止血治嗽，亦可为助。

荔 属土而有火与木，食多发热。《衍义》谓虚热，未试耳。核属金，性燥热。

胡桃 属土而有火，性热。《本草》言甘平，是无热也。下文云能脱人眉，动风也。脱眉动风，非热火伤肺乎？《金匮方》云：痰证勿食胡桃。

石榴 味酸，病人须戒之，以性滞，其汁恋膈成痰。榴者，留也。《本草》云：损人肺，不可多食。《金匮方》云：嗽，勿食石榴。孟诜云：多食损齿。

梨 味甘，渴者宜之。梨者，利也，流利下行之谓也。《食

---

① 昧：原作"味"，据《本草衍义补遗》改。

② 靖：善。

③ 蒲萄：即葡萄。"萄"原作"蔔"，据《本草衍义补遗》改。

疗》云：金疮及产妇不可食，忌之，血之虚也，戒之。

橄榄 味涩而生甘，醉饱后宜之，然其性热，多食能致上壅。

榧实 属土与金，非火不可啖，经火则热矣，肺家果也，引火入肺则大肠先受，识者宜详。

冬瓜 性走而急，久病与阴虚者忌之。《衍义》取其分散①热毒气，有取于走而性急也。《本草》②云：甜瓜暑月服之，永不中暑气，多食未有不下利者。贫下多食，至深秋作痢，为难治，为其损消阳气故也。孙真人云：患脚气人勿食，永患不除。又多食发黄疸病，动冷气，令人虚羸，解药力。两蒂者，五月中沉水者，并杀人。瓠③，患脚气及虚胀冷气人，不可食之。

莱菔根 属土而有金与水，《本草》言下气速，往往见煮熟食之多者，停膈成溢饮病，以其甘多而辛少也。

大蒜 性热喜散，善化肉，故人喜食④，属火，多用于暑月。其伤脾伤气之祸积久自见，化肉之功不足言也，有志于养生者，宜自知之。《本草》云：久食伤人，损目明⑤。

茄 属土，故甘而喜降，大腑易动者忌之。《本草》云：多食损人动气，发疮及痼疾⑥。

香油 须炒脂麻乃可取之，人食之美，且不致病。又，煎炼⑦食之，与火无异，戒之。

饴 属土，成于火，大发湿中之热。《衍义》云动脾风，是言其末而遗其本也。

大麦 初熟⑧人多炒而食之，此等有火，能生热病，人所

---

① 散：原作"败"，据《本草衍义补遗》改。
② 《本草》：指《本草衍义》。
③ 瓠（hù 户）：瓠瓜。
④ 食：此下原衍"肉"字，据《本草衍义补遗》删。
⑤ 久食……目明：语见《证类本草》卷二十九。
⑥ 多食……痼疾：语见《证类本草》卷二十九。
⑦ 炼：原作"辣"，据《本草衍义补遗》改。
⑧ 熟：原作"热"，据《本草衍义补遗》改。

不知。

《本草》云：荞麦久食动风，令人头眩，和猪肉食之，患热风，脱人须眉，动诸风也①。

石蜜　甘，喜入脾，其多之害，必生②脾，而西北人得之有益，东南人得之未有不病者，亦气之厚薄不同耳。虽然，东南地下多温，宜乎其为害也，西北地高多燥，宜乎其得之为益也。

糖　多食③能生胃中之火，此损齿之因也，非土制水，乃湿土生火热也。食枣多者齿病齲，亦此意也。《本草》云：糖不与葵同食，生流澼，又不与笋同食，使笋不消成癖，身重不能行履耳④。

酒　《本草》止言热，有毒，而不言其湿热⑤中发热，近于相火，大醉后振寒战栗者可见矣。

醋酸浆甘，以之调和诸汤，尽可适口，若和鱼肉，其致病以渐，人所不知。酸收也，甘滞也，人能远之，亦却疾之一端也。

世俗以肉为补性之物，肉无补性，惟补阳⑥尔。凡今之虚损者，不在于阳而在⑦于阴，以肉补阴，犹缘木而求鱼。何者？肉性热，入胃便热发，热发便生痰，痰多，气便不降而诸证作矣。久病后用作养胃气，胃气非阴气，不足以自全，所以淡味为自养之良方，尤今之急着。食淡味，又须安心，使内火不起可也。

附：养生方导引法

《修真书》云：

春嘘明目木扶肝，夏至呵心火自阑。

秋呬定知金肺润，肾吹惟要坎中安。

三焦嘻却除烦热，四季长呼脾化餐。

---

① 荞麦……动诸风也：语本《证类本草》卷二十五。
② 生：《本草衍义补遗》作"生于"二字。
③ 食：原脱，据《本草衍义补遗》补。
④ 糖……行履耳：语本《证类本草》卷二十三。
⑤ 热：《本草衍义补遗》无此字。
⑥ 补阳：此二字原倒，据《医学纲目》卷九乙正。
⑦ 于阳而在：此四字原脱，据《医学纲目》卷九补。

切记出声闻口耳，其功尤胜宝神丹。

诀云：

肝若虚时目睁睛，争知肺呬手双擎。

心呵脑后高叉手，肾若吹时抱膝平。

脾用呼时须撮口，三焦客热卧嘻嘻。

四季常是嘘，八节不得吹。

盖肝为相火，有泻无补，肾为真水，有补无泻也。

肝嘘，主嗌干面尘，眼眵赤，多泪疼痛，胁下痛，小便黄赤色或涩。

心呵，主烦燥喉疮，热肿多汗，掌中热，咽干渴。

脾呼，主热，痰涎目黄，喉痹衄衃，口干舌痛，身重腹胀。

肺①呬，主喘嗽烦渴，胸膈烦膨，有痰，掌中热，风汗出。

肾吹，主有疾尫羸，面黑口干，耳鸣，咽嗌肿，股内疼痛，足下热痛。

三焦嘻，主颊痛喉痹，耳闭浑浑然。

已上主治六经本病之邪也。然五脏不足，又在药食气味为补。经云形食味，故味归形，气养形，故形归气，气化则精生，味和则形长，故五味为宜。若五志所过，非药可治者，五胜为宜。

忧胜怒：肝属木，在志为怒，过节则反自伤，故曰怒伤肝，故以所胜者制之。

恐胜喜②：心属火，在志为喜，过节则反自伤，故曰喜伤心，故以所胜者制之。

怒胜思：脾属土，在志为思，过节则反自伤，故曰思伤脾，故以所胜者制之。

喜胜忧：肺属金，在志为忧，过节则反自伤，故曰忧伤肺，故以所胜者制之。

思胜恐：肾属水，在志为恐，过节则反自伤，故曰恐伤肾，

---

① 肺：原作"肝"，据《新刻养生导引法·老人门》改。
② 喜：原作"者"，据《新刻养生导引法·老人门》改。

故以所胜者制之。

《通玄集》云：其补真妙理，只要心头无事，内外俱忘，一齐放下，把捉得定。阳生子时，阴生午时，静室披①衣握固，端坐盘膝，蹲下腹肚，须臾升身，前出胸而微偃首于后，后开夹脊双关，肘后微扇，三伸腰，自尾闾穴如火相似，自腰而起，拥在夹脊，慎勿开关，即时甚热气壮，渐次开夹脊而放气，过仍仰面，脑后紧偃，以闭上关，慎勿令开，即觉热极气壮，渐次入顶，以补泥丸髓海，则身耐寒暑，为习长生之基。如前出胸，伸腰，闭夹脊，存而升之，腰间火不起，当静坐内观，如法再作，以至火起为度，自丑行至寅终可止。是曰肘后飞金晶②，又曰抽铅，使肾气生肝气也。又略昂首偃项，放令颈下如火，方点头向前，低头曲项，退舌尖近后，以拄上腭，自有津出，不嗽而咽，下还黄庭，是名金液还丹。四时不拘时候节次行此，自艮至巽而已，晚间乃勒阳关法，自兑至乾而已。

苏合香丸方见气门

乌药顺气散

八味顺气散二方见中风门

六合汤方见妇人门

防风通圣散

三生饮

省风汤三③方并见中风

滚痰丸方见痰饮门

大青龙汤

小青龙汤二方并见伤寒门

四君子汤

曲蘗枳术丸

---

① 披：原作"彼"，据嘉靖本、《新刻养生导引法·老人门》改。
② 金晶：《新刻养生导引法·老人门》作"金精"。
③ 三：原作"二"，据文义改。

平胃散三方俱见脾胃门

小黄丸

白术丸

水煮金花丸三方并见咳嗽门

省风汤方见中风门

五苓散

参苏饮二方并见伤寒门

瓜蒂散方见风痹①门

二陈汤方见痰饮门

三花神佑②丸方见脚气门

滋肾丸方见虚损门

五香连翘汤方见痈疽门

琼玉膏方见补益门

安肾丸方见虚损门

控涎丹方见风痹门

大橘皮汤方见水肿门

养气丹方见《局方》

茯苓汤 治胸中有痰饮，自吐出水后心胸间虚，气满不能食，消痰气，令能食。

茯苓　人参　白术各三两　枳实二两　橘皮二两半　生姜四两

上㕮咀，每服八钱，水二盏煎八分，去柤，食后温服。

导痰汤方见痰饮门

苏子降气汤

四七汤二方并见气门

青州白丸子方见中风门

温中丸 治脾咳恶寒，口中如含霜雪，中脘冷痛。

白术二两　干姜　半夏各一两　细辛　胡椒各五钱

①　痹：当作"痫"。
②　佑：原作"裙"，据文义改。

上为细末，炼蜜丸如桐子大，每服五十丸，空心姜汤下。

姜桂丸方见咳嗽门

橘半枳术丸方见脾胃门

瑞竹堂方化痰丸方见痰饮门

八味丸方见虚损门

虎潜丸方见虚损门，治老人腰腿疼痛，最效。

补阴丸

黄柏半斤，盐酒炒　知母酒浸炒　熟地黄各二两　龟板四两，酒浸炒　白芍药炒　陈皮　牛膝各二两　锁阳　当归各一两半　虎骨一两，酒浸，酥炙

上为细末，酒煮羊肉丸如桐子大，每服五十丸，盐汤下。加干姜半两。

补精膏　常服壮元阳，益真气，助胃润肺。

牛髓四两，炼，去楂　胡桃四两，去皮壳　杏仁四两，去皮尖，炒　山药半斤

上将杏仁、胡桃、山药三味捣为膏，蜜一斤炼去白沫，与牛髓同和匀，入磁罐内，汤煮一日，空心服一匙。

补髓膏

黄犍牛髓三斤　蜜四斤，用水三斤，二味用①炼，去滓水，取净水三斤　人参四两，为末　胡桃仁五十个，捣　杏仁四两，去皮，已上二味一②处捣为泥末　生熟地黄一两，为末　五味子一两，为细末

上件用磁罐一个，将前药拌③匀，放入罐内，用纸封口，锅煮一伏时取出，用时每日空心服一大匙，然后漱口水咽之，大补有效。

封脐艾　治腰膝痛，脐腹冷痛，老人弱人妇人小儿泄泻又宜用之，每日熨烙为效。

---

① 用：疑为"同"。

② 一：原脱，据文义补。

③ 拌：原作"伴"，据嘉靖本改。

海艾　蛇床子各一两　木鳖子二对，生用，带壳用

上为细末，与艾二味相和匀，作一纸圈，于内可以容熨①斗，将药可用绵包裹定，安在脐上，用熨斗熨之②。

诸粥方

杏仁粥

杏仁二两，去皮尖，研　猪肺一具，去管，和研令烂如糊

上用瓦瓶煮粥令熟，却将瓷碗放火上炙令热，以猪肺糊在碗内，便泻粥，盖之，更以热汤抵令热③后服之，大能补肺气。

人参粥

人参半两，为末　生姜取汁，半两

上二味，以水二升煮取一升，入粟米一合，煮为稀粥，觉饥即食之，治反胃，吐酸水。

枸杞叶粥

枸杞叶半两，细切　粳米一合

上二味于石器中相和，煮作粥，以五味末、葱白等调和，食之。

鹿肾粥方　治老人肾气虚损耳聋。

鹿肾一对，去脂膜，切　粳米三合

上于豉汁中相和，煮作粥，入五味如法调，空腹食，作羹酒皆得。

蔓菁粥方　治老人，补中明目，利小便。

蔓菁子二合　粳米三合

上捣碎，入水二大盏绞，滤取汁，着米煮粥，空心食之。

雀儿粥方　食治老人脏腑虚损羸瘦，阳气乏弱。

雀儿五双，治如食法，细切　粟米一合　葱白三茎，切

---

① 熨：原作"慰"，据文义改。
② 用熨斗熨之：二"熨"字原皆作"慰"，并据文义改。
③ 热：原作"熟"，据文义改。

上先将雀儿炒肉，次入酒一合，煮少时，入水二大盏半，下米煮作粥，欲熟下葱白、五味等，候熟空心服之。

猪肾粥方　食治老人肾脏气惫耳聋。

猪肾一两，去膜，细切　葱白二茎，去须，切　人参一分，去芦头
防风一分，去芦　粳米二合　薤白去茎

上件药末并米、葱、薤白着水，下锅中煮，候粥临熟，拨开中心下肾，莫搅动，慢火更煮良久，入五味，空腹服之。

乌鸡膏粥方　食治老人五脏气壅耳聋。

乌鸡一两　粳米三合

上相和煮粥，入五味调和，空腹食之。乌鸡脂和酒饮，亦佳。

法制猪肚方　食治老人，补虚羸乏气力。

獖猪肚一枚，洗如食法　人参半两，去芦头　干姜二钱，炮制，剉
椒二钱，去目，不开口者，微炒出汗　葱白叶茎去须，切　糯米三合

上件捣为末，入米合和相得，入猪肚内缝合，勿令泄气，以水五升于铛内微火煮令烂熟，空心服，放温服之，次暖酒一中盏饮之。

法煮羊头方　食治老人，补五劳七伤虚损。

白羊头蹄一副，须用草火烧令黄色，刮去灰尘　干姜半两　葱白切，
半升　豉半斤　荜茇半两　胡椒半两

上件药先以水煮头蹄半熟，内药更煮令烂，去骨，空腹适性食之，日食一具，满七具即止。禁生冷、醋滑、五辛、陈臭、猪鸡等七日。

雌鸡粥方　食治老人五劳七伤，益下元，壮气海，服经月余，肌肉充盛，老成少年宜服食。

黄雌鸡一只，去毛脏腹　肉苁蓉酒浸一宿，一两，刮去皱皮，切　生薯蓣一两，切　阿魏少许，炼过　粳米二合，淘入

上以上先将鸡烂煮，擘骨取汁，下米及鸡、肉苁蓉等，都煮粥，入五味，空心食之。

羊肉粥方　食治老人虚损羸瘦，助阳，壮筋骨。

羊肉二斤　黄芪一两，生用　人参一两，去芦头　白茯苓一两　枣
五枚　糯米三合

上件药先将肉去脂皮，取精膂肉，留四两细切，余一斤十二两，以水五大盏并黄芪等煎取汁三盏，去滓，入米煮粥，临熟下切了生肉更煮，入五味调和，空心食之。

羊脊髓粥方　食治老人脾胃气弱，劳损，不下食。

大羊脊骨一具，肥者，搥碎　青粱米四合，净淘

上以水五升煎取二升汁，下米煮作粥，空心食之，可下五味常服，其功难及，甚效。

羊血粥方　食治老人脾胃气弱，干呕，不能下食。

羊血一斤，鲜者，面酱作片①　葱白一握　白面四两

上煮血令熟，渐食之三五服，极有验，能补益脏腑。

鸡头实粥方　食治老人，益精气，强志意，聪利耳目。

鸡头实三合

上煮令熟，去壳，研如膏，入粳米一合煮粥，空腹食。

莲实粥方　治老人，益耳目聪明，补中强志。

莲实半两，去皮，细切　糯米三合

上先以水煮莲实令熟，次入糯米作粥，候熟入莲实，搅匀热食。

诸酒方

山药酒　补虚损，益颜色，用薯蓣于砂盆中细研，然后下于铫中，先以酥大匙熬令香，次旋添酒一盏，搅令匀，空心饮之。川人黄葛峰次辰，冬月霜晨常以待客。

一方，治下焦虚冷，小便数，瘦损无力，生薯药②半斤，刮去皮，以刀切碎，研令细烂，于铫中着酒，酒沸下薯，不得搅，待熟着盐、葱白，更添酒，空腹饮三二盏妙。

菖蒲酒　通血脉，调荣卫，主风痹，治骨立痿黄，医所不治者，服一剂，经百日颜色丰足，气力倍常，耳目聪明，行及奔马，

---

① 面酱作片：谓切片并用面粉与酱拌合。酱，原作"浆"，据《寿亲养老新书》卷一改。片，原脱，据《寿亲养老新书》卷一补。

② 薯药：即薯蓣。

発白更黑，齿落再生，昼夜有光，延年益寿，久服得与神通。

菖蒲

上捣，绞取汁五斗，糯米五斗炊熟，细面五斤，捣碎相拌令匀，入磁器密盖，三七日即开，每温服一中盏，日三。

菊花酒　壮筋骨髓，延年益寿，耐老。

菊花五升　生地黄五升　枸杞子根五斤

上三味都捣碎，以水一石煮出汁五斗，炊糯米五斗，细面拌令匀，入瓮内密封，候熟澄清，每温服一盏。东坡云：菊黄，中之色，香味和正，花叶根实皆长生药也①。又云：仙姿高洁，宜通仙灵②。

紫苏子酒

紫苏子二升，微炒　清酒三斗

上捣碎，以生绢袋盛，纳于酒中浸三宿，少少饮之。《日华子》云：苏子主调中，益五脏，下气补虚，肥健人，润心肺，消痰气③。

枸杞子酒　明目驻颜，轻身不老，坚筋骨，耐寒暑，疗虚羸黄瘦，不能饮食，不过两剂必得充，无所禁断。

枸杞子五升，干者，捣　生地黄切，三升　大麻子五升，捣碎

上先蒸④麻子令熟，摊去热气，入地黄、枸杞子相和得所，纳生布袋中，以酒五斗浸之，密封，春夏七日，秋冬二七日，取服，多少任意，体中微有酒力醺醺为妙。谚云去家千里，勿食萝摩、枸杞，此言其补益精气，强盛阴道，久服令人长寿。叶和羊肉作羹，益人。

开胃炒面汤方

二两白盐四两姜，五斤炒面二茴香。

半斤杏仁和面炒，一两甘草蜜炙黄。

---

①　菊黄……长生药也：语本《苏沈良方拾遗》卷上。"药"字原脱，据《苏沈良方拾遗》卷上补。

②　仙姿……仙灵：语本《苏沈良方拾遗》卷上。

③　苏子……痰气：语本《证类本草》卷二十八。

④　蒸：原作"捞"，据《太平圣惠方》卷九十五改。

枸杞子，胡桃穰，脂麻相合最为良。

驻①颜和血增延寿，此药汤中第一方。

上相和匀，每服不拘时白②沸汤调服③。

---

① 驻：原作"洼"，据《养生类要·后集》改。

② 白：原作"少"，据《养生类要·后集》改。

③ 调服：此下原衍"不拘时"三字，据《养生类要·后集》删。

小儿门

洁古曰①：五脏子母虚实，鬼贼微正，若不达旨意，不易得而入焉。

在前者为实邪。注曰：子能令母实，拒鬼贼不敢伤于母，其子又引母所克者妻相助，故曰实邪也。

在后者为虚邪。注曰：母引子之鬼贼至，由此母能使子虚也，《内经》曰子能令母实，母能令子虚②，此之谓也。

妻来乘夫为微邪。夫来乘妻为贼邪。注曰：法当泻鬼，补本脏。

本脏自病为正邪。注曰：法当虚则补之，实则泻之。《内经》曰滋苗者必固其根，伐下者必枯其上③，逆其根则伐其本，伐其本则败其真矣。

心主热，自病或大热，泻心汤主之。注曰：实则烦热，黄连泻心汤主之；虚则惊悸，生犀散主之。

肺乘心，微邪。注曰：喘而壮热，泻白散。

肝乘心，虚邪。注曰：风热，煎大羌活汤下大青丸。

脾乘心，实邪。注曰：泄泻身热，泻黄散。

肾乘心，贼邪。注曰：恐怖恶寒，安神丸。

凡心脏得病，必先调其肝肾两脏。肾者心之鬼，肝气通则心气和，肝气滞则心气乏，此心病先求于肝，清其源也。五脏受病，必传其所胜。水能胜火，则肾之受邪，必传于心，故先治其肾，逐其邪也，故有④退肾邪⑤、益肝气两方。或诊其脉，肝肾两脏俱

---

① 洁古曰：此下至"亦察其本脏而治之"句见《玉机微义》卷五十所引。

② 子能……子虚：语见《难经·七十五难》。

③ 滋苗……其上：语见《素问·四气调神大论》王冰注。

④ 有：原作"其"，据《明医杂著》卷一改。

⑤ 邪：原作"也"，据《明医杂著》卷一改。

和而心自生疾，然后察其心家虚实治之。

肺主燥，自病则喘嗽，燥则润之。注曰：实则喘而气盛，泻白散；虚则喘而少气，先益黄散，而后阿胶散。

心①乘肺，贼②邪。注曰：热而喘嗽，先地黄丸，中导赤散，后阿胶散。

肝乘肺，微邪。注曰：恶风眩冒，昏愦，嗽，羌活膏。

肾乘肺，实邪。注曰：增寒，嗽，清利，百部丸。

脾乘肺，虚邪。注曰：体重，吐痰泄泻，嗽，人参白术散。

凡肺之得疾，必先观心之虚实。若心火炎盛铄金，即当先抑心气，后吃肺药。若心气和，即更看脾脉。若脾气虚冷，即不能相生，而肺家生气不足，则风邪易感，故患肺寒者皆脾虚得之。若脾气盛实，则亦痞隔中焦，而大肠与肺表里不能相通，夫中焦热隔则肺大肠不通，其毒热之气必上蒸于肺而生疾，故患肺热者多脾实得之。心气盛泻之，脾气虚者益之，脾气实者通之，然后随其肺之寒热以治之，故有抑心气、益脾气、通脾气三药。若诊其脉气，心脾两脏俱和而肺自生疾，则但察肺家虚实而治之。

肝主风，自病则风搐拘急。肝苦急，急食甘以缓之，佐以酸苦，以辛散之。注曰：实则风搐力大，泻青丸；虚则风搐力少，地黄丸。

心乘肝，实邪。注曰：壮热而搐，利惊丸、凉惊丸主之。

肺乘肝，贼邪。注曰：气盛则前伸③呵欠，微搐，法当泻肺，先补本脏。补肝，地黄丸主之；泻肺，泻白散主之。

脾乘肝，微邪。注曰：多睡体重，搐，先当定搐，泻青丸主之。搐止，再见后证，则别立法治之。

肾乘肝，虚邪。注曰：增寒呵欠，搐，羌活膏。

凡肝得病，必先察其肺肾两脏，根其病之所起，然后复其肝

---

① 心：原作"肝"，据《玉机微义》卷五十改。
② 贼：原作"微"，据《玉机微义》卷五十改。
③ 伸：原作"晨"，据《玉机微义》卷五十改。

家本脏之虚实，方可治疗。然肾者肝之母，金者木之贼，今肝之得病，若非肾水之不能相生，必是肺金之鬼来攻击，不得不详审而求之。故其来在肺，先治在肺，攻其鬼也；其来在肾，先补其肾，滋其根也。然后审其肝家本脏之虚实而寒温之。

脾主湿，自病则泄泻多睡，体重倦□①。脾苦湿，急食苦以燥之。注曰：实则泄泻赤黄，睡不露睛，泻黄散；虚则泄泻白色，睡露睛，白术散。

肝乘脾，贼邪。注曰：风泻而呕，茯苓半夏汤。

心乘脾，虚邪。注曰：壮热，体重而泻，羌活、黄芩、苍术、甘草汤主之。

肺乘脾，实邪。注曰：能食，不大便而呕嗽，煎槟榔大黄汤，下葶苈丸。

肾乘脾，微邪。注曰：恶寒，泄，理中丸之类。

凡脾之得病，必先察其肝心两脏之虚实，根其源之所起，然后救疗。盖肝是脾之鬼，心是脾之母，肝气盛则鬼胜，心气亏则脾家生气不足，盛者抑之则退，亏者益之则不乏，故有抑肝气、益心气两药。诊其脉，肝心两脏俱和，则是脾自生疾，察其虚实而治。

肾主寒，自病则足胫寒而逆。人之五脏，惟肾无实，小儿疮疹变黑暗，则是肾实，水克退心火，是以水能制火也。

心乘肾，微邪。注曰：肉热，不恶寒，桂枝丸。

肺乘肾，虚邪。注曰：喘嗽，皮涩寒，百部丸。

肝乘肾，实邪。注曰：拘急气搐，身寒，理中丸。

脾乘肾，贼邪。注曰：体重泄泻，身寒，理中丸。

本脏虚弱，是自己正令不行，乃鬼贼之所克害，当补本脏之正气。假令肺病喘嗽，时于初春见之，法当补肾，见于夏救肺，见于秋泻肺，见于冬补心，泻本脏，乃名寒嗽。大抵五脏各至本位即气盛，不可更补，到所克位，不可更泻。五行之间，惟肾之

---

① 倦□：《玉机微义》卷五十作"昏倦"。

一脏，母盛而子反受邪，而物之性有不可一概论者，肺肾是也。何则？肺属金，射于皮毛所主者气，肾属水，主于骨髓所藏者精，气之轻浮，能上而不能下，精之沉重，能下而不能上，此物性之然。今肺之盛，盖热之作也，气得热而上蒸，则肺不能下生于肾，而肾受邪矣。急食凉药解之，使脏气温和，自能下生于肾，此肾之病必先求之于肺。若肺脏安和而肾忽然受病者，不过脾之湿相刑于肾而生疾，所以有解肺热、去脾邪两药。若脾肺两脏俱和而肾自生疾，亦察其本脏而治之。

钱氏曰：心主惊，实则叫哭发热，饮水而搐，导赤散、泻心汤，虚则困卧，悸动不安，粉红丸。肝主风，实则目直，大叫呵欠，项急顿闷，泻肝散，虚则咬牙，多欠气，热则外生气，湿则内生气①，地黄丸。脾主困，实则困睡，身热饮水，泻黄散，虚则吐泻生风，异攻散②、泻黄散。肺主喘，实则闷乱喘促，有饮水者，有不饮水者，泻白散，虚则哽气，长出气，阿胶散。肾主虚，无实也，惟疮疹肾实则黑陷，百祥元、牛李膏。更当别虚实证。假如肺病又见肝证，咬牙，多呵欠者，易治，肝虚不能胜肺故也；若目直，大叫哭，项急顿闷者，难治，盖肺久病则虚冷，肝强实而反胜肺也。注曰：咬牙呵欠者，虽肝之证而虚也，故不能胜肺，所以易治；若肝证之盛，目多直视，项急大叫，闷乱者，则肺病久虚而肝得以胜之，所以难治也。视病之虚实，虚则补母，实则泻子。注曰：假如肺金之病而实，当泻肾水，使子来求食于母，则肺之实可③得而平矣；肺之虚，当补脾土，则母来生子，使肺④之虚可得而平矣。肝病，哭叫目直⑤，呵欠顿闷，项⑥急，肝属木，主风。心病，多叫哭，惊悸，手足动摇，发热饮水，心属火，

---

① 气：原脱，据《小儿药证直诀》卷上补。
② 异攻散：当作"异功散"。
③ 可：原作"所"，据《东医宝鉴·杂病篇》卷一改。
④ 肺：原作"肝"，据《东医宝鉴·杂病篇》卷一改。
⑤ 直：原作"真"，据《小儿药证直诀》卷上改。
⑥ 项：原作"资"，据《小儿药证直诀》卷上改。

主惊。脾病，困睡泄泻，不思饮食，脾属土，主困。肺病，闷乱哽气，长出气，气短喘急，肺属金，主气。肾病，无精光，畏明，体骨重，肾属水，主虚。

又云：左腮为肝，右腮为肺，额上为心，鼻为脾，颏为肾。赤者热也，随证治之①。

《脉诀启蒙》曰：凡诊小儿脉，当大指②按三部，一息六七至为平和，八九至为发热，五至为内寒。弦脉为风痫，沉缓为伤食，促急为虚惊，弦急为气不和，沉细为冷，浮为风，大小不调为鬼祟，浮大数为风热，伏结为物聚，单细为疳劳风，肠痛，多喘呕，而脉洪为有虫。浮而迟，潮热者，胃寒也③。

又云：脉乱不治④。

观 形

观形先视其眼，若两眼无精光，黑睛不运转，目睫无锋芒⑤，如鱼眼猫眼者，不治。或神藏于内，而外若昏困，神气不脱者，无妨。

察 色

面目俱青，眼睛窜视，此为惊邪入肝；面红唇⑥赤，惕惕夜啼，此则惊邪入心；面青恶叫，啮奶咬牙，此乃惊邪入肾；面色淡白，喘息气乏，此乃惊邪入肺；面黄，呕吐不食，虚汗多睡，此乃惊邪入脾。

---

① 心主……治之：语本《小儿药证直诀》卷上。
② 指：原作"脂"，据《玉机微义》卷五十改。
③ 《脉诀启蒙》……胃寒也：语本《玉机微义》卷五十。
④ 脉乱不治：语见《小儿药证直诀》卷上。
⑤ 芒：原作"铓"，据《世医得效方》卷十一改。
⑥ 唇：《世医得效方》卷十一作"眼"。

听　声

睡中惊啼声，浮者易治，沉不响者难治，声如鸦中弹者不治。

视手纹

男左女右，次指三节为关。第一节风关，第二节气关，第三节命关。

第一节风关①，赤文乃飞禽内外人惊，赤纹微火惊，黑纹水惊，或打扑惊，青色乃天雷四足惊。内隐青纹微屈，则是急风候。纹弯，停食候。

第二节气关，紫色纹是惊疳，青纹是肝疳，白纹肺疳，黄纹脾疳，赤纹心疳，惟黑色纹为肾疳，难治。

第三节命关，青黑纹现，三关通度，斜入指甲者，不治。

审外证

摇头揉目，肝热生风。眵泪憎明，三焦积热。

鼻出清涕，肺经感寒。颊赤面黄，风伤腑热。

霍乱吐逆，胃积食伤。泻利不常，气攻肠滑。

面青呵欠，惊气传肝。盗汗频频，脏腑②虚热。

伤寒惊搐，风盛发狂。胃热生斑，气伤冷厥。

长嘘啮齿，风盛气生。上窜摇头，涎高胸③结。

肺壅气伤，咳嗽咯血。涎盛发齁，积伤风热。

小便淋赤，热聚膀胱。疝气因啼，胎中积结。

奶癖脾痞，因物所伤。喉肿丹疮，肺之受热。

爱吃泥土，脾脏生疳。呕逆痰涎，蛔虫上出。

脱肛泻血，冷热积伤。消渴口疮，心家积热。

---

① 风关：此二字原脱，据《世医得效方》卷十一补。
② 腑：《幼幼新书》卷三作"伏"。
③ 胸：《幼幼新书》卷三作"胃"。

面黄浮肿，积气所攻。鹤膝解颅，因风腑热。

行迟语涩，胎积气伤。项硬肝风，气伤木舌。

医经要略，病源辨别。

咬牙甚者，发惊；口吐涎沫而叫者，虫痛；昏睡善嚏者，将发疮疹也；吐泻，昏睡露睛者，胃虚热也；吐稠涎，咯血者，肺热也；吐泻昏睡①，不露睛者，胃实热也；泻青白，谷不化者，胃冷也；吐泻，乳不化者，伤食，宜下之；身热饮水，热在内也；泻赤黄者，胃热毒也；呵欠面赤，风热也；身热，不饮水者，热在外也；呵欠面青，惊风；呵欠面黄，脾虚惊；呵欠而多睡者，内热也；呵欠气热者，伤风也。

小儿外②证一十五恶候歌：

眼上赤脉，下贯瞳人，囟门肿起，兼及作坑。

鼻干黑燥，肚大青筋，目多直视，睹不转睛。

指甲黑起，忽作鸦声，虚舌出口，啮齿咬人。

鱼口气急，啼不作声，蛔虫既出，必是死形。

用药速救，十无一生。

初　生

拭秽法

婴儿在胎中有秽液，才生下不候声出，急用软帛拭净，或绵裹手指蘸黄连甘草汁拭口，恶汁稍定，更以蜜少许调朱砂一字，抹入口中，镇心安神解毒，一生免疮豆之患。

刺泡法

小儿才生下即死，用此法可救活。急看儿口中上腭有泡，以手指摘破，用绵拭血令净，便活。若血入喉，即不可治。

回气法

初生气欲绝，不能啼者，盖因难产气闷，俗呼闷胎，或冒寒

---

① 吐泻昏睡：此四字原脱，据《小儿药证直诀》卷上补。

② 外：《察病指南》卷下作"死"。

所致，急以绵絮包裹，未可断脐带，且将包衣①置炭火上烧之，仍作大纸捻，蘸油点火，烧脐带②，得火气由脐入腹，须臾气回，方可浴，断脐带也。

通便法

初生儿二便不通，腹胀欲绝，急令妇人以汤漱口，吸咂儿前后心并脐下、手足心，共七处，每一处凡三五次，漱口吸咂，取红赤为度，须臾自通，不尔无生意。有此证，遇此法乃再生。

贴囟法

治出胎时被风鼻塞，天南星末，姜汁调成膏，贴囟上，病去除之。

乳哺法

凡初乳，先须捏去宿乳，后与之。母欲寐，即夺其乳，恐睡困不知饱足。儿啼未定，气息未调，乳母勿遽以乳饮之，故不得下，停滞胸膈而成呕吐。乳后不与食，哺后不与乳，脾胃怯弱，乳食相并，难以克化，幼则成呕而结于腹中作痛，大则成癖成积成疳，皆自此始。

护养法

小儿肌肤未实，若厚③衣过暖，伤皮肤，损血脉，发疮疡，汗出，腠理不固④，风邪易入。若天气和暖，抱之使见风日，则血气坚刚，肌肉⑤硬，可耐风寒，不致疾病。今人怀抱小儿，不著地气，致令筋骨缓弱，疾病易生，非爱护之法。

噤 风

辰砂膏 治眼闭口噤，啼⑥声渐少，舌上聚肉如粟米状，吮乳

---

① 包衣：《世医得效方》卷十一作"胞衣"。
② 烧脐带：《世医得效方》卷十一作"于脐带上往来遍带燎之"10字。
③ 厚：原作"后"，据《世医得效方》卷十一改。
④ 固：原作"开"，据《世医得效方》卷十一改。
⑤ 肉：原作"内"，据《世医得效方》卷十一改。
⑥ 啼：原作"帝"，据《世医得效方》卷十一改。

不得，口吐白沫，大小便皆不通，盖由胎中感受热气，流毒于心脾，故形见于喉舌，或为风邪所搏致之。

辰砂三钱　硼砂　马牙硝各钱半　玄明粉二钱　全蝎　真珠末各一钱　麝香一字

上为末，好油纸包裹，自然成膏，每用一豆许，乳汁调，敷乳头上，吮下。金银薄荷汤下亦可。有潮热，甘草汤下。

益脾散　和胃，进乳，消痰。

白茯苓　人参　草果仁　苏子微炒　木香湿纸裹，火煨①　甘草　陈皮　厚朴去粗皮，姜汁炒，各等分

上剉散，每服一钱，生姜一片，红枣一枚，未乳前服，合粗乳母服。

单方，治初生七日口噤。

上用牛黄一钱细研，以竹沥调一字灌之，更以猪乳点于口中。

脐　风

天麻丸　治断脐后为水湿风冷所乘，入于脐，流于心脾，遂令肚胀脐肿，身体重着，四肢柔直，日夜啼号，不能吮乳，甚则发为风搐。此药利惊下痰，凡钓肠锁肚撮口皆可用。

南星炮，二钱　白附子炮　牙硝　天麻　五灵脂　全蝎焙，各一钱　轻粉半钱　巴豆霜一字

上为末，稀糊丸如麻子大，每服一丸，薄荷、姜钱半泡汤送下。若脐边青黑及爪甲黑者，不治。

立圣散　治证同前。

赤脚蜈蚣二条，酒浸，去粪，炙　瞿麦穗半钱　蝎梢去毒，五个　僵蚕七个，炒去丝

上为末，每一字吹入鼻，啼则可治，仍以薄荷汤调一字服。

麝香散　治证同前。

赤脚蜈蚣半条，酒浸　麝香少许　川乌尖三个，生

---

① 煨：原脱，据《世医得效方》卷十一补。

上为末，每服半字，金银汤调下。

一方，治脐肿①，先用荆芥汤洗了，用葱火上灸，地上出火毒，剖开，以指甲刮薄贴肿处，次日便消。

安脐散 治脐中汁出，或赤肿臍痛，或因水入所致。

当归为末，傅。虾蟆烧灰，白石脂末，油发灰，皆可傅。

一方

乱发洗净，烧灰　釜底墨　黄柏末

同研匀，傅，亦妙。

灸　法

初生脐风撮口，诸治不效，灸然谷三壮。穴在内踝前起大骨下陷中。

撮　口

僵蚕散 治面目黄赤，气息喘急，啼声不出，盖由胎气挟热，流毒心脾，故令舌强唇青，撮口②，饮乳有妨。

直僵蚕炒，去丝嘴

上为末，蜜调涂口。

又，牛黄研，竹沥调一字，抹口中方见前。

天麻丸方见前　治钓肠锁肚撮口，肠胃郁结不通，极宜疏利，此药特效。若口出白沫，四肢冰冷，最为恶候，一腊③见之尤急。

又法极验，小儿齿龈上有小泡子如粟米状，以温汤蘸熟帛，裹手指轻擦，破即口开便安。脐风，同前用。

蝎梢散 治脐风及百日内撮口脐风。

蝎梢四十九个，每一个用薄荷叶卷定，以线扎，放砂锅④中滚转，炒令

---

① 肿：原作"朣"，据《世医得效方》卷十一改。按原书"肿"多有讹作"朣"者，今据《世医得效方》改，下同。

② 撮口：《世医得效方》卷十一作"聚口撮面"4字。

③ 一腊：旧俗称生子七日为"一腊"。

④ 锅：原作"锭"，据《医学入门》卷五改。

薄荷干酥为度　白僵蚕四十九个，生姜汁炒干，去丝嘴

上二味同为细末，更以脑子、麝香各少许研匀，紫雄鸡肝二片煎汤，调服一字。

不饮乳

奇方，治初生不饮乳及未便①。

用葱白一寸，四破之，以乳汁银石器煎，灌之，立效。

一方，治初生口噤不开，不饮乳，赤脚蜈蚣一条，去足，炙令焦，细研如粉，每用半钱，以猪乳汁一合和匀，分三四次灌之。

茯苓丸　治拭口不净，秽恶入腹，腹满短气，不能饮乳。

赤茯苓去皮　川黄连去须　枳壳炒，各等分

上为末，炼蜜丸如梧桐子大，每服一丸，乳汁调灌下。

川白姜散　治产妇取冷太过，胎中受寒，令儿腹痛，不饮乳。

木香　陈皮　槟榔各一分　官桂　川白姜　甘草炙，各半分

上剉，每服一捻，水一合煎，以绵蘸与之。呕，加木瓜、丁香。

胎　惊

至圣保命丹　治小儿胎惊内吊，腹肚坚硬，目睛上视，手足抽掣，角弓反张，但是涎痰壅盛，一切急慢惊风并治。

全蝎十四个　白附子　天南星炮　白僵蚕直者，炒　朱砂另研麝香另研，各一钱　防风　天麻各二钱　金箔十片　蝉蜕去土，一钱

上为细末和匀，以粳米煮饭，取中心软者搜为丸，每两作四十丸。初生儿半丸，乳汁化下，周岁儿一丸，金银薄荷汤化下，十岁左右有急候者二丸，薄荷汤化下，常服镇心。

一方，治胎中受惊，故未满月而发惊，辰砂研细，同牛黄少许，上取乳汁调稀，抹入口中。加麝香少许吮，炒。乳母服防风通圣散方见中风门。

---

① 未便：《世医得效方》卷十一作"不小便"三字。

月里生呕

治　法

先用朱砂丸下之。如利后，用朱沉煎，恶物下而不呕也。

朱砂丸

朱砂　天南星　巴豆霜各半钱

上为细末，面糊丸如黍米大，每服二丸，量病虚实大小，或天吊目睛上视，每服四五丸，煎薄荷汤下。

朱①沉煎　治小儿呕吐不止。

朱砂二钱，飞　藿②香三钱　滑石五钱，飞　丁香十四粒

上为细末，每服半钱，用新汲水一盏，香油滴成花，抄药在上，须臾坠下，澄去水，别用水空心送下。

月里生赤

治　法

初生儿月里生赤，肌肤如丹涂者，先用牛黄散托里，次用蓝叶散涂外，乳母服清凉饮子三服。

清凉饮子见热证内

牛黄散方见丹毒内

蓝叶散见丹毒内

月里生黄

治　法

月里生黄，母因受湿热，亦或衣被太暖所致，宜渐渐减绵厚衣被，宜：

生地黄汤　治小儿生下胎黄。

---

① 朱：原作"米"，据《医学纲目》卷三十八改。
② 藿：《医学纲目》卷三十八此上有"沉香二钱"。

生地黄　赤芍药　川芎　当归　栝楼根

上等分，㕮咀，水煎，儿与乳母皆服之。

胎黄之证，小儿生下遍体皆黄，状如金黄色，身上壮热，二便不通，乳食不进，啼不止。

初生不大便

治　法

儿生下不大便，先用葱尖任①入肛门，次用牛黄散送下朱砂丸。

鼻塞乳食不下

治　法

初生肺壅鼻塞，乳食不下，用牙皂②、草乌，取葱涎杵成膏，贴囟③会穴，甚效④。

惊　风

《全婴方》⑤云：惊证因风，则目清面红，发搐因惊，其病在心，忽然叫声，发搐因食，则其证噫吐，气即发搐，皆阳痫也；肺胃经虚则生黏痰，痰者肺胃所出也，痰则凝滞在于咽喉，如牵锯之声，时复瘨疢。或因吐泻所致，脾虚则肺亦虚，涎痰流溢，其证亦然，皆阴痫也。身热脉浮，精神恍惚，或吐或泻，不思乳食，发搐即是半阴半阳合病；身凉脉沉，精神倦怠，不吐不泻，又能乳食，发搐者亦是半阴半阳合病，正如伤寒半是表半是里也。

---

① 任：《田氏保婴集》作"针"。
② 牙皂：即猪牙皂角。
③ 囟：原作"总"，据《世医得效方》卷十一改。
④ 效：原作"郊"，据嘉靖本改。
⑤ 《全婴方》：即《全婴方论》，宋代郑端友著，《活幼心书》《玉机微义》等多有引录。

亦有急惊，凉泻而不愈，或与吐下药太过，变为慢惊。慢惊，温补而不愈，变为急惊，互相更变者多矣。

林中诚曰：惊风诸证有不可治者，总是①论之，项筋无力，鱼口气粗，啮齿咬人，泻如瘀血，目似开不开，身软，口噤不食，木舌干涩，反张脊强，囟陷不动，啼不作声，冷汗如雨，至如慢脾，灸之不醒，视物不转睛，眼上赤脉，皆不可治也与痫证参看。

聚宝丹 治小儿一切惊风，壮热涎多，精神昏愦，目睛上视，手足搐搦，饶睡多惊。

朱砂二两　犀角屑　西琥珀　玳瑁　茯神　珍珠各一分　南硼砂　龙脑各一钱　牛黄　麝香各半钱　人参　茯苓各三分　紫河车二两　甘草生，一两　银箔五片，研

上为细末，炼蜜和丸如鸡头大，每两作三十丸，每服半丸，煎薄荷叶汤化下。乳后常服，安魂定魄，治惊宁神，响音声，利咽嗌②，解诸毒，凉上焦，疗惊搐。

麝蟾丸 治惊风涎热潮搐。

大干蟾秤二钱，灰，各另研　铁粉三钱　朱砂　青礞石末　雄黄末

蛇黄烧取末，各二钱匕　龙脑一字③　麝香一钱匕

上件研匀，水浸蒸饼为丸如梧桐子大，朱砂为衣，薄荷水化下半丸至一丸，无时。

通治惊风方法

歌曰：

芭蕉汁调薄荷煎，留取囟门涂脑遍。

更涂手足只留心，此药截惊无不验。

薄荷煎方见舌门

大惊丸一名大安神丸　治心热夜啼烦燥，常服安神定志去惊。

---

① 是：《世医得效方》卷十一作"而"。
② 嗌：原作"溢"，据《御药院方》卷十一改。
③ 字：此下原衍"匕"字，据《小儿要证直诀》卷下删。

人参　茯苓各五钱　甘草炙，一两　僵蚕炒，去丝嘴　桔梗尾各二钱半　白术煨，五钱　辰砂五钱　全蝎五个，去毒　金银箔各六片　麦门冬去心，五钱　木香五钱　酸枣仁炒，一两　代赭石五钱，醋淬

上为末，炼蜜丸如绿豆大，量儿大小服之。急惊，竹青、薄荷叶煎汤下；夜啼，灶心土煎汤下；伤风，荆芥汤下；疹豆，蝉蜕去翅足煎汤下；搐搦，防风汤。

辰砂保命丹一名保生锭子

麝香　南星炒　白附子炮　朱砂研，各五钱　蛇含石四两，煅七次，用米醋淬后，用瓦焙干

上件为末，用重午粽尖为定①，用金箔为衣②。若急惊，薄荷汤下；慢惊，荆芥汤化下；热惊，薄荷汤化下；风惊，荆芥汤下。

来复丹方见伤寒门　治惊风昏塞。

以二三丸薄荷汤研，灌下，得泄愈。

至圣保命丹方见前

定命丹　治小儿急慢惊风，天吊撮口，潮发搐搦，奶痫壮热，昏塞不省。

青黛研，半钱　蟾酥干者，浸酒一宿，一钱　全蝎七个，微炒　麝香一字，研　白附子炮，半分　天南星炮，为末，一分

上为细末，研令匀，以粟米粥丸如绿豆大，别以青黛为衣，每服一丸，荆芥煎薄荷汤化下，后困睡无疑。但有患者，先化半丸滴入鼻，嚏喷者必瘥。一方不用天南星。

大天南星丸　治小儿急慢惊风，涎潮发搐，目睛上视，口眼相引，牙关紧急，背脊强直，精神昏塞，连日不省。

龙脑研　牛黄研　乳香研，各一钱　天南星牛胆制，半两　人参　天麻去芦　防风去芦，各一分　朱砂研，□钱　干蝎十四个，汤浸润，去土，微炒，为末　麝香研，一钱半

上件研杵令匀，炼蜜和丸如大鸡头大，每服一丸，荆芥薄荷

① 定：《袖珍方》卷四作"锭"。
② 为衣：原作"点号"，据《袖珍方》卷四改。

汤化下，量儿大小以意加减服，不计①时②候。

小儿惊风，或急或慢，或虚或实，或吐或泻，以致生惊者。

花蛇头一枚，烧作灰，乌蛇头亦可　全蝎二钱　麝香一字　辰砂□钱　防风　乳香各半钱，另研　赤脚蜈蚣一条，火炙　南星炮，一钱　川乌尖生用，半钱

上为末，水煮枣肉丸如鸡头实大，阴干，每服一丸，薄荷汤化开服。

夺命散　大控风痰，不问慢惊急惊，风痰壅塞，咽间如潮响，百药不能过咽，命在须臾，服此良久，药裹痰涎随大便过，如稠涕胶黏，乃药之神效。

青礞石　焰硝各一两

上同入甘锅内，瓦片盖定，盐泥固济，炭火煅通红，须待硝尽药冷如金色，取出研细为末。急惊，痰壅身热，浓杵薄荷自然汁，入蜜少许，调糊服之。如无，用干者浓煎汤亦可。慢惊、慢脾风，加青州白丸子三五粒，研为末，姜汁同蜜少许调如稠糊，温服。

钓籐③散　治一切惊风潮搐，眼视昏迷。

麻黄去节　粉草各二钱　蝉蜕五个，去足翅　升麻三钱　龙胆草　川芎　天竺黄　钓籐　羌活　独活　防风　薄荷各三钱

上剉细，每服二钱，入竹叶同煎服，不拘时。

惊风形证不明，谓是阴证，浑身又温，若作阳证，又不大搐，乃阴阳不和，宜防风温胆汤同下大惊丸、小惊丸，均可用。

防风温胆汤　消痰顺气疏风。

半夏洗　枳壳麸炒　茯苓各钱半　陈皮　防风各七分半　甘草炙，三分　人参四分

上剉细，生姜、紫苏煎服。

---

① 计：原作"服"，据《和剂局方》卷十改。
② 时：原字漫漶，据《和剂局方》卷十补。
③ 钓籐：即钩藤。

大惊丸方见前

小惊丸方见后

涂囟法　不但初生，但有风证，即用麝香、蝎梢、薄荷叶、蜈蚣、牛黄、青黛共研匀，用枣肉膏调，新绵上涂匀，贴，火炙手温暖，频熨。若百日外儿，更可用浴法。

浴法　百日外儿惊风，及伤风不醒，渐传风证僵仆，可用：

天麻二钱　蝎梢去毒　朱砂各半钱　乌蛇肉酒浸焙　白矾各三钱
麝香一字　青黛一钱

上为末，每服三钱，水二碗，桃枝叶一握，煎十数沸，温浴之。勿浴其背。

镇心至宝丹　治小儿一切惊风搐搦，壮热涎多，鱼口鸦声，眼暗直视。

南星炮　白附子炮，各一两　雄黄研　全蝎各五钱　郁金　僵蚕炒，去丝嘴，各一两　龙脑　麝香研，各一钱半　辰砂研　腻粉各二钱
滑石研，二两

上为细末，炼蜜丸如皂角子大，金箔为衣，每服一丸，食后临卧薄荷汤化服。镇心，凉咽膈。

宣风散　治惊风。

槟榔二个　陈皮　甘草各半两　牵牛四两，用半生半炒

上为末，三二岁蜜汤调下半钱，四岁五岁调下一钱，食前服。

急　惊

治　法

急慢惊，阴阳异证，切宜辨之。急惊治之而合凉泻，慢惊而合温补。世间①俗方多不分别，误小儿甚多。

急慢惊风，古人无之，惟曰阴阳痫。阳动而速，故阳病曰急惊；阴静而缓，故阴病曰慢惊。此阴阳虚实寒热之别，治之不可

---

①　间：原作"闻"，据《小儿药证直诀》卷上改。

误也。急惊犹有热，热即生风，又或因惊而发，则目为连劄，涎潮搐搦，身体口中气皆热，及其发定或睡起，即了了如故，此急惊证也。当其搐势渐减时①，与镇心退热药，候定，药即②下其痰热，心神安宁，即愈。

凡小儿急惊方搐，不用惊扰，此不足畏。慢惊虽静，乃危病也。急惊方搐，扶持，不可擒捉，盖风气方盛③，恐流入筋脉，或至手足拘挛。

急惊，阳证也，俱腑受病尔。小儿客痰热于心膈，是少阳相火旺，经云热则生风，因闻大声而作，盖谓东方震④卦，得火气而发搐，火本不动，得风而动，当用利惊丸、导赤散、泻青丸、地黄丸主之。搐止，服安神丸。急惊，不可与巴豆及温药大⑤下之，恐蓄⑥虚热不消之也。

急惊之候，通关截风，定搐去痰，其热尚⑦作，则当下之。其或口中血⑧，两足摆跳，腹肚搐动，摸体寻衣，神昏气促，喷药不下，通关不嚏，心中痛绝，忽大叫者，不可治也。

通心饮 通心气，利小便，退潮热，分水谷，及治旋螺风。

木通去节　连翘　瞿⑨麦　山栀子　甘草　黄芩

上剉等分，每服二钱，水一盏，灯心、麦门冬去心同煎服。春加蝉蜕、防风，夏加赤茯苓、车前子，秋加牛蒡子、升麻，冬加山栀、连翘。钓气，加钓藤、川楝；口疮，加地黄、野苎根；旋螺风如赤肿而痛者，先用土牛膝、泽兰煎汤洗。

---

① 搐势渐减时："势"原作"热"，"时"原作"食"，并据《卫生宝鉴》卷十九改。
② 药即：《卫生宝鉴》卷十九作"须臾以药"四字。
③ 盛：原作"或"，据《幼幼新书》卷九改。
④ 震：原作"霍"，据《玉机微义》卷五十改。
⑤ 大：原作"火"，据《小儿药证直诀》卷上改。
⑥ 蓄：原作"搐"，据《小儿药证直诀》卷上改。
⑦ 尚：原作"当"，据《世医得效方》卷十一改。
⑧ 血：《世医得效方》卷十一作"出血"二字。
⑨ 瞿：原作"婴"，据《世医得效方》卷十一改。

凉肝丸即泻青丸　肝主风，治宜泻肝而风自退。

草龙胆三钱　大黄　当归　川芎　山栀子　羌活　防风各五钱

上为末，炼蜜丸如绿豆大，每服十五丸，砂糖竹叶汤①。

大青膏　小儿表伤风，则皮肤闭而发热，热盛生风，欲为惊搐，血气未实，不能胜邪，故发搐也，大小便依度，口中气热，当发之。

天麻末，五钱　白附子二钱半，末　蝎梢去毒，半钱　朱砂研，一字　麝香一字　青黛研，一钱　乌蛇肉酒浸，焙干，末，半钱　天竺黄研，一字

上同研匀，生蜜和成膏，每服半皂角子大，同牛黄膏、薄荷汤化服，三岁已上同甘露饮服之。此药治急惊，初作伤寒不解，终日温热，渐传风候。

凉惊丸　治小儿惊热，疳瘦乳癖。

大黄　黄连　防风　龙脑草　川芎　薄荷各等分

上为末，面糊丸如黍米大，青黛为衣，大小加减，白汤服。

小惊丸　凉惊。

郁金皂角水烧②煮　黄连　牙硝　木香　草龙胆　藿香去土，各五钱　全蝎六个，去毒

上为末，面糊丸，用雄黄、朱砂、麝香、金银簿③为衣。镇惊，薄荷灯心汤下；大便不通，枳壳、大黄、朴硝煎汤化服；盘肠钓气、天钓，藤④汤下；常服，金银薄荷汤化服，并酌量用。

安神丸　定惊。

天门冬去心，焙　牙硝　白茯苓　山药　寒水石各五钱　朱砂三钱　甘草五钱　龙脑一字，研

上为末，炼蜜丸如鸡头实大，每服一丸，砂糖水化下。

---

①　沙糖竹叶汤：《小儿药证直诀》卷下作"煎竹叶汤同砂糖温水化下"11字。

②　烧：《世医得效方》卷十一作"浸"。

③　簿：《世医得效方》卷十一作"箔"。

④　藤：指钩藤。

蝉蜕散　治惊风天钓，心热夜啼，惊痫。

蝉蜕六十个，去足翅　荆芥穗一两　甘草蜜炙　大黄煨　黄芩各五钱　蝎梢五十个，去毒

上剉细，每服二钱，水半盏，白茅根少许，煎至半，分二三次服。

芎活汤　治急惊风，角弓反张。

人参　黄芩　杏仁去皮尖　石膏各一钱　麻黄去节　甘草炙　桂心　川芎　干葛　升麻　当归　独活各三钱

上剉细，每服二钱，姜水煎服。

利惊丸　治急惊身热，面赤引饮，口中气热，大小便黄赤，四肢抽掣。

青黛　轻粉各一钱　天竺黄二钱　黑牵牛末，五钱

上为末，研匀，练①蜜丸如豆大，一岁一丸，薄荷汤化下。

人参汤

即小柴胡汤方见伤寒②门加枳壳、防风，最能利惊。

歌曰：

暑月炎隆不可当，婴儿发搐意荒忙。

抱龙丸子三五服，金银薄荷速煎汤。

抱龙丸　治小儿伤风温疫，身热昏睡，气喘满，痰实壅嗽，及惊风潮搐，蛊毒中暑，并可服之。

天竺黄一两　雄黄飞　辰砂另研，各五钱　麝香另研，各二钱　牛胆南星四两

上为细末，煮甘草膏和丸如皂角子，每服一丸，薄荷汤化下。百日③儿作三服，或用腊雪水煮甘草膏和药，尤佳。一方炼蜜丸，甘草薄荷汤化下。

急惊，客热在心，因而大惊，宜凉惊丸、导赤散、泻青丸。

① 练：同"炼"。《史记·苏秦列传》："练士厉兵，在大王所用之。"
② 寒：原脱，据文义补。
③ 日：原作"晬"，据《小儿要证直诀》卷下改。

搐止，宜服安神丸。若欲去痰，宜夺命丹、导赤散见后，余方并见前。

人参羌活散　治壮热涎潮，牙关紧急。

柴胡一钱　地骨皮　前胡各半钱　天麻酒浸炙，半钱　人参　川芎　独活　羌活　枳壳　茯苓　甘草炙，各半两①　桔梗半钱

上咬咀，分四贴，每贴水一盏，薄荷少许，煎，温服，不拘时。

神效万金丹　治小儿急慢惊风，十不失一。

朱砂　轻粉各等分

上细研匀，用青蒿内虫儿，取于净磁盏内，将朱砂、轻粉以虫汁和丸黄米大，量大小加减服之，半岁一岁小儿服一丸，二岁二丸，三岁三丸，乳汁送下。取虫时七月初五日最灵。

灸　法

治小儿急惊风，灸前顶一穴，在百会前一寸。若不愈，须灸两眉头及人中一穴，在鼻柱下，各三壮如小麦大。

慢　惊

治　法

慢惊，阴证也，俱脏受病尔，盖小儿吐泻病久，脾胃虚损，若不早治，则成慢惊，名瘛疭，似搐而不甚搐也。因脾胃虚损，故大便不聚，当去脾间风，先以宣风散导之，后用使君子丸、益黄散，则其利自止。既以失治，则脾肺俱虚，致被肝木所乘，是为慢惊也，当用温补羌活膏。亦有小儿伤于风冷，病吐泻，医谓脾虚，以温补之不已，复以凉药治之，又不能已，谓之本伤风，医乱攻之，因脾气即虚，内不能散，外不能解，至十余日，其证多睡，露睛身温，风在脾胃，故大便不聚而为泻，当去脾间风，风退则利止。慢惊治之而合温补，因病后或吐泻，脾胃虚损，遍

---

①　半两：此二字原脱，据《世医得效方》卷十一补。

身冷，口鼻气出亦冷，手足时瘛疭，昏睡露睛，此无阳也，温白丸治之有效。凡治慢惊药宜去龙脑，纵须合用，必以温药为佐，或少用之。慢惊之候，其或四肢厥冷，吐泻加嗽，面黯唇惨，胃痛鸦声，口生白疮，发直①摇头，喘急涎鸣，口眼手足一边牵引者，不治。

温白丸 治小儿脾气虚困，泄泻瘦弱，冷疳洞利，及因吐泻或久病成慢惊，身冷瘛疭。

天麻半两　白僵蚕炒　白附子生　干蝎去毒　天南星汤泡七次，焙，各一分

上为末，汤浸寒食面，为丸如绿豆大，丸了仍于寒食面卷②七日，取出，未及养七日，合成便服之，每服五七丸至二三十丸，空心煎姜米饮下，渐加丸数。

羌活膏 治脾胃虚，肝气热盛生风，或吐泻后成惊者，亦治伤寒，无不效。

羌活　川芎　人参　白附子炮　赤茯苓各半两　天麻一两　僵蚕炒　干蝎炒　白花蛇酒浸，取肉焙，各一分　防风　麻黄各三钱　肉豆蔻　母丁香　藿香叶　沉香　木香各二钱　轻粉一字　珍珠末　牛黄各一钱半　龙脑半字　麝香一钱　雄黄　辰砂各一分，已上七味各另研③　附子炮，三分

上为细末，炼蜜丸如大豆大，每服一二丸，食前薄荷汤或麦门冬汤化下。

白术散

人参　白术　藿香　木香　甘草炙　茯苓各一两　粉葛二两

上剉细，每服一二钱，水一盏煎服。渴甚者，并煎任意。此方乃钱仲阳之方，治小儿脾胃久虚，呕吐泄泻，频并④不止，津液

---

① 直：原作"真"，据《世医得效方》卷十一改。
② 卷：《小儿药证直诀》卷下作"养"。
③ 另研：原字漫漶，据嘉靖本、《小儿药证直诀》卷下补。
④ 并：《小儿药证直诀》卷下作"作"。

耗，烦渴多躁，但欲饮水，乳食不进，羸①困劣，因而失治，变成风痫，不问阴阳虚实，并宜服之。

益黄散　治小儿脾胃虚弱，腹痛泄利，不思乳饮，呕吐不止，困乏神懒②，心胁膨胀，颜色青黄，恹恹不醒。

丁香四钱　陈皮去白，二两　甘草炙　诃子炮，去核　青皮去白，各一两

上为细末，每服一二钱，水七分③煎至五分，食前服，量大小加减服之，极有神效。

天麻防风丸　治一切惊风，身体壮热，多睡惊悸，手足抽掣，精神昏愦，痰涎不利，及风温邪热，并宜服之。

白僵蚕炒，去丝嘴　全蝎各五钱　天麻　防风　人参各一两　朱砂研　雄黄研　麝香研，各二钱半　牛黄一钱　甘草炙，二两

上为细末，炼蜜丸如桐子大，每服一丸至二丸，薄荷汤化下。一方不用牛黄，专治慢惊不省，手足微动，眼暗上视，昏睡，用人参汤化服，冬瓜仁汤尤妙。

安神丸方在前

小钓藤散　治吐利，脾胃虚风慢惊。

钓藤三钱　蝉蜕十个　防风　人参　麻黄各二钱　僵蚕炒　天麻　全蝎　甘草　川芎各三钱　麝香少许

寒，加附子。

上剉细，每服二钱，水煎服。

南附汤　治泄泻虚脱生风，名慢风。

南星　生附子各二钱　全蝎五个，去毒

上剉细，分二服，水一小盏，姜三片，煎三分，服。

丁附汤　治吐泻虚脱，成慢惊风。

大附子生，或炮，去皮脐亦可

---

① 羸：《小儿药证直诀》卷下作"羸瘦"二字。
② 懒：原作"癫"，据《和剂局方》卷十改。
③ 水七分：此下原衍"盏"字，据《古今医统大全》卷八十九删。

上剉细，每服一钱，姜五片，丁香三粒，水一盏煎半盏，服。无丁香亦可。

慢惊风，阴证也，因吐泻病久，脾胃虚困，似搐不搐，虽选用前药，仍须灸之为切要。

灸　法

眉心，囟会一穴，在上星后一寸陷中，各灸三壮。

百会一穴，在前顶后寸半，顶中央旋毛中。

一法，小儿慢惊风，灸尺泽穴各七壮，在肘中横纹上动脉中，炷如小麦大。

慢脾风

治　法

小儿慢风证，盖为吐泻损脾，病传已极，总归虚处，惟脾所受，故曰慢脾。若逐风则无风可逐，若镇惊则无惊可镇。但脾间痰涎，虚热往来，其眼合者脾困气乏，神志沉迷，痰涎凝滞而然尔。世俗所谓紧风吓爷娘，慢风吓医人者，即此慢脾风也。小儿脏腑娇嫩，皮骨软弱，血气未平，精气未①定，言语未正，经络如丝，脉息如毫，不可妄投药饵，亦不可汤缴口舌。无病者在乎摄养如法，调护正气，有疾者先看外证，详明虚实而为治矣。

一、小儿头虽热，眼珠青白而足冷。

二、小儿头虽热，或腹胀而足冷。

三、头虽热，或泻而足冷。

四、头虽热，或呕而足冷。

五、头虽热，或渴而足冷。

已上五证，忽然吐而作搐者，名曰慢脾风，速与补脾益真汤一服，每服三钱，更加全蝎一枚。如因惊而搐者，宜与前朴散一服，每服三钱，更加附子、前胡各半钱。

---

①　未：原字漫漶，据嘉靖本、《小儿病源方论》卷三补。

慢脾之候，若身冷黏汗，直卧如尸，喘嗽头软，二便不禁，虚痰上攻，呼吸气粗者，不可治也。且慢脾十救三，只①当生胃回阳，如太冲脉在，则取百会穴多救②之。

补脾益真汤　治小儿胎禀怯弱，外实里虚，因呕吐乳奶，粪便青色而成慢惊风，气逆涎潮，眼珠直视，四肢抽掣，或因变蒸客忤③而作，或因持④拘惊吓而作，或因误服镇心寒凉药而作。

木香　当归　人参　黄芪　丁香　诃子肉　陈皮　厚朴姜制　甘草炙　肉豆蔻面裹，煨　草果　茯苓　白术　官桂　半夏汤泡七次，姜汁制　附子泡，各七分　全蝎去毒，微炒，每一服用一个

上咬咀，每服三钱，水盏半，姜二片，枣一枚，煎六分，去滓，肚饥稍热服，服讫心腹揉动以助药力，候一时久吃乳食。渴者，去附子、丁香、肉豆蔻，加茯苓、人参；泻者，加丁香、诃子肉；呕吐者，加丁香、半夏、陈皮；腹痛者，加厚朴、良姜；腹胀者，加厚朴、丁香、前胡、枳壳；咳嗽，加前胡、五味子，去附子、官桂、草果、肉豆蔻；痰喘，加前胡、枳壳、赤茯苓，去附子、丁香、豆蔻、草果；足冷，加附子、丁香、厚朴；气逆不下，加前胡、枳壳，去当归、附子、肉豆蔻；恶风自汗，加官桂、黄芪。

黑附汤　治慢脾风，面青额汗，舌短头低，眼合不开，睡中摇头吐舌，频呕腥臭，噤口咬牙，手足微搐不收，或身冷，或身温而四肢冷，其⑤脉沉微，阴气极盛，胃气极虚，此证十中救一二。

附子炒，去皮，三钱　木香一钱半　白附子一钱　甘草炙，三钱

上剉细，分二贴，每贴水一小盏，生姜五片，煎半盏，以匙送下。若手足暖而苏省者，即止。

川乌散　祛风回阳。

---

① 只：原作"抵"，据《世医得效方》卷十一改。

② 救：《世医得效方》卷十一作"灸"。

③ 忤：原作"件"，据《小儿病源方论》卷三改。

④ 持：原作"特"，据《小儿病源方论》卷三改。

⑤ 其：此上原衍"其脉冷"三字，据《世医得效方》卷十一删。

川乌生，二钱半　全蝎去毒　木香各一钱二分半

上为末，每贴一钱，姜四片，水一小盏煎至半，旋滴入口中。呕吐，加丁香。

金液丹方见伤寒门、青州白丸子方见中风门，二药等分为末，每半钱陈米饮下。

生附四君子汤　助胃回阳。

人参　白术　茯苓　甘草炙　生附子各一钱

上剉细，分二贴，姜五片煎，以匙送下。如厥冷逆，加附子一钱。

蝎附散　回阳气，豁风痰。

全蝎十一个，去毒　附子炮，二钱　南星炮　白附子炮　木香各一钱

上剉细，每服二钱，姜四片，水一盏慢火煎，服。

前朴散　治心腹结气，或呕哕泄泻，腹胀时痛，或发惊悸①，并宜服之。

前胡　白术　人参去芦　陈皮　良姜　藿香　甘草炙　厚朴制，各等分

上㕮咀，每服五钱，水一大盏煎七分，去粗，稍热肚饥时服。

截风法

开关散

赤足蜈蚣一条，炙　直白僵蚕　南星炮，各一钱　麝香一字　猪牙皂角三挺，略炒

上为末，以手点姜汁蘸药少许擦牙，或用物引滴入药两三点，涎出自开。

嚏惊散

半夏生，一钱　皂角半钱

上二味为末，用芦竹管吹入鼻。

---

①　悸：原作"悸"，据《小儿病源方论》卷三改。

异方银白散　治或吐或泻，涎鸣微喘，露睛惊跳。

石莲肉　白扁豆炒　茯苓各一钱　人参　天麻　白附子炮　全蝎去毒　木香　甘草炙　藿香各半分　陈米炒香，三钱

上剉细，每服二钱，水半盏，姜一片，冬瓜仁七粒，同煎服。此药助胃祛风，慢惊通用。

天钓证

治　法

壮热翻眼，手足搐搦，如鱼之上钩，皆由乳母过食热毒，旋即乳儿，兼挟风邪所致。但解利风热，则应手而愈。

九龙控涎散　治小儿蕴热，痰塞经络，头目仰，名为天吊。

滴乳一钱，另研　天竺黄一钱半　雄①黄另研　腊茶　白矾枯，各一钱　甘草炙　荆芥穗炒　绿豆一百粒，半生半炒　赤脚蜈蚣一条，酒浸，炙

上为细末，每服半钱至一②钱，煎人参薄荷汤调下。

钓藤饮　治天吊潮热。

钓藤　人参各半分　全蝎　天麻各一分　犀角　甘草炙，各半分

上为末，每服一钱，水半盏煎一半，温服。

五　痫

钱氏曰：凡治五痫，皆随脏治之，每脏各有一兽，并五色丸治之。

犬痫，反折上窜，犬叫，肝也；羊痫，目瞪吐舌，羊叫，心也；牛痫，目直视，腹满，牛叫，脾也；鸡痫，惊跳反折手纵，鸡叫，肺也；猪痫，口吐沫，猪叫，肾也。五痫重者死，病后甚者亦死。

人参羌活散方见前　治阳证风痫，身热啼叫，手足抽掣，面目

---

① 雄：原作"椎"，据嘉靖本改。

② 一：原脱，据文义补。

牵引，口噤痰壅。

五色丸方见通治内　治五痫。

牛黄清心丸见中风门　治痫证躁闷，项背强直，腰脊反张，时发时醒。

小惊丸方见前　治惊痫心热，恍惚惊悸，四肢抽掣，潮热昏迷。

紫霜丸方见变蒸内　治食痫，肚腹胀，身软，腰脊强直，目睛转缓，皆乳哺失节结癖所致。

甘遂散方见心风门　治小儿癫痫及妇人心风。

猪胆南星散　治痫后喑不能言。

天南星湿纸裹煨

上为末，每服一字，猪胆汁调下。

珍珠丸　治小儿虚中积热，惊痫等证。

巴豆霜　腻粉各二钱　滑石三钱　天南星　粉霜各钱半　蝎梢去毒　续随子去皮，各二十四个

上为末，研令匀，以糯粥为丸如黄米大。三岁已下一丸至三丸，四五岁至十五岁五七丸至十五丸，茶下，荆芥汤亦可，量虚实加减。

灸　法

长强一穴，在脊骶端，灸三七壮。

癫痫，惊风目眩，灸神庭穴七壮，入发际五分。

惊痫，先惊怖啼叫，后乃发。灸百会穴三壮，穴在前顶后寸半，顶中央，及耳后青丝脉上三壮。

一法，治急慢惊风，危恶之极，不可救者，先当乳头上男左女右灸三壮，次灸发际穴、眉心穴、囟会穴，在上星后一寸陷中，各灸三壮。

手足大指当甲角，以绢帛缚两手足作一处，以艾炷骑缝，半甲半肉之间，灸三壮，先脚后手。亦可治阴阳诸痫病。

变 蒸

　　小儿有十变五蒸者，乃生精神意智也。五脏五腑，以应十干，其心包络与三焦合而成六脏六腑，以应十二经络也。

　　小儿变蒸者，俗谓之牙生骨长，譬如蚕之有眠，龙之脱骨，虎之转爪，皆同此类，变生而长也。

变蒸形证

变

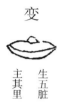

主其里　生五脏

　　始得之上唇有白珠，抱子身热，微欲惊悸，或呕哕，至七日变讫。

变兼蒸

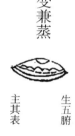

主其表　生五腑

　　始得之上唇微肿，有如卧蚕，身体壮热，额热，或乍凉乍热，唇口鼻干，哽气呕逆，时欲惊，夜多啼哭，至十三日变蒸讫。

三大蒸

表里　主其

唇口干燥，咳嗽闷乱，哽气腹痛，及身体骨节皆痛，或目上视，时惊悸。

变蒸期候

小儿始生至三十二日为一变，长肾脏气，属足少阴经。

六十四日二变一蒸，生壬，长膀胱腑气，足太阳经。

九十六日三变，生丁，长心脏气，足少阴经。

一百二十八日四变二蒸，生丙，长小肠腑气，足太阳经。

一百六十日五变，生乙，长肝脏气，足厥阴经。

一百九十二日六变三蒸，生甲，长胆腑气，足少阳经。

二百二十四日七变，生辛，长肺脏气，足太阴经。

二百五十六日八变四蒸，生庚，长大肠腑气，足阳明经。

二百八十八①日九变，生己，长脾脏气，足太阴经。

三百二十日十变五蒸，生戊，长胃腑气，足阳明经。

心包络为脏，属手厥阴经。三焦为腑，属手少阳经。

上一脏一腑，俱无形状，故不变不蒸也。

前十变五蒸既讫，后又有三大蒸。六十四日为一大蒸，计三百八十四日。又六十四日为二大蒸，计四百四十八日。又六十四日为三大蒸，计五百一十二日。

至五百七十六日，变蒸既毕。

所以变者，生五脏也；变而蒸者，养五腑也。

儿乃成人也，其血脉方充，骨节始荣，生精神，长情性，有异于前。

当变蒸之时②，儿子唇口如上唇微肿，有如卧蚕，或有珠泡子者，是变蒸证，切不得艾火着灸，即宜少与乳食，亦不可妄投药饵。若不依此，必致杀儿。文中③屡见有此，故书以告。

---

① 八：原作"九"，据《备急千金要方》卷五改。

② 时：原作"成"，据《小儿病源方论》卷一改。

③ 文中：即陈文中，宋代医家，著有《小儿病源方论》《小儿痘疹方论》。上"变蒸"题下至此本《小儿病源方论》卷一。

惺芎散 治小儿变蒸发热，或咳嗽痰涎，鼻塞声重①。

茯苓　白术　人参　甘草　桔梗　细辛去苗　川芎各等分

上为粗末，每服三钱，水一茶盏煎七分，去滓，稍热不饥不饱时服。

紫霜丸 治乳哺失节，宿滞不化，胸腹痞满，呕吐恶心，便利不调，乳食减少，又治伤寒温壮，内挟冷实，大便酸臭，乳食不消，或已得汗，身热不除，及变蒸发热，多日不解，因食成痫，先寒后热。

代赭石醋淬，细研，一两　赤石脂为末，一两　杏仁去皮尖，麸炒，别研，五十枚　巴豆去皮心，出油，炒研，三十粒

上合研匀，汤浸蒸饼圆如黄米大，儿生三十日外可服②一丸，一岁至三岁二丸至三丸，乳汁送下，米饮亦得③，微得利为度，并不虚人，未利再服，乳食后服。兼治惊积痰癖。

人参散 治变蒸骨热，心烦啼叫。

人参　甘草炙　麦门冬去心　北柴胡各二钱　草龙胆　防风各一钱④

上咬咀，量儿大小酌量煎服。

当归散 治变蒸有寒无热。

当归二钱　木香　官桂　甘草炙　人参各一钱

上咬咀，每服二钱，水七分盏，姜三片，枣一枚去核，同煎服。

调气散 治变蒸吐泻，不乳多啼。

木香　香附　厚朴制　人参　陈皮　藿香　甘草炙，各一钱

上咬咀，每服二钱，水七分盏煎至半，温服。

神仙黑子散 治小儿变蒸，与伤寒相似者，当详其证，若上

---

① 惺芎……声重：原缺，据《小儿病源方论》卷一补。
② 紫霜……可服：原缺，据《和剂局方》卷十补。
③ 得：原脱，据《和剂局方》卷十补。
④ 各一钱：此三字原脱，据《世医得效方》卷十一补。

唇中心有白点子者为变蒸，宜服此。

麻黄去节　大黄　杏仁连皮

上烧存性，为末，每服一字，水半盏煎服，抱儿于温暖处，有微汗身凉，效。

外　感

钱氏曰：伤寒，男体重面黄，女面赤喘急，憎寒，口中气热，呵欠顿闷，项急也。疮疹则腮赤，躁多喷嚏，悸动昏倦，四肢冷。

洁古云：凡伤风则皮涩，拘急鼻塞，瘢疹则睡中发惊悸，呵欠嚏喷，是为易识矣。

治　法

伤风，贪睡，口中气热，呵欠顿闷，当发散，与大青膏。解不散，有下证，当下，大黄丸主之。大饮水不止而善食者，可微下。余不可下也。

伤风，手足冷，脾脏怯也。当和脾，后发散。和脾，益黄散；发散，大青膏主之。

伤风自利，脾脏虚怯也，当补脾，益黄散，发散，大青膏。未瘥者，调中丸主之。有下证，大黄丸主之，后服温惊丸。

伤风腹胀，脾脏虚也，当补脾，必不喘，后发散，仍补脾也。去胀，塌气丸主之。发散，大青膏主之。

伤风兼脏，兼心则惊悸，兼肺则心乱喘息，哽气，长出气，嗽，兼肾则畏明，各随补母脏，虚见故也。

伤风，下后余热，以药下之太过，胃中虚热，饮水无力也，当生胃中津液，多服白术散。

伤风，吐泻身温，乍凉乍热，睡多气粗，大便黄白色，呕吐，乳食不消，时咳嗽，更有五脏兼见证，当煎入脏君臣药，先大青膏，后服益黄丸。先曾下，或无下证，慎不可下也，此乃脾肺受寒，不能入食也。

伤风，吐泻身热，多睡，能食乳，饮水不止，吐痰，大便黄水，此为胃虚，热渴吐泻也，当生胃中津液以止其渴，止后用发散止渴，多服白术散。发散，用大青膏主之。

伤风，吐泻身凉吐沫①，泻青白色，闷乱不渴，哽气，长出气，睡露睛，此伤风，荏苒轻怯，因成吐泻论内药方见通治内。

葛根散 治小儿伤寒，头疼体痛，憎寒发热，初感在表者②。

葛根 麻黄去节 人参各二钱 桂枝 甘草炙，各钱半

上㕮咀，每服一二钱，水七分盏，姜一片，枣一枚，煎至半，温服。

惺惺散 治风热疮疹，伤寒时气，头痛壮③热，目涩多睡，嗽④气粗，鼻塞清涕，兼治变蒸。

白术 桔梗 细辛 人参 甘草炙 茯苓 栝楼根 薄荷各等分

上㕮咀，每服一二钱，水煎温服。古方谓小儿壮⑤热昏睡，生风风热，疮疹伤食，证皆相似，未能辨别，疑似之间，皆宜服此。

麦汤散 治夹惊夹食伤寒，气急咳嗽。

滑石 石膏 知母 贝母 麻黄 杏仁炒，去皮尖 甘草 甜葶苈纸炒 人参 地骨皮各等分

上为末，每服一钱，小麦二十五粒煎汤调下。涎盛气促，桑皮汤调下。一⑥名麦煎散，有赤芍药、茯苓，无贝母，葶苈用苦者，亦治麻豆余毒，浑身浮肿，或变惊风。

柴胡散 治伤寒伤风发热，气壅涎盛，胸膈不利，或时行疹豆⑦未分，或痢疾⑧潮热⑨，一切温壮积热。

---

① 沫：原作"味"，据《小儿药证直诀》卷上改。
② 者：此上原衍"一"字，据文义删。
③ 壮：原作"吐"，据《和剂局方》卷十改。
④ 嗽：《和剂局方》卷十作"咳嗽"二字。
⑤ 壮：原作"吐"，据文义改。
⑥ 一：原脱，据文义补。
⑦ 豆：《世医得效方》卷十一作"痘"。
⑧ 疾：原作"痰"，据《世医得效方》卷十一改。
⑨ 热：此上原衍"嗽"字，据《世医得效方》卷十一删。

柴胡一钱　人参　甘草炙　黄芩各半钱　半夏汤洗　麻黄去节，各二分半

上咬咀，每服二钱，水七分盏，姜三片，薄荷三叶，竹茹少许，煎至半，服。衄血，加生地黄；涎盛，加桑皮；疟，加桃柳枝。

和剂柴胡散　治小儿伤寒，头痛身热，体疼烦渴。

石膏　黄芩　甘草炙　赤芍药　葛根各一钱　麻黄去节　柴①胡各半钱

上咬咀，每服二钱，水七分盏，姜、葱、豆豉煎至半，服。

人参羌活散方见急惊内　治小儿伤寒，温病时疫，疮疹头疼，体热烦渴，痰实咳嗽。

小儿壮热昏睡，伤风感寒，风热疮疹，伤食，皆相以，疑似之间，可用惺惺散、升麻葛根汤、柴胡散、小柴胡汤。盖此三四方能通治，不误也。若伤食则大便酸臭，不消化，畏食或吐，宜以药下之。

诸热证

治　法

风温、潮热相似。潮热者，胃热也，时间发热，过时即退，来日依时发热，此欲发惊也，地骨皮散主之。

壮热者，心热也。一向热而不已，甚则发惊痫也，导赤散主之。

风热者，肝热也。身热而口中气热，有风证，人参生犀散主之。

温热者，脾热也，但温而不热也，泻黄散主之。

心热者，视其睡口中气温，或合面睡，及上窜咬牙，皆②心热也，导赤散主之。

---

① 柴：原作"紫"，据《和剂局方》卷十改。
② 皆：原作"昏"，据《小儿药证直诀》卷上改。

心气热则心胸亦热，欲言不能，而有就冷之意，故合面卧。心气实，则气上下行涩，合卧则气不得通，故喜仰卧，则气得上下通也，泻心汤主之。

肺热者，手掐眉目鼻面，甘桔汤主之。

肺盛，复有冷风，胸满短气，气急喘嗽，上气，当先散肺，后发散风冷。散肺，泻白散、大青膏主之。肺不①伤寒，则不胸满。

肺虚热，唇深红色，治之散肺②。

肝虚热少，服泻白散。

肺脏怯，唇白色，当补肺，阿胶散主之。若闷乱气粗，喘促哽气者，难治，肺虚损故也。

脾肺病久则虚而唇白，脾者肺之母也，母子皆虚，不能相营，故名曰怯。肺主唇，白而泽者吉，白如枯骨者死。

肝热者，手寻衣领，及乱捻物，泻青丸主之。壮热饮水，喘闷，泻白散主之。又曰肝有热，目直③视不搐，得④心热则搐。治肝，泻青丸，治心，导赤散主之。

潮 热

乍来乍去，心烦唇红，面赤口干，通心饮最治方见急惊内。

甘露饮 治证同前。

寒水石 石膏 郁金 甘草炙 薄荷各等分

上为细末，每服半钱，薄荷汤调下。

天竺散 退潮热，理急惊，唇红面赤，烦燥焦啼。

栝楼根 甘草 郁金 天竺黄 连翘 防风 牙硝另研，各等分

上为末，每服半钱，灯心茅根汤调下。急惊，竹叶汤调下。

---

① 不：原作"只"，据《小儿药证直诀》卷上改。
② 肺：原脱，据《小儿药证直诀》卷上补。
③ 直：原脱，据《小儿药证直诀》卷上补。
④ 得：此下原衍"则"字，据《小儿药证直诀》卷上删。

惊风热

面青多热，脉盛，大青膏、小惊丸、通心饮、凉惊丸并见急惊门。

食积热

肚紧，其粪必臭。

治中汤

人参去芦　干姜炮　陈皮去白　青皮去白，各一两

加辰砂。

上咬咀，每服二钱，水七分盏煎至半，服。

紫霜丸方见变蒸内

歌曰：

面黄童子身常热，多是乳娘食不节。

常服乌沉并降炁，免使婴儿多病孽。

五心热

小儿五心热，伤食证也。

感应丸方见宿食

紫霜丸方见前变蒸内

胎热，生下面赤，眼不开，大小便不通，不能进乳食。

酿乳方

泽泻四钱　猪苓　赤茯苓　天花粉各二钱四分　生地黄三钱二分
茵陈　甘草各一钱六分

上咬咀，分二贴，每贴水二盏煎八分，与乳母半饥①时服。

湿　热

胸膈烦满，皮肤色如橘子黄，白睛亦黄，湿热所致也。

加减泻黄散

黄连　茵陈各五钱　黄柏　黄芩　山栀子　茯苓　泽②泻各三钱

---

① 饥：原作"肌"，据嘉靖本改。
② 泽：原作"泻"，据嘉靖本、《卫生宝鉴》卷十九改。

上㕮咀，每服二钱，水七分盏煎至半，服。

骨蒸热及病后余热

生犀散 治小儿骨蒸肌瘦，颊赤口干，日晚潮热①，朝②有盗汗，五心烦燥，四肢困倦，饮食虽多，不生肌肉③，及大病瘥后余毒不解，或伤寒病后食羊肉，体热不除。

大黄蒸，焙　鳖甲醋④炙　麦门冬去心　黄芪　秦艽　犀角镑桑白皮　人参　茯苓　地骨皮　赤芍药　柴胡　枳壳各等分

一方有知母。有痰，加半夏。

上㕮咀，每服一二钱，水七分盏入青蒿少许煎半，温服。

一方

犀角　地骨皮　赤芍药　柴胡　干葛　甘草各等分

上㕮咀，入薄荷煎。疟疾，加生姜煎服。

心热小肠固热

寒水石散 常服利小肠，去心热，坠惊涎⑤。

寒水石　白滑石各二两　甘草五钱

上为末，每服一钱，温⑥汤调服，暑月冷水调服。

导赤散 治心热，上窜咬牙，烦燥闷乱，小便赤涩淋沥，脐下满。

生干地黄　木通　甘草各等分

上㕮咀，每服二三钱，水一盏入竹叶同煎，服。

一方

生地黄一两　木通二两　甘草

加黄芩，各五钱。

---

① 热：原脱，据《和剂局方》卷十补。
② 朝：《和剂局方》卷十作"夜"。
③ 肉：原作"内"，据《和剂局方》卷十改。
④ 醋：原作"酸"，据《和剂局方》卷十改。
⑤ 涎：原作"延"，据《世医得效方》卷十一改。
⑥ 温：《世医得效方》卷十一此上有"寒月"二字。

上㕮咀，每服二三钱，水一盏，灯心十茎，白茅根二茎，竹叶五片，煎，去柤服。甚热，用通心饮方见急惊内。

肺　热

泻白散　治肺气热盛致鼻塞，乳食不下，或气壅喘急热嗽，或目黄。

地骨皮　桑白皮　甘草各等分

上㕮咀，每服一二钱，水七分盏入糯米百粒煎，服。

甘桔汤　治肺热，手揩眉毛①。

桔梗五钱　甘草一两

上㕮咀，每服二钱，水煎服。

脾　热

泻黄散　目黄肚大，口唇生疮，眼生偷针赘等疾。

藿香去土　山栀子　石膏　甘草　防风各等分，蜜酒微炒香

上为细末，每服一钱，温汤调服，不拘时。

肝　热

泻青丸一名凉肝丸，方见急惊内　解热疏风。

手挦衣领者，肝热也。

肾　热

皂角膏　治肾经有热，阴囊赤肿钓痛，大便秘涩。

大黄五钱　黑牵牛末半生半炒　猪牙皂角各一两

上为末，水丸如绿豆大，每服七丸，蜜汤送下。

胃　热

甘露饮子　治胃中客热，口臭，不思饮食，或饥烦不欲食，齿龈肿痛，脓血满口，咽中有疮，赤眼，目睑肿不欲开，疮疹热盛，皆可服。

① 手揩眉毛：《小儿药证直诀》卷下作“手掐眉目鼻面”六字。

枇杷叶去尾　熟地黄　麦门冬去心　枳壳麸炒①　山茵陈　生地黄　天门冬去心　石斛　黄芩　甘草炙，各等分

上㕮咀，每服一二钱，水七分盏煎半，温服。加黄连亦可。

壮　热

洗心散　治遍身壮热，舌干唇焦，咽喉肿痛，涕唾稠黏，痰涎②壅阻，心神烦燥，眼涩睛痛，二便不利，温疫方见积热门。

积　热

八正散　治蕴积一切热毒，通心气，利二便方见淋门。

寒水石散方在前　小儿病多因惊，心气不行，郁而生涎。

虚　热

地骨皮散③　治虚潮热④，亦治伤寒壮热。

知母　柴胡　甘草　人参　地骨皮　赤茯苓　半夏各等分

上㕮咀，每服二钱，水七分盏，姜⑤一片，煎至半，温服。

人参黄芪散　治发热自汗虚烦。

人参　黄芪　芍药各五钱　甘草二钱

上㕮咀，每服二钱，水七分盏，姜一片，枣一枚，煎至半，温服。

慢惊证

治　法

因服热药多，以致别生热证，唇裂⑥口疮，咽干烦燥，以此解之，兼治吐虫。

---

① 麸炒：原作"面抄"，据《幼幼新书》卷十五改。
② 涎：原作"延"，据嘉靖本、《和剂局方》卷六改。
③ 散：原作"骨"，据《小儿药证直诀》卷下改。
④ 虚潮热：《小儿药证直诀》卷下作"虚热潮作"四字。
⑤ 姜：原作"羌"，据嘉靖本、《小儿药证直诀》卷下改。
⑥ 裂：原作"烈"，据《世医得效方》卷十一改。

大豆黄卷　贯众　板蓝根　甘草各等分

上咬咀，每服二钱，用浆水一盏滴香油一滴煎半，服。

痰　嗽

治　法

嗽者，肺感微寒。八九月间肺气大旺，病嗽者其病必实，非久病也，其证面赤痰盛身热，法当以葶苈丸下之。若久也，不可下也。十一十二月嗽者，乃伤风咳也，风从背脊第三椎肺俞穴入也，以麻黄汤汗之。有热证面赤，饮水涎热，咽喉不利者，宜兼甘桔汤治之。若五七月①之间，其证身热痰盛唾黏者，以褊银丸下之。有肺盛者，咳而后喘，面肿，欲饮水，有不饮水者其身即热，以泻白散泻之。若伤风咳嗽五七日，无热证而但嗽者，亦葶苈丸主之，后用化痰药。有肺虚者，咳而哽气，时时长出气，喉中有声，此久病也，以阿胶散补之。痰盛者先实脾，后以褊银丸微下之，涎退即补肺，补肺如上法。有嗽而吐水，或青绿②水者，以百祥丸下之。有嗽而吐痰涎③乳食者，以白饼子下之；有嗽而咳脓血者，乃肺热，食后服甘桔汤。久嗽者，肺亡津液，阿胶散补之。咳而痰实，不甚喘而面赤，时饮水者，可褊银丸下之。治嗽大法，盛即下之，久即补之，更量虚实，以意增损论内药方见通治内。

葶苈丸　治乳食冲肺，咳嗽面赤痰喘。

甜葶苈隔④纸炒　黑牵牛炒　汉防己　杏仁炒，去皮尖，各一钱

上为末，入杏仁泥，取蒸陈枣肉和，再捣，为丸如麻子大，每服五丸至七丸，生姜汤送下。

人参散　治咳嗽发热，气喘面红。

---

① 月：原作"日"，据《小儿药证直诀》卷上改。
② 绿：原作"渌"，据嘉靖本、《小儿药证直诀》卷上改。
③ 涎：原作"延"，据嘉靖本、《小儿药证直诀》卷上改。
④ 隔：原作"膈"，据《小儿药证直诀》卷下改。

人参　天花粉各等分

上为末，每服半钱，密水调服。

半夏丸　治风壅痰盛，咽膈不利。

半夏五两　白矾枯，一两二钱半　人参一两

上为末，姜①汁和丸如黍米大，每服一二十丸，姜②汤下。

金沸草散　治风热咳嗽。

华盖散　治感寒咳嗽二方并见嗽门。

澄清饮　治痰饮咳嗽不止。

白矾二钱半　南星炮　半夏汤洗　蛤粉　知母　贝母　甘草各五钱　人参三钱

上咬咀，每服二钱，水一盏半，姜三片，乌梅半个，煎一盏，澄清，徐徐饮服之。亦治饮乳逆气，触于肺，久不止。

荡脾丸　化痰消积进食，及气喘疳积。

杏仁一两，去皮尖，同蛤粉炒黑色　半夏汤泡，一两，姜汁浸一宿，焙　巴豆五粒，去皮油

上为末，用大北枣七枚，入灯心水蒸，去皮核，取肉为丸如绿豆大，每服五丸，灯心枣汤送下。宿食，陈米饮下；治疟，蒜汤下，消痰癖大效；化痰，乌梅汤下。

无价散　治初生小儿一岁已上，三岁已下，乳食冲肺，风邪相感，及生人胎毛相冲，慢惊发热，咳嗽喘满，痰涎壅盛，服诸药不效者，服之累验。

朱砂五钱　珍珠九粒　土牛儿一名白壳虫，一名蜗牛儿，春生村园墙根下，作土窝，如钱大，上圆下尖，内取无时，瓦上炒干，一钱

上研细末，每服一分或二分，井花水调下，立止，不拘时服。

---

① 姜：原作"羌"，据《世医得效方》卷十一改。
② 姜：原作"羌"，据嘉靖本、《世医得效方》卷十一改。

咳 逆

紫苏饮 治咳逆上气，因乳哺无度，内夹风冷①，伤于②肺气，或啼叫未定，与乳饮之，乳与气相逆，气不得下。

真③苏子 诃子肉 萝卜子 杏仁去皮尖，炒 木香 人参各一钱 青皮 甘草各七分半

上咬咀，每服二钱，水七分盏煎至半盏，服。

马脾风

治 法

小儿肺胀喘满，胸膈气急，两肋扇动，陷下作坑，两鼻窍张，闷乱嗽渴，声嗄不鸣，痰涎潮塞，俗呼④马脾风。若不急治，或治不识证，死在旦夕，宜牛黄夺命散、无价散主之。

牛黄夺命散

白牵牛 黑牵牛皆半生半熟，取头末，五钱 大黄 槟榔各一两

上为细末，三岁儿每服一钱，冷浆水调下。涎多，加轻粉，如无，加蜜少许。

无价散 治风热喘促，闷乱不安，俗呼马脾风。

朱砂二钱半 轻粉半钱 甘遂一钱半，面包煮，焙干

上为细末，每服一字，用温浆水少许，滴香油一点，抄药在油上，沉下去，却浆水灌之。一方加滑石二钱，名油坠膏。

暴喘，俗乎马脾风。大小便硬，宜急下之，用牛黄夺命散下之，次用白虎汤平之方见伤寒⑤门。

---

① 冷：原作"令"，据嘉靖本、《世医得效方》卷十一改。
② 伤于：此二字原脱，据《世医得效方》卷十一补。
③ 真：原作"直"，据嘉靖本、《世医得效方》卷十一改。
④ 呼：原作"乎"，据嘉靖本改。
⑤ 伤寒：原作"寒入"，据文义改。

痘 疹

王海藏云：夫瘢疹之为病，皆由子在母腹中时，浸渍食母血秽，蕴而成毒，皆太阴湿土壅滞，君相二火之所作也。因小儿真气既盛，正气又旺，邪无所容，或因天寒伤表，或伤里，瘢由是而生焉。治当外者外治，内者内治，中外皆和，其瘢自出。至于恶寒者发之，表大热者夺之，渴者清之，秘者通之，惊者安之，泄者分之，不可执一。大抵伤寒同治，随经用药，最为高论①。

钱氏曰：凡伤寒，男体重面黄，女面赤，喘急憎寒，口中气热，呵欠顿闷，项急也，疮疹则腮赤躁多，喷嚏，悸动昏倦，四肢冷。伤寒当发散之，治疹行温平，有大热者宜解毒②。

《直指方》云：疮疹证，三部脉③洪数，往来大小不应指而疾④。

《陈氏小儿》：疮疹未出已出之间，有类伤寒之状，其疮疹病证自然憎寒壮⑤热，身体疼痛，大便黄稠，此乃是正病也，若无他证，不宜服药。凡疗疮疹，先分表里虚实。若虚实不分，则无所治。如表里俱实者，其疮易出易靥⑥也。如表实里虚者，其疮易出难靥⑦也。大抵⑧天地万物，遇春而生发，至夏而长成，乃阳气熏蒸，故得生成者也。今疮疹之病，脏腑调和则血气充实，自然易出易靥，盖因外常和暖，内无冷气之所由也。

---

① 王海藏……高论：语见《玉机微义》卷五十。
② 钱氏……解毒：语见《玉机微义》卷五十。
③ 部脉：此二字原倒，据《幼科类萃》卷二十八乙正。
④ 《直指方》……而疾：语见《幼科类萃》卷二十八。
⑤ 壮：原作"状"，据《小儿痘疹方论·论痘疹治法》改。
⑥ 靥：原作"厌面"二字，据《小儿痘疹方论·论痘疹治法》改。
⑦ 靥：原作"厌面"二字，据嘉靖本、《小儿痘疹方论·论痘疹治法》改。
⑧ 抵：原作"低"，据嘉靖本、《小儿痘疹方论·论痘疹治法》改。

痘疹刑图

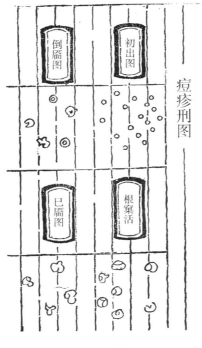

痘疹形图

《类证》云：凡小儿痘证，热蒸三日红斑生，红斑既现已三日，至足为齐，乃盛①血疱，在肌肉上如豆，故以痘名焉。血疱起长，结脓窠，自现红斑至此是七日也。脓窠肥满，渐至苍腊色，又七日当靥，结痂疕②而愈矣。此则言其大略，况人有虚实之不同，病有浅深之各异，壮实之人，病无诸证，或疮发而轻者，皆得依期而愈。倘气候乖常，寒暄失度，毒气弥盛，当作血疱而不作，当结脓窠而不结，遂生诸证，稽③延日数，难以定期矣。

---

① 盛：当作"生"。
② 疕（bǐ 笔）：疮痂。
③ 稽：原作"嵇"，据文义改。

疮候轻重

轻者作三次出，头面稀少，大小不一等，眼中无，根窠红，肥满光泽。

类证：色赤发于皮肤，里外肥红，痘出稀少，乳食如常，大小便调。

重者一齐并出，密如蚕种，稠密无缝，疮灰白色，泻渴不止，身温腹胀，头温足冷。

类证：五内七窍①面目心胸皆有，疮内黑点，外白内黑，或如茱萸至重。

外黑内赤，痘疮夹疹已上二证半轻半重。

轻变重：犯房室，不忌口，先曾泻，饮冷水，饵凉药。

类证：冒风寒，食生冷，啖瓜蜜，过饱失饥，误服升麻汤及大黄等凉剂，妄下并妄汗，担动厕粪六畜楼栏，及月妇外人秽触，信巫不信医，不食血肉。

重变轻：避风寒，常和暖，大便稠。

类证：饮食忌生冷，避秽。

顺候：春夏为顺。先发搐而后发疮者生。先发热②，大便如常，其疮红活，乳食如常。

逆候：秋冬为逆。春脓疱金克木，夏黑陷水克火，秋斑火克金，冬疹土克水。瘥后发惊者危。已出而谵语不止，恶候。疮正出而吐痢者，因便血而乳食不化者，脾虚也，死。泻血而疮烂无脓者，不治。大小便秘，目闭声哑，肌肉黑者，死。疮便③身黑陷，目闭无魂者，死。面色青黑者，死。不相应为逆。或因吐痢内虚而为陷伏，或因已出妄汗，表虚而成斑烂，或因冒犯风邪而成倒靥，或因秽恶触忤而成黑陷，耳尻反热，其疮青紫，变坏归肾。面黑，

---

① 窍：原作"乳"，据《古今医统大全》卷九十一改。

② 先发热：《古今医统大全》卷九十一此下有"热歇出痘"四字。

③ 便：当作"遍"。

或鼻有黑气，不治。燥渴，小便涩，泄泻不食者，危。疮成饼塌①，色黯不出，声哑，不治。两目闭，黑暗蒙昧无魂，不治。头面肿，疮尽抓破，臭烂不可近，或足冷至膝，不治。面肿鼻陷，目闭，戞齿②咬牙，不治。痘疮黑焦，风攻颐颌，唇项肿硬，或胸膈高突，不治。憎寒困倦而成缩伏，是脾虚也，急宜先治，预保脾土。

类证：小儿痘证，热蒸三日，红斑方始见，微微才出，如粟米、黍米大，或如绿豆大，似水珠光泽明净者，极佳，不须服药红斑即豆子初出红点也。四日五日，痘疮大小不等，根窠红活而成血疱，光泽明净者轻，不须服药。如稠密顶陷，渴而灰白色者，重。六日七日，肥满红，光泽而结脓窠者轻，不须服药。如身温气促，口干肚胀，足指冷者，重。八日九日，长足肥满，苍腊色者轻，不须服药。如寒战闷乱，腹胀烦渴，气急咬牙者，至重。十日十一日后，痘疮当靥，欲结痂疕而愈。当靥之际或不靥者，其身或热，或不热，闷乱不宁，卧则哽气，腹胀泄泻，寒战咬牙者，重。

治 法

古方以升麻葛根汤治疮疹，已发未发皆可服，世习以为常。盖葛根、升麻性皆寒凉，能亏损胃气，倘小儿脏腑虚弱，恐冰凝血脉，使未出者陷伏，已出者不能起胀，故陈氏③只用于未见红斑之先，戒于已出红斑之后。愚谓小儿才觉发热，未明痘证，疑似之间，不如仁斋杨氏④用参苏饮加青皮、木香尤为稳当。若痘疹形证已明，或微见根窠，光泽红活者，亦不必服此。

陈氏曰：疮痘已出之后及作血疱之际，身热而耳与尻独凉，乃肾之平证。注曰：耳与尻俱属肾，肾居北方，属水，故主冷也。

---

① 塌：原作"塔"，据《古今医统大全》卷九十一改。
② 戞（jiá 颊）齿：上下齿相击。
③ 陈氏：指陈文中。参见本卷"文中"条注。
④ 仁斋杨氏：即杨士瀛，宋代医家，字登父，号仁斋，三山（今属福建）人，著有《仁斋直指方论》《仁斋直指小儿方论》等。

今黑陷而耳尻又热，乃变坏归肾，以为恶候。钱氏用百祥丸下之，泻膀胱之邪。既下之后而身热气温，欲饮水者，可治，急以四君子汤加丁香、陈皮、木香、厚朴、白姜等以温脾土，使脾土复旺而胜肾水，肾气既衰黑陷者，必当复起而安。往往此证必先失于调和胃气，温暖脾土，或脾衰肾旺，致黑陷归肾，以百祥丸下之，是皆不得已而用之，十救其一二。既下之后，若加寒战身冷，汗出不食，水谷不化，耳与尻反热者，乃脾弱，为肾水所胜，其死也必矣。医者若其下膀胱于既坏之后，何若保脾土于未陷之先为上策。青干紫陷，睡昏，汗出不止，烦燥热渴，腹胀啼喘，大小便不通者，困也。凡疮疹，当乳母慎口，不可令饥及受风冷，必当归①肾而变黑，难治也。有大热者，当利小便，去桂五苓散、导赤散。有小热者，宜解毒，消毒散。

若黑紫干陷者，百祥丸下之，不黑者慎勿下。更看时月轻重，大抵疮疹属阳，出则为顺，故春夏病为顺，秋冬为逆。冬月肾旺，又盛寒，病多归肾变黑。又当辨春脓疱，夏黑陷，秋斑子，冬疹子，亦不顺也，虽重病，犹十活四五。黑者，无问何时，十难救一二，其候或寒战噤牙，或身黄肿紫，宜急以百祥丸下之。复恶寒不已，身冷出汗，耳尻②反热者，死。何以然？肾气大旺，脾虚不能治故也。下后身热气温，欲饮水者，可治，以脾土③胜肾，寒去而温热也。治之宜解毒。不下④，妄下则内虚，多归于肾。若能食而痂头焦起，或未焦而喘实者，可下之，宜四顺饮。

若身热烦渴，腹满而喘，大小便涩，面赤闷乱，大吐，此当利小便，去桂五苓散、导赤散，不瘥者，宣风散下之。或不出，或黑陷，服药不效者，用无价散劫之。

若五七日痂不焦，是内发热，热气蒸于皮中，故疮不得焦痂，

---

①　归：原脱，据《小儿药证直诀》卷上补。
②　尻：原作"骶"，据《小儿药证直诀》卷上改。
③　土：原作"生"，据《小儿药证直诀》卷上改。
④　不下：《小儿药证直诀》卷上作"不可妄下"四字。

宜宣风散导之，用生犀磨汁解之，使热不生，必着痂矣。

疮疹由内相胜也，惟斑疹能作搐。疹为脾所生，脾虚而肝旺乘之，木来胜土，热气相击①，动于心神，心喜为热，神气不安，因搐痫。斑子为心所生，心生热，热则生风，风属于肝，二脏相抟，风火相争，故发搐也，治之当泻心肝，补其母，栝楼汤主之。

疮黑而忽泻便脓血并痂皮者顺，水谷不消者逆。何以然？且疮黑属肾，脾气本强，或旧服补脾药，脾气得实，肾虽用事，脾可制之，令疮入腹为脓血，及连痂皮得出，是脾强肾退，即病出而安也。米谷及泻乳不化者，是脾虚不能制肾，故自泄也，此必难治。

一发便密如针头，形势重者，合轻其表而凉其内，连翘升麻汤。若斑已发，密重，微喘饮水者，有热证，则去风药，微下之。若出不快，清便自调，知其在表不在里，当微发散，升麻葛根汤。若青干黑陷，身不大热，大小便涩，则是热在内，煎大黄汤，下宣风散。若身表大热，表证未罢，不可下。若斑疹已出，见小热，小便不利，当利之。已发后有余毒未散，复有身热疮肿之类，当用茶粉下解毒丸。疮疹已出，后有声音者，乃形病气不病也；疮疹未出，先声音不出者，乃形不病而气病也。若疮疹出而声音②不③出者，是形气俱病也，当清其肺气，当用八风汤，并凉膈散去硝、黄亦可。

假如五日已里诸病与斑疹不能别辨者，不可疑似，必须发之，但各从其所伤应见治之，皆不妨斑出。若强发之，其变不可胜数矣。前人言首尾俱不可下者，何也？曰首不可下者，为斑未显于表，下则邪气不得伸越，此脉证有表而无④里，故禁首不可下也；尾不可下者，为斑毒已显于外，内无根⑤蒂，大便不实，无一切里

---

① 击：原作"系"，据嘉靖本、《小儿药证直诀》卷上改。
② 音：原作"而"，据《玉机微义》卷五十改。
③ 不：原字漫漶，据《玉机微义》卷五十补。
④ 无：原脱，据《玉机微义》卷五十补。
⑤ 根：原作"振"，据嘉靖本、《玉机微义》卷五十改。

证，下之则斑气逆陷，故禁尾不可下也。又言温暖不令通风，斑若已出，身热天暄，何①必盖覆不使之通风乎？后人执此二句，不知天令人事通变致误者多。大抵以脉为主，浮中沉之诊，平举按之候，察其虚实，定其中外，则可以万全矣。

凡未显斑证所用之药，外伤，升麻汤，内伤，枳实丸，大便奭②者，枳术丸。伤冷者温之，神应丸；恶寒者发之，防风苍术汤。表大热者夺之，此表者通言三阳也，夫阳盛则气必上行，言夺者，治之不令上行也。大便秘结者下之，桃仁承气、四顺饮、柴胡饮选用，察其在气在血。渴者清之，大渴者白虎汤，小渴者凉膈散。小便不通者利之，导赤散③、八正散之类，当求上下三焦何经而用药。惊者，分轻重安之；泄者，察寒热分之。

凡已显斑证所用之药，出不快，化毒汤，出太多，犀角地黄汤、地骨皮鼠粘子汤。咽不利，桔梗甘草粘子汤；烦者，桔梗甘草栀子汤；肺不利，紫草甘草枳壳汤。太阳出不快，荆芥甘草防风汤；阳明出不快，升麻加紫草汤；少阳出不快，连翘防风汤；四肢出不快，防风苓热甘草汤。

升麻葛根汤　治小儿才觉伤风身热，未明是与不是痘疹，便宜服此。若既明，红点才出即不可服。

白芍药　升麻　葛根　甘草炙，各等分

上为粗末，每服三钱，水一盏煎至六分，温服，不计时候。

惺惺散方见前　治小儿风热，疮疹时气，头痛壮热，目涩多睡，咳嗽喘粗④。

消痘丹　治痘疮，不拘已出未出皆可服，重者可轻，轻者可无。

朱砂天生茄米者，或大块辰砂亦可，切不宜用罐口砂，误用之则杀人。

---

① 何：原字漫漶，据嘉靖本、《玉机微义》卷五十补。
② 奭：原作"而火"二字，据《玉机微义》卷五十改。
③ 导：原作"遵"，据嘉靖本、《玉机微义》卷五十改。
④ 喘粗：原作"气"一字，据《和剂局方》卷十改。

得真朱砂，不拘多少，宜用丝绵试之，径过绵者是，先研为粗末，将磁石引去屑

上研成极细末，用白蜜少许，水调服，量儿大小增减钱数，与服神效。

《经验方》论《丹溪心法》中所载小儿痘疹一方，专用朱砂为细末，加蜜少许，水调服。蜜者可使至稀，稀者可化至无，不拘小儿初生至壮，量儿大小斟酌分两，与服无有不效。窃①疑砂性微寒无毒，恐不宜痘疹首尾皆堪用。曾治一小儿，七岁患痘痈，两肘焮肿，已经半月，痂有黑陷者，且微喘，壮热烦渴，初服一钱，喘定，再服一钱，热退渴止，至五服，两肘痘痈俱消敛，遂愈。又一小儿，三岁出痘，初见标即令②服砂五分，服二三次，至三日痘皆化去，了无余患。信知此药神效，不可具述。

消毒饮　治小儿痘疹欲出及未出已出，热未解，急进此药三四服，快透消毒，应手神效。

防风一两　荆芥穗四两　甘草二两　鼠粘子八两

上为细末，每服一钱，温水调下。

白虎汤

紫雪见伤寒门

甘桔汤

甘露饮子方并见热证门，殊效

如圣汤　治身热如火，头痛颊赤，面红呵欠，鼻疮痘疹，已出未出并宜服。

白芍药　升麻各二钱　甘草　紫草各一钱　干葛二钱　木通去节，一钱

上㕮咀，每服二三钱，水一盏，姜三片，葱白二根，山楂子根三寸，同煎热服。壮热心烦，加人参、赤茯苓、石膏、麦门冬。

人参羌活散方见急惊内　治痘证，因多服热药，发而不透，身

---

① 窃：原作"切"，据文义改。
② 令：原作"今"，据文义改。

体头面两目皆肿，连日风搐，奋身强直。

紫草木通汤　治痘疹出不快。

紫草　人参　木通去节　茯苓　糯米各等分　甘草减半

上㕮咀，每服三钱，水一盏煎五分，不拘时温服。

快透散　治痘疮出不快。

紫草　蝉蜕　人参　木通去节　芍药　甘草炙，各等分

上㕮咀，每服一二钱，水一盏煎五分，不拘时温服。

活血散　治痘疹已出未尽①，烦燥。

白芍药

上为末，每服一钱，白汤调下，大能活血，止腹痛。

万金散　治疮疹已出，未能匀遍，色不红润。

防风二钱　人参　蝉蜕各二钱

上为末，萝卜煎汤调服。服了，急用芥子末白汤调如膏，涂脚心，干即再傅，其毒渐渐复出，依前红活。

济生丹　治小儿痘疮斑疹，已出未出，表里不分，已靥未靥，寒热不定，儿欲死者，此药皆可救之，效应如神。

当归童便浸过　葛根　雄黄水飞过　南木香　五灵脂酒淘净，晒干

上各等分，同为细末，或作煎服，或炼蜜为丸，量大小加服。

木香散　性温平②，能和表里，治小儿腹胀泻渴，其效如神，不能尽述。

木香　大腹皮　人参去芦　桂心　赤茯苓去皮　青皮去穰　前胡去芦　诃梨勒去核　半夏姜制　丁香　甘草炙，各等分

上为粗散，每服三钱，水一大盏，生姜三片，煎至六分，去滓，空心温服，量大小加减。

四君子汤方见通治内　治痘疮已出未愈之间，保脾土，进饮食，温血气，不致痒塌及归肾黑陷之变。虽无诸证，亦宜常服。

---

①　已出未尽：原作"已未出"三字，据《小儿痘疹方论·附方》改。

②　平：原作"半"，据《仁术便览》卷四改。

四物汤方见妇女门　治痘疮出入不快，颜色不红润，光泽不透者，为血涩故也。此药能活血，调和荣卫，无如此妙。《活人书》用白芍药一味为末，治疮痘不快，以此知四物汤诚疮痘之仙方也。一方加甘草，尤妙。

化毒汤　治痘疮已出，出不快。

紫草茸　升麻　甘草炙，等分

上㕮咀，每服三钱，水一盏，入粳米五十粒，煎六分，温服。

连翘散　治疮痘发热。

连翘　防风　栀子　甘草各等分

上为末，水煎服。减栀子，名连翘防风汤。

地骨皮鼠粘子汤　前消毒饮加地骨皮。

桔梗甘草粘子汤

桔梗甘草栀子汤

防风芍药甘草汤　并三味。

升麻加紫草汤　升麻汤加紫草。

荆芥甘草防风汤　三味。

已上治症并见前论。

周天散　治疮黑陷，项强，目直视，腹胀喘急，发搐。

蝉退五钱　地龙一两，去土

上为末，每服半钱，大儿一钱，研乳香汤调下，连进二服，愈。

奇方　治痘疮出不透，腹痛甚，或黑靥者。

蝉蜕五十五个，洗，去足翼，晒干

上为末，每服一钱，白汤调下，腹痛立止而出透①。母亦可服一钱。

四圣汤　治痘疹出不快及倒靥。

紫草茸　木通　枳壳　甘草炙，各等分

上㕮咀，水煎服。减木通，名紫草甘草枳壳汤。

---

①　透：原作"退"，据《世医得效方》卷十一改。

龙脑膏子　治时疾，豌①豆疮及赤疮子出未透，心燥狂噪②，气喘妄语，或③已发而陷伏，皆宜速治，不尔则毒入脏，必死。

生脑一钱

上研细，旋滴猪心血为丸如豆大，每服一丸。心烦狂燥，紫草汤化下。若陷伏者，温酒下，少时心神便定得睡，痘疹发透，依常将息取安。或只用猪尾血亦可。

宣风散　治痘疹黑陷。

槟榔二个　陈皮　青皮　甘草炙，各二钱半　黑牵牛末，一两，半生生炒

上为末，蜜汤下。气怯者，加南木香一钱。先下黑粪，次下褐粪，后以四君子汤加厚朴、木香，陈米汤服和胃，良久粪黄，疮自出透。

人齿散　治痘疹初出光壮，忽然黑陷，心烦性燥，气喘妄语，或见鬼神，并宜速治，不然毒气入脏，必死。

人齿烧存性

上为末，每齿作一服，酒下。

犀角地黄汤　疮疹出太盛者，以此解之方见诸血门。

当归丸　疮疹欲行大便，宜此。

当归末五钱　甘草炙，一钱　黄连　大黄各二钱半

上先将当归末熬膏，后入三味，为丸如麻子大，每服十丸，量加减服。

百祥丸　治疮痘紫黑色陷，寒颤，噤牙戛齿，身黄紫肿。

红牙大戟以浆水煮软，去骨晒干，复内元汁中煮汁尽，焙干

上为末，水丸④如粟米大，每服一二十丸，研赤脂麻汤化下。

---

① 豌：原作"豌"，据《类证活人书》卷二十一改。

② 噪：《类证活人书》卷二十一作"躁"。

③ 或：原作"成"，据《类证活人书》卷二十一改。

④ 丸：原脱，据《小儿药证直诀》卷下补。

此药治戛齿甚妙，医家虑其性太峻，不敢用，当以宣风散代之。

无价散 治斑疮不出，黑陷欲死者。

人、猫、猪、犬，腊八日辰时收粪，入瓦罐内烧灰，微存性。

上为末，每服一字，蜜汤调服，量大小与之。

圣独散 治疮痘倒靥，陷伏黑陷。

穿山甲取嘴上及前足者，烧存性

上为末，酒调下。木香汤或紫草汤入些酒调服之，虽遍身黑而欲绝，亦能暂苏而发红色，但目闭无魂者不治。

惊者安之，宜**凉惊丸**。

草龙胆　防风　青黛各三钱　脑子一钱　钓藤二钱　黄连五钱
牛黄　麝香各少许

上为末，面糊丸如绿豆大，每服十五丸，金银煎汤下。

惊甚者，泻青丸主之方见前。

泄泻，宜四君子汤主之见后通治内。

有虚冷泄泻甚者，宜**异功散**。能除风寒湿痹，调和阴阳，滋养气血，使痘疮易出易靥，不致痒塌。

木香　官桂去粗皮　当归　人参　茯苓去皮　陈皮去白　厚朴姜
制　丁香　肉豆蔻各二钱半　附子炮，去皮脐　半夏姜制，各一钱半
白术二钱

上为粗末，每服三钱，水一大盏半，生姜五片，肥枣三枚，煎至六分，去滓，空心温服。三岁儿作三度服，五岁儿作两度服，一周两岁儿作四五度服。人有大小，病有轻重，量意加减。

丹溪曰：读前人之书，当知其立言之意。苟不知其意，求适于用，不可得也。痘疹之论，钱氏为详，历举源流，明经络，分表里虚实，开其治法，证以论辨，深得著书垂教之体，使后人如求方圆于规矩，较平直于准绳，引而伸之，触类而长之，可谓无穷之应用也。今人不知致病之因，不求立方之意，仓卒一试，设

有不应，并其书①而弃之。近因②《局方》之学行，《素问》之道不明，类皆喜温而恶凉，喜补而恶解利。忽得陈氏《方论》③，遂以为钱氏不及也。虽然，陈氏亦可谓善求病情者。大率归重于太阴一经，盖以手太阴属肺，主皮毛，足太阴属脾，主手足，肺金恶寒而易于外感，脾土恶湿而无物不受。观其用丁香、官桂，所以治肺之寒；用附、术、半夏，所以治脾之湿也。使脾与肺果有寒与湿而兼有虚也，中病则已，何伤之有？今徒见其出迟者，身热者，泄利者，惊悸者，气急者，渴思饮者，例与木香散、异攻散④者，间有偶中之效，不恐⑤一偏之祸。若钱氏方固未尝废细辛、丁香、白术、参、芪辈，率⑥有监制辅佐之药，但有寒凉者多，而补助一法略示⑦端绪。痴人不可说梦，钱氏之虑深矣，亦将俟达者推充而用之⑧。

热泄，宜泽泻茯苓汤。

加味犀角消毒饮 治毒气壅遏，壮热心烦，疮疹虽出，未能匀透，口舌生疮，不能吮乳。

牛蒡子三两，炒，研破　荆芥穗五钱　甘草炙，一两　防风　升麻各七钱半　犀角三钱　麦门冬　桔梗各五钱

上咬咀，每服一二钱，水一盏煎半盏，去相温服。

射干汤 治疮疹后身壮热，大便坚硬，口舌生疮，咽喉肿痛。

---

① 书：原脱，据《格致余论·豆疮陈氏方论》、《玉机微义》卷五十补。

② 因：原作"困"，据嘉靖本、《格致余论·豆疮陈氏方论》、《玉机微义》卷五十改。

③ 陈氏《方论》：即宋代陈文中所著《小儿痘疹方论》。

④ 异攻散：《格致余论·豆疮陈氏方论》、《玉机微义》卷五十并作"异功散"。

⑤ 恐：《玉机微义》卷五十作"思"。

⑥ 率：原作"卒"，据《格致余论·豆疮陈氏方论》、《玉机微义》卷五十改。

⑦ 示：原作"尔"，据《玉机微义》卷五十改。

⑧ 丹溪……用之：语本《玉机微义》卷五十。

鼠粘子一两，炒，研　升麻　甘草　射干各三钱半

上㕮咀，每服三钱，水一盏煎，温服，不拘时候。

连翘饮　治疮疹壮热，小便不通，余毒未解。

连翘　瞿麦穗　荆芥　木通　车前子　赤芍药　当归　防风　柴胡　滑石　蝉蜕　甘草炙　山栀子　黄芩各等分

上㕮咀，每服二钱，加紫草煎，温服。

五福化毒丹　治疮疹余毒上攻口齿，及治蕴积毒热，惊惕①狂燥，颊②赤咽干，口舌生疮。

人参半两　玄参半两　茯苓一两　青黛　甘草各五钱　桔梗一两　牙硝枯过，半两　麝香　脑子各半钱

一方无脑子，有金银箔。

上为末，炼蜜丸，每两作十二丸，一岁儿一丸分作四服，用薄荷汤化下。疮疹上攻，涎血臭气，生地黄自然汁化一丸，用鸡翎刷口内。热疳，肌肉黄瘦，雀目不见物，陈粟米汤化下，食后临睡服。

黄柏膏

黄柏一两　新绿豆两半　甘草四两

一方有红花二两。

上为末，香油调，从耳前至眼眶厚涂之，日两三次。如早用，则疮不至面，纵有亦稀。或只用干胭脂涂眼四畔，亦可。

胡荽酒

胡荽四两，以好酒二盏先煎一二沸，入胡荽再煎数沸，盖定待冷，每吸一口微喷，从顶至足匀遍，勿喷其面，左右常令有胡荽，能辟去汗气，疮疹出快。

疮遍口中，疼不能食者，五福化毒丹最妙，或蜜渍黄柏汁饮之。

疮烂成片方，黄牛粪干为末，傅。

---

① 惕：原作"蝎"，据嘉靖本、《和剂局方》卷十改。
② 颊：原作"烦"，据《和剂局方》卷十改。

脓多痛甚，净黄土末傅，亦可。

败草散 用多年盖屋烂草或盖墙草，晒干为末，敷。治痘疹抓搔成疮，脓血淋沥，若浑身疮破，脓水不绝，沾黏衣服，难以坐卧，用此末二三升布席上，坐卧其间，或即干贴。

掺方 治水泡豆疮。

苦参　滑石　蛤粉　轻粉　白芷各等分

上为末，干掺，效。

灭瘢散 治痘疮愈后痂已落，其瘢尤黯，或凹或凸，用韶粉、轻粉，猪脂油调匀，涂。升麻同蜜煎敷，亦可。

班疹水痘

陈氏曰：夫小儿斑驳疹毒之病，俗言疹子，是肺胃有热也。其肺胃蕴积热毒，或以时气所作，熏发于肤，状如蚊蚤所咬，故赤斑遍体也。凡发赤斑者，十生一死；发黑斑者，十死一生。

又云：脏腑蕴热不同，表里受证各异。小儿时气，咳嗽声重，涕唾稠黏，目眶烁赤，烦热渴躁，此则肺胃蕴积热毒，发则易出，一出遍于肌皮之上，如痱疮泡子，见而渐没，病在于表，受毒之浅，此名疹子，亦名肤疮，俗曰麻子也；或时行温毒，热气熏蒸，病在于里，受毒之深，发于皮肤，遍体状似锦纹，或如虫咬痕，类小豆大，或赤或黑，是名曰斑也。又有小儿小痘一证，与正痘不同，易出易靥，不宜燥①湿，苟或湿②之，亦不为害，但不能结痂，则烂成疮搭矣。

葛根麦门冬散 治小儿热毒发斑，或赤或黑，头痛壮热，心神烦闷。

葛根　麦门冬去心，各三钱　人参去芦　升麻　甘草炙　赤茯苓赤芍药各二钱　石膏半两

上为粗散，每服三钱，水一大盏煎至六分，去滓温服，不计

---

① 燥：原作"澡"，据《仁术便览》卷四改。
② 湿：《仁术便览》卷四作"温"。

时，量大小增减。

生地黄散　治小儿疹子，身热口干，咳嗽心烦。

生地黄半两　麦门冬去心，七钱　杏仁炒，去皮尖　款冬花　陈皮各三钱　甘草炙，二钱

上为粗散，每服三钱，水一大盏煎至六分，去滓温服，不计时。

麦汤散　治小儿水痘。

麻黄去节　大黄湿纸包煨熟　知母　羌活　甜葶苈隔①纸炒　人参各一分　滑石　地骨皮炒　甘草炙，各半□

上为末，每服半钱，水一小盏入小麦七粒，同煎至十数沸，温服。

痘疹入目

蝉菊散　治斑疮入眼，或病后生翳障。

蝉蜕洗净，去土　白菊花各等分

上㕮咀，每服二钱，水一盏入蜜少许煎，乳食后量儿大小与之，屡验。

决明散　治豆疮入眼。

决明子　赤芍药各一钱半　栝楼根　甘草各钱

上为末，每服一钱，用蜜水调服。

羌菊散　治疹疮后毒气上攻，生翳障，并暴赤眼疼，翳障羞明。

羌活　蝉蜕去足翼土　防风　蛇蜕　菊花　谷精草　木贼　甘草　山栀子　白蒺藜　大黄　黄连　沙苑蒺藜各等分

上为末，每服一钱，清米泔温暖调下。

治豌②豆疮入目痛楚，浮萍草阴干为末，每服二钱。量儿大小，以羊子肝半个，盏内以杖刺碎烂，投水半合，搅取汁调下，

---

① 隔：原作"膈"，据文义改。
② 豌：原作"豌"，字书未见，据嘉靖本改。

食后服，不甚者一钱瘥，已伤目十服效。

密蒙花散　治疹痘疮并诸毒气入眼，昏暗，生翳膜。

密蒙花钱半　青葙子　决明子　车前子各半钱

上为末，白羊肝一片，破作三片，掺药令匀，却合作一片，以湿纸裹，火煨，于地上出火毒，米泔嚼下，空心服。

决明丸　治痘疮入眼，虽赤白障翳遮睛，但童子不陷者可治。

石决明煅　川芎　黄柏各一两　苍术五钱，米泔浸

可加黄连。

上为末，兔肝如无，以白羯羊肝烂搜和，丸如绿豆大，每服二三十丸，食后临卧米泔下。

通圣散　治痘疮入眼生翳。

绿豆皮　谷精草去根　白菊花各一两

上剉散，每服一二钱，干柿一枚，粟米泔一盏同煎，候米泔尽，只将柿去核食之，不拘时候，日三枚，浅者五七日效①，远者半月效。

洗方

黄连剉　白滑石研　铜青研

上用绢帛包，泡汤，候温洗。

治出疹，眼内有翳。

轻粉　黄丹各等分

上研匀，左眼翳吹入右耳内，右吹左。

绵茧散　治痘疮后，身上及肢节上生疳蚀疮，脓水不绝，以出蛾茧，不拘多少，用白矾末塞入茧内令满，以炭火烧白矾汁化，取出研细，干掺。

疟

治　法

小儿之疟，与大人同法施治，但药剂减少而已。若果系食

---

①　效：原作"致"，据《世医得效方》卷十一改。

积痰滞作疟者，宜用蒜汤送下荡脾丸，三五服立效方见前痰嗽内。

痢

治　法

小儿痢证，逐积解热，依大人施治外，有得效方具后，可参用之逐积。

紫霜丸方见变蒸内

感应丸

丁香脾积丸俱见宿食门

豆蔻香连丸　治小儿乳食不节，肠胃虚弱，冷热之气客于肠间，下赤白痢，疒痛，日夜频并，不欲乳食。

黄连微炒，三分　王豆蔻①二钱　丁香一分　木香　诃子炮，去核，各□钱

上为末，粟米粥糊丸如黍米大，□□十丸，米汤下。

小黄连阿胶丸　治乳食无度，冷热不②调，下赤白痢，或如鱼脑，白多赤少，腹痛后重，烦渴引饮，小便不利，便圊频数。

白豆蔻　茯苓　诃子炮，去核，各一两　黄连微炒，二两

上为末，阿胶一两醋煎溶，搜和，为丸如粟米大，一岁儿十粒，米汤下，随乳亦可。

没食子丸　治小儿肠虚受热，下痢鲜血，或便赤汁，腹痛后重，昼夜频多。

没食子　地榆各五钱　黄柏剉，蜜炒，二两　石榴皮一两

上为末，醋糊丸如麻子大，每服十丸至二十丸，米汤下。

一方，治小儿热痢下血。

黄柏五钱　芍药四钱

---

①　王豆蔻：嘉靖本作"白豆蔻"，《和剂局方》卷十作"肉豆蔻仁"四字。

②　热不：此二字漫漶，据嘉靖本、《和剂局方》卷十补。

上为末，饭丸如粟米大，每服二十丸，空心米饮下。

歌曰：

治小儿冷热成泄痢，乳食不消或昏睡。

砂仁粟米送香连，更加橘皮方可意。

大柴胡汤方见伤寒门　治下痢，舌黄口燥①，胸满作渴，身热腹胀，谵语，此必有燥屎，服此下之后，却服②止药。

泄　泻

积　泻

泻下极臭秽，腹痛。

苏感丸方见气门　治气积，腹痛啼叫，利如蟹渤③，皆因触忤其气，淹涎日久得之，宜紫苏汤下七粒如麻子大。

感应丸方见宿食门　治小儿酿肚痢，肚大，吃饭不成肌肤，其下如浓粥汁，青白黑为冷，黄赤是热，即积聚所致，宜服之，每服五粒，丸如粟米大，干姜汤下。

消积丸　治乳积吐乳，其气酸臭，此由啼哭未尽，以乳与儿，停积不化。

丁香十四粒　乌梅五个　巴豆十四粒，去油　缩砂十四粒

上为末，面糊丸如粟米大，每服三五丸，米汤下。

益④黄散方见前　治脾胃虚弱吐泻，及治脾疳，腹大身瘦，此药补脾调气，治冷腹痛，久冷泻，效。又治积泻，先服挨积丸，后服此药效。

挨积丸　治小儿脾胃不和，宿滞不化，腹胀肠鸣，呕逆恶心，便利不调，食乳减少，或疳泻积泻，大便酸臭。亦治丈夫妇人胸膈不快，酒积食积，呕逆恶心，吐泻脾疼。

---

① 黄口燥：此三字漫漶，据嘉靖本、《世医得效方》卷十二补。

② 却服：此二字漫漶，据嘉靖本补。

③ 蟹渤：蟹沫。渤，水涌貌。

④ 益：原作"盐"，据目录改。

京三棱炮　丁皮各三两　丁香　青皮去白，各一两　干姜炮　巴豆去油，各二钱半

上为末研匀，醋糊丸如粟米大，二岁七丸或十丸，姜汤下，常服消积进食，退黄长肌。

惊　泻

泻下青色。

安神丸

小惊丸方并见前

白术散　治小儿脾胃久虚，呕吐泄泻，频并不止，津液枯竭，烦渴躁，但欲饮水，乳食不进，羸瘦困劣，因而失治，变成风痫，不问阴阳虚实，并宜服之。

人参　白术　木香　茯苓　藿香　甘草炙，各一两　干葛二两

上为粗末，每服二钱，水一盏煎半盏，温服。

疳　泻

泻如烂泥，肚紧。

白术散

蟾酥丸方在后五疳证

四香三米饮　治小儿疳伤聚泻①，遗屎酸②臭，射一二尺远，最有神效。

木香　丁香　檀香　藿香　早米　晚米　糯米如无晚米，陈仓米最好

上香二分，米一分，水煎服。

治休息痢及疳泻日久，用鸡子一枚打破，用黄蜡一块如指大，铫内镕，以鸡子拌和炒熟，空心食之。

冷　泻

脏腑冷，洞泻如水。

---

① 泻：原字漫漶，据嘉靖本补。
② 遗屎酸：此三字漫漶，据嘉靖本补。

白术散方见前

观音散　治胃气不和，脾困，下泻过多，不思饮食，乳食不化，精神昏倦，四肢困冷。

人参　白术纸裹，煨　扁豆炒，各二钱半　白茯苓　冬瓜仁　酸枣仁蛤粉各炒　甘草炙，各五钱

上为末，每服一钱，乌梅汤、冬瓜仁汤、陈米汤调皆可。

厚朴散　治小儿虚滑，泻痢不止。

厚朴制　诃子肉五钱　使君子一钱　丁香一钱　白术　青皮　茯苓各二钱　甘草炙，一钱

上为细末，米汤调下一钱或半钱。

益黄散方见前

豆蔻散　治腹痛洞泄，肠胃虚冷。

豆蔻一枚，剜小孔，入乳香一粒，面裹煨熟

上为末，米汤调服。

金液丹见伤寒门　治冷泻不止。

为末，陈米饮调下，立住。

南星散　治冷泻脾虚，皆生成慢惊。

南星炮，三个　冬瓜仁　白扁豆各一两，炒

上为末，每服一钱，生姜二片，防风少许，煎汤调服。

热　泻

口渴，小便赤或五心热。

五苓散

益元散并见伤寒门，同新水调服

通心饮方见前　灯心、车前叶煎汤服。

肾　泻

震灵丹方见妇人门　治面黧黑，齿消脱，骨力弱，小腹痛，泄多白浓，用三丸为末。

钟乳粉半钱　破故纸一钱半，炒　肉豆蔻一钱　枣二个，去核

煎取清汁，乘热调服。

霍 乱

治 法

与大人同，宜详证选用来复丹，能通畅三焦，分阴阳。兼治及胃呕吐、中暑、昏乱，最为功效。

来复丹与金液丹二方并见伤寒等分为末，理吐泻之后，已觉虚损，盖虚发热，必变慢脾证，用米饮下特效，多服有功。若胃气已衰，却以四君子汤加陈皮，名异功散，徐徐调理。

小儿白浊

四五汤 四君子汤方见后通治内、五苓散方见伤寒门合灯心一握，煎服。

呕 吐

治 法

小儿呕吐不止，斑沉煎、紫金核二方用之，无有不效。

朱①沉煎 方见初生内

定吐紫金核 治丈夫、妇女一切呕吐，小儿尤效。

半夏汤洗七次，姜制　人参　白术　木香　丁香　藿香六味各二钱半

上为细末，稀面糊丸姜汁糊尤效如李核大，后用沉香、朱砂各一钱，细研为衣，阴干，每一丸用枣一枚，去核，内药在内，湿纸裹煨熟，嚼服。若小儿，嚼与服，米饮压之。

吐乳掌中散

白豆蔻　砂仁各十四粒　甘草半两，半生半炙

上为末，安掌中，与干啖，牙见干，掺口中。

吐乳不止，恐成脾风。

灵砂一粒，方见伤寒门　青州白丸子三五粒，方见风门

---

① 朱：原作"米"，据《田氏保婴集》改。

同研末，米饮下，吐久虚甚者，对停用。

惊 吐

因惊吐乳，面色青。

安神丸 藿香煎汤化服。

冷 吐

益黄散 姜枣煎服二方并见前。

积 吐

益黄散 治脾胃传食不化，所吐酸臭，生姜、乌梅煎汤服。

消积丸 亦可服方见前。

热 吐

通心饮 治壅作渴发吐，用灯心、藿香煎方见前。

人参汤 即小柴胡汤多加生姜煎服。

交精吐乳

眼慢，粪多秽气，乃父母交合时吃乳所致。

四君子汤加藿香、木香煎服方在前。益黄散亦可。

握宣丸 治小儿大小便艰难，呕吐，药食不下，命在须臾。

巴豆肉，钱半 硫黄 良姜 附子 槟榔 甘遂等分

上为末，粟米饭和丸豆大，椒汤先洗手，男左女右握之，绵裹定，看行数多少，洗去。

化铁丹 治食积肚硬，带热渴泻或呕，皆食伤便睡。

八梅十六豆，一豆当三椒。

青陈各半两，醋打面糊调。

每服二三个，似铁也能消。

痞 癖

神仙消痞丸 治小儿因寒温不调，乳哺失节，或啖糯米，食生冷瓜果，脾胃微弱，不能消化，致五脏不利，三焦壅滞，结块

腹内，坚硬如①石，或发作寒热，有如疟证，不能饮食②，渐致弱羸。

斑蝥二十个，去头足翼，用糯米半升炒焦黄，去米不用　巴豆二十粒，去油

上先将斑蝥研为细末，却入豆霜同研令匀，米糊丸如豆大，量大小五更初茶清下。

大黄膏　治小儿大人痞癖。

大黄　朴硝等分

上为细末，蒜泥成膏，用绢帛摊成膏药贴之，自软消。

红丸子　治血膜包水，僻侧于胁傍，时时作痛，发寒热，疟家多蓄黄水，日久结癖，亦效。

三棱炮　蓬术煨　芫花醋炒　桃仁去皮尖，研　杏仁去皮尖，另研　乌梅炒，各五钱　巴豆二十粒，取霜　朱砂五钱，为衣

上为末，醋糊和丸如绿豆大，朱砂为衣，米汤下三五丸。

三花神佑丸方见水肿门　治小儿乳癖，并久疟成癖，从少至多服，效。

木鳖膏　治痞癖。

木鳖子多用，去壳　独蒜半钱　雄黄半钱

捣为膏，入醋少许，蜡纸贴患处。

取积后调理，宜**异香散**。治肾气不和，腹胁膨胀，痞闷噎塞，喘满不快，饮食难化，噫气吞酸，一切气痞，腹中刺痛，此药能破癥瘕结聚，大消宿冷沉积。常服调五脏三焦，和胃进食。

石莲肉去皮，一两　蓬莪术煨　京三棱炮　益智仁炒　甘草炙，各六两　青皮去白　陈皮去白，各三两　厚朴姜制，各二两

上为细末，每服二钱，水一盏，生姜③三片，枣一枚，盐一捻，煎六分，通口服，不拘时候。

---

① 如：原作"入"，据《和剂局方》卷十改。
② 食：原脱，据《和剂局方》卷十补。
③ 姜：原作"羌"，据嘉靖本、《和剂局方》卷三改。

千金散 治小儿脾积。

大黄末，醋熬成膏子，用新砖瓦末罗于新瓦上，却将大黄膏倾瓦①上，日晒夜露，干，为末　舶上硫黄　定粉等分

上为极细末，米汤调服，一岁半钱，二三岁一钱，十岁已下二钱，一服即效。如未效，隔十数日再服。切忌生冷油面驴马猪鱼鸡兔等物。

灸　法

乳下一寸，各三壮。

小儿癖气，灸不瘥，灸中脘一穴，章门二穴，在大横②外直脐季肋端，侧卧，屈上足，举臂取之，各灸七壮。脐后脊中，灸二七壮。

治小儿胁下满，泻利体重，四肢不收，痎癖积聚，腹痛，不嗜食，寒热，取脾俞二穴，在第十一椎下两旁，相去各一寸五分，可灸七壮。又治腹胀黄疸，可灸三壮。

客　忤

治　法

小儿神③微弱，外邪客气，卒暴触忤，口吐清④黄白沫，面色变易，喘息⑤腹痛，反侧瘛疭，状似惊痫，但眼不上⑥审视，其口中上腭左右若有小小肿胞，即以竹针刺之，或以指甲摘破，宜服苏合香丸，姜汤化开，频频与服。仍用降真香、皂角烧熏身畔，次用淡豆豉三合，水湿捣，为丸如鸡子大，摩儿囟上及足心各五

---

① 瓦：原作"再"，据《重订瑞竹堂经验方·小儿门》改。
② 横：原作"黄"，据《针灸甲乙经》卷三改。
③ 神：《世医得效方》卷十一作"神气"二字。
④ 清：《世医得效方》卷十一作作"青"。
⑤ 息：原脱，据《世医得效方》卷十一补。
⑥ 上：原作"止"，据《世医得效方》卷十一改。

六遍，次摩脐心，良久①拍开，自有毛，即掷之。

苏合香丸方见气门

犀角散　治客忤惊啼壮热。

天麻　犀角　麦门冬　钓藤　朱砂各一钱　铁粉　雄黄各半钱
麝香少许

上为末，每服半钱，金银煎汤调服。安神丸亦可方见前。

黄土散　治小儿卒客忤。

灶心黄土　蚯蚓粪等分

研细水调，涂儿头上及五心。

一方，用灶心中黄土二两研，鸡子一枚，二件相和，入水少许
调匀，涂五心及顶门上。

丹　毒

蓝青散　治一切丹毒赤肿，身热如火，由风热毒气在于腠理，
热毒搏于血，蒸发于外，其皮上热而赤，如丹涂之状，故谓之丹。
若治不得其法，肌肉坏烂，毒气入②腹，则杀人也。

蓝青　知母　甘草炙　杏仁去皮尖　山栀子各五钱　黄芩　升
麻　柴胡　寒水石　石膏　赤芍药各四钱　羚羊角三钱

上剉，每服三钱，水煎服。

平血饮　治风热积毒发于头面手足，如胭脂色，其热如火，
轻着手痛不可忍。与消毒饮相间服，赤丹、火丹、紫萍③丹并治。
壮热，烦渴甚，加黄芩、麦门冬、朴硝。

消毒饮方见前、败毒散方见伤寒门内加紫草、干葛、赤芍药、升麻、
甘草、天麻、蝉蜕、薄荷、生地黄、麦门冬，名平血饮。

一方，治丹游走不定，焮然赤肿疼痛，用药角归手足为妙。

寒水石　石膏　黄连　黄柏

---

① 久：原作"九"，据嘉靖本、《世医得效方》卷十一改。
② 入：原作"如"，据《幼幼新书》卷三十五改。
③ 萍：原作"莛"，字书未见，据《世医得效方》卷十二改。

上为末，水调，刷患处。

一方

青黛　土朱

上为末，井水入蜜调敷，角亦可。

一方，黄丹不拘多少，用磨刀水调刷。

一方，治丹毒肿痛如火，用大黄、朴硝各等分，上为末，水调涂，立效。水苔、生地黄、浮萍、栀子皆可研烂，蜜水调敷。

拔毒散　治小儿丹毒，肉色变异，或着四肢，或在胸背，游走不定，焮热疼痛。此药拔毒消肿，散热定痛。

石膏三两　甘草　黄柏各一两　寒水石七两

上为末，每用水调，时时以鸡翎刷扫，用芭蕉汁调更妙。

一方，治小儿风疹发丹，用赤土朱蜜调，入酒些少，服之，又研掺身上。

一方，治小儿丹瘤，内服内托散、消毒饮，外用白及、白蔹，上为末，水调，搽好肉上面截之，却用紫浮萍烂研，敷丹上，万一不失。

内托散

红内硝　当归　茹①片　甘草节　羌活　黄芩各五钱　麝香半钱

上为末，每一二钱，生地黄煎汤调下。

治丹瘤方

大黄　朴硝　土蜂窝②

上为末，水调，涂敷之。

一方，用生绵羊脑子、朴硝为末，上二味匀调，贴之。

洗药

防风　酸车草③　赤豆　灶心土各等分

---

① 茹：嘉靖本、《世医得效方》卷十二并作"茹"。

② 窝：原作"蜗"，据《仁斋直指方论》卷二十四改。

③ 酸车草：据《医学入门》卷二"本草分类"，即是酢浆草。

上煎汤洗，立效。

牛黄散　治五肿丹毒。

郁金　甘草炙　桔梗　天花粉　葛根各等分

上为末，薄荷汤入蜜调服，量儿大小用之。

小儿十种①丹瘤

许学士云：此十种丹毒，如三日不和，攻入肠胃，则不可治也，宜逐一子细②辨认，依此方治之，万不失一。

一飞灶丹，从顶头起肿，光用葱白研取自然汁涂。

二吉灶丹，从头上红肿痛，用赤小豆末，鸡子清调搽。

三鬼火丹，从面起③赤肿，用灶心土，鸡子清调涂。

四天火丹，从背起赤点，用桑白皮末，羊脂调涂。

五天灶丹，从两臂赤肿黄色，用柳木烧灰，水调搽。

六水丹，从两胁虚肿，用生铁屑末，猪粪调搽。

七胡次丹，从脐上起黄肿，用槟榔为末，米醋调涂。

八野火丹，从两脚赤肿，用乳香末，羊脂调涂。

九烟火丹，从两脚有赤白点，用猪槽下土，麻油调搽。

十胡漏丹，从阴上起黄肿，用屋漏处土，羊脂调搽。

疮　癣

奶　癣

一方

赤芍药　黄连　蛇床子各等分　轻粉少许

上为末，用香油调敷。

甜　疮

俗呼曰香疮。多生面部两耳前。

---

① 十种：原作"一尰"，据《类证普济本事方续集》卷十改。
② 子细：《类证普济本事方续集》卷十作"仔细"。
③ 起：原作"赤"，据《类证普济本事方续集》卷十改。

一法，令乳母嚼白米成膏，临卧涂之，三五次效。子母皆忌鸡猪鱼动风物。

头上白秃疮

俗呼鸡粪秃，用甜瓜蔓龙头，不以多少，用水浸①一宿，以砂锅熬成膏，如稀饧状，瓷器盛之。可先剃头，去尽疮痂，死血出尽，河水洗净挹干，却用膏子一小盏，加半夏末二钱，姜②汁一二匙，狗胆一枚，同调敷，不过三两次止。忌鸡猪兔鱼风热等物。

又，轻粉、韶粉水调敷。

一方，鹅掌皮烧存性，末，腊猪油调敷。

一方，治小儿炼银疮③，黑驴粪晒干烧灰，香油调搽，立效。

一方，眉丛中生疮，名曰炼银癣，穿山甲前膊④鳞炙焦为末，入轻粉，小油调敷。

胎毒疮

治小儿一二岁⑤，满头延及遍身生疮，皆因在胎中父母恣情交合所致，名曰胎疳，先用化毒丹、消毒饮，却用父小便，以鹅翎刷洗，青黛细末，干搽之，效。

平血饮合败毒散　治诸般疮毒，同生姜、薄荷、生地黄、麦门冬煎服。

五福化毒丹方见痘疹内　亦宜服。

诸疳证

治　法

小儿五疳之证，唯肾疳为害最速者，盖禀受不足，肾虚受邪

---

① 浸：原脱，据《儒门事亲》卷五补。
② 姜：原作"羌"，据《儒门事亲》卷五改。
③ 炼银疮：即炼眉疮，小儿眉间湿疮。
④ 膊：原作"搏"，据《世医得效方》卷十二改。
⑤ 岁：原作"钱"，据《世医得效方》卷十二改。

热，气①奔上焦，故以走马喻。初作口气，次第齿黑，甚则龈烂，热血逆出，甚则②齿牙脱落，宜急治之，纵得全活，齿不复生。其余诸疳，或饮水不已，滑泄不休，舌上黯黑，目睛青筋，眼角黑气，小便如乳，牙黑骨枯，脱肛，咳逆气促，唇白腹高，人中平满，抱着手足，垂軃无力，衬着脚心，全不知痛，身体变冷，为五绝，皆不可救也。

治无辜疳毒③，脑后项边有核如弹，按之转动而不痛，其间有虫如米粉，不速破之，则随热气流散，淫蚀脏腑，以致肢体作疮，便利脓血，壮热羸瘦，头露骨高，皆因气血虚惫所致，用针刺破，以膏药贴，则愈。或因洗儿衣④服，露于檐下，为雌鸟落羽所污，虫入皮毛，亦致无辜之疾⑤。凡晒衣，须火烘之。

五疳保童丸　治小儿五疳，盖其骨肉轻软，肠胃微细，若乳哺有节，则脏腑相调，或乳母寒温失理，饮食无常，醉饱喜怒，及小儿百晬以后，五岁以前，乳食渐多，不择生冷，好餐肥腻甘酸之物，即成五疳，一曰肝疳，二曰心疳，三曰脾疳，四曰肺疳，五曰肾疳，并皆治之。

黄连去须　白鳝　草龙胆去芦　青橘皮去瓤　五倍子　蟾头夜明砂炒　苦楝根　雄黄　麝香　青黛　天浆子⑥　熊胆　芦荟胡黄连已上各一分

上为细末，研令匀，糯米糊和丸麻子大，一岁儿每服一丸，不拘时候米饮下，日进三服尤佳。一方有干蜗牛微炒一分。

蒸鸡丸　治小儿疳劳，骨蒸潮热，盗汗瘦弱，腹急面黄，食

---

① 气：《世医得效方》卷十一作"疳气"二字。
② 甚则：原作一"于"字，据《世医得效方》卷十一改。嘉靖本作"为"。
③ 无辜疳毒：古时认识的疳积之一，参见《本草纲目》卷四十九"姑获鸟"条。
④ 衣：原作"夜"，据《婴童百问》卷八改。
⑤ 致无辜之疾：原作"治所疾"三字，据《婴童百问》卷八改。
⑥ 天浆子：即雀瓮，一种虫类药，参见《证类本草》卷二十二、《本草纲目》卷三十九。一说为甜石榴子。

不生肌肉。

黄连二两　柴胡一两　芜荑　鹤虱各半两　秦艽　知母　紫芩①
使君子去壳，炒，各一两

上为末，黄雄鸡一只，重一斤，笼之，专以大麻子饲之，五日后去毛及肠肚净，入前末子，以线缝之，取小甑子，先以黑豆铺甑底三寸，安鸡，四旁及上黑豆盖之，早蒸至晚，取肉研和，硬，入酒糊，丸如小豆大，二岁二十丸，加减与之，米饮下。忌猪肉。

化虫丸　治因疳生虫，五心烦热。

芜荑　黄连　神曲炒　麦蘖炒，各等分

上为细末，面糊丸如黍米大，空心米饮送下。

歌曰：

小儿疳病瘦尪羸，保童丸内入芜荑。

更兼苦楝使君子，等得孩儿日渐肥。

芜荑丸　治五疳。

黄连　芜荑　神曲炒　麦蘖炒，各等分

上为末，炼蜜丸绿豆大，每服十丸至十五丸，常服，米汤下。五疳，陈皮汤下；寒热往来，薄荷汤下；虫咬心痛，苦楝子汤下；乳癖气结，或下利赤白，腹痛后重，肠鸣泄泻，陈米汤下。加乌梅炒、陈皮焙干，面糊和丸，治吃泥土炭，五心热，鼻赤齿摇。

一方，治小儿疳病肚大。用：

癞蚵蚾②三个，五月五日佳，将盐塞口内，用碗盖地上，候死了，新瓦上文武火焙干，为末，一方加巴豆，烧存性　木香　槟榔各五钱　轻粉一贴

上为末，和匀前药，猪肉蘸吃，利出黑粪，效。

---

①　紫芩：《普济方》卷三七九作"茯苓"，《婴童百问》卷八作"丹参"。

②　癞蚵蚾（kēbǒ 科钵）：蟾蜍。

心 疳

面黄脸赤，烦满壮热，心烦口疮，虚惊，宜服大安神丸方
见前。

脾 疳

体黄肚大，爱吃泥土，胀满气粗，利下酸臭，宜益黄散方
见前。

肝 疳

摇头揉目，白膜遮睛，汗流，合面而卧，肉色青黄，发立筋
青，脑热羸瘦，宜**生熟**①**地黄汤**。

生地黄　熟地黄蒸　川芎　赤茯苓　枳壳　杏仁去皮尖　黄连
半夏曲　天麻　甘草炙　地骨皮　当归各二钱半

上咬咀，每服二钱，水一盏，姜三片，黑豆十五粒，煎半盏，
不拘时服。

肺 疳

咳嗽气逆，多喘，揉鼻咬甲，寒热，宜**清肺汤**。

桑白皮炙，五钱　紫苏　北前胡　黄芩　当归　天门冬　连翘
防风　赤茯苓　桔梗　生地黄　甘草炙，各二钱半

上咬咀，每服二钱，水一盏煎服。

肾 疳

肌体极瘦，身有疮疥，寒热作时头极热，脚冷如水，宜②**地
黄丸**。

生地黄八钱　山药　山茱萸肉各四钱　泽泻　牡丹皮　白茯苓
各三钱

上为末，炼蜜丸如绿豆大，每服五十丸，白汤下，或化开服。

---

① 熟：原作"热"，据《婴童百问》卷八改。
② 宜：原脱，据文义补。

热 疳

潮热如火，大便涩，宜**胡黄连丸**。

胡黄连　川连各五钱　朱砂钱半，另研，上将前药研匀，入猪胆内系定，虚悬于铫中，煮一炊久取出，研　芦荟　青黛各半钱　虾蟆去足，烧灰，二钱　麝香少许

上为细末，粳米饭丸如绿豆大，每服十丸，不拘时米汤饮下。

五福化毒丹方见前　治热疳，肌肉黄①瘦，雀目，夜不见物，陈粟米汤下。

冷 疳

时时泄泻，虚汗不止，宜**至圣丸**。

丁②香　丁皮　木香　厚朴制　使君子肉焙　陈皮　肉豆蔻湿纸裹煨

上为末，神曲糊和丸麻子大，每服七丸，食前米饮下。

蛔 疳

下虫丸　治蛔疳，食肉太早，或肠胃停蓄，肥腻为蛔，其症多啼，呕吐清水，腹痛胀满，唇口紫黑，肠头及齿痒。

新白苦楝根皮酒浸，焙　绿色贯众　木香　桃仁去皮尖，焙　芜荑焙，各一钱　鸡心槟榔三钱　鹤虱炒，一钱　轻粉半钱　干虾蟆炙焦，三钱　使君子五十个，略煨，取肉

上为末，飞罗面糊丸如绿豆大，每服二十丸，天明用清肉汁下。内加当归、黄连各二钱半，治脊疳兼疳劳，可择用。

脊 疳

大芦荟丸　治脊疳，虫蚀脊膂，身热羸瘦，烦热下痢，脊骨如锯齿，十指③皆疮④，频啮指甲。

---

① 黄：此下原衍"肌"字，据《和剂局方》卷十删。
② 丁：原作"木"，据《世医得效方》卷十二改。
③ 指：原作"脂"，据《世医得效方》卷十二改。
④ 皆：原作"背"，据嘉靖本、《世医得效方》卷十二改。

芦荟　芜荑　木香　青黛　槟榔　黄连净,各一分　蝉退二十一个　麝香少许　胡黄连五钱

上为末,猪胆二个,取汁浸糕,丸麻子大,每服二十丸,米饮下①。

脑　疳

龙脑丸　治脑疳,头皮②光急③,满头饼疮,脑热发结,身汗,囟肿腮高。

龙胆草　川升麻　苦楝根皮焙　防风　赤茯神　芦荟　油发灰　青黛　黄连净,各五钱

上为末,同前丸④,薄荷、紫苏泡汤,下二十丸,仍以芦荟嗅⑤。

干　疳

瘦悴少血,舌干,目睛不转,干啼身热,手足清冷,皮燥,大便干结,搭口痴眼,干渴,宜五疳保童丸方见前。

黄芪汤　治疳劳,喘咳不定,虚汗骨蒸,渴而复泻,乳食少进。

黄芪蜜炙　当归　川芎　白芍药　生地黄　虾蟆去足,烧　鳖鱼⑥醋炙,各三钱　人参　白茯苓　陈皮　半夏曲　使君子略煨,取肉　甘草炙　柴胡各二钱

上㕮咀,每服二钱,水一盏,姜三片,枣一枚,煎半盏,食前服。

鳖血丸　治疳劳。

---

① 下:原脱,据《世医得效方》卷十二补。

② 皮:原作"破",据《世医得效方》卷十二改。

③ 光:原字漫漶,据《世医得效方》卷十二补。

④ 同前丸:即与上大芦荟丸制丸法相同。

⑤ 芦荟嗅:《世医得效方》卷十二作"末入鼻"三字。嗅,原作"揞",据文义改。

⑥ 鳖鱼:《世医得效方》卷十二作"鳖甲"。

人参五钱　川芎　芜荑　柴胡各一两　使君子二十一个　胡黄连黄连各二两

上用鳖血一盏，吴茱萸一两，拌和二连，淹一宿，次日炒干，去茱萸并血，同众药为末，粟米糊粉丸麻子大，每服二十丸，食前热水下。

无辜疳毒

蚵蚾丸　治脑后项边有核，如瘰疬状，按之转动，软而不疼，名无辜疳毒，兼治诸疳，一服虚热退，二服渴止，三服泻痢住。

蟾蜍一枚，夏月沟渠中取腹大不跳不鸣者，其癫磊落多①

上取粪虫一勺置桶中，以尿浸之，桶要干，不令虫走，却将蟾蜍打杀，投桶中，任虫自食一日夜，次以新布袋尽包系定，置急流水浸一宿，取出瓦上焙②干，为末，入麝香一字，粳米饭杵丸麻子大，每服二三十丸，米饮下。

一方

白芜荑　黄连　胡黄连　青黛各五钱　蚵蚾一个，只用□□□□③

上为末，糊丸如粟米大，每服二三十丸，食后米饮下，日三服，立效。

诸疳疮

金线锭子　治④走马牙疳。凡贴疳，无如此药最效。

人言一钱　雄黄二钱半　干胭脂半钱　飞罗面四钱

上为细末，水和，搓成条如绵线，用米泔洗净患处，掐碎贴，神效。

铜青散　治走马牙疳，口内生疳疮，牙龈溃烂，齿黑欲脱，或出血臭气，丈夫妇女同。

---

① 磊落多：《世医得效方》卷十二作"磊石"二字。磊，石累积貌。
② 焙：原作"焐"，据《世医得效方》卷十二改。
③ □□□□：《世医得效方》卷十二作"酒浸炙，去骨"五字。
④ 治：原脱，据文义补。

白芷五钱　马牙硝　铜青各一钱　麝香一字

上为末，敷口角，擦齿上，仍服蟾酥丸方在后。

胜金散　治小儿走马疳，齿臭烂。

北枣一个，去核，以胆矾填满，湿纸包，慢火煅成灰，研细，入麝香少①，擦牙龈上。

一捻金散　治走马②牙疳。

黄丹飞　白矾飞　青盐飞　草锦烧灰　麝香少许

上等分，为极细末，先用温盐浆水洗净，软帛揾③干，贴药。

一方，用小遗盆内白屑取下，磁罐盛贮，盐泥固济，炭火煅红，取出细末，加麝香少许，贴之。

蟾酥散　治走马牙疳，齿龈臭烂，浸蚀唇鼻，一应疳疮。

蚵蚾烧　黄连　青黛各等分

上为末，入麝香少许，敷之。

青牛散　治小儿牙疳，牙龈溃烂，由脏腑壅热，乳食不调，致疳病，内有疳虫，上蚀其齿，口唇痒痛，牙齿消黑，舌上生疮，脑中干热，热气熏蒸，口多臭气。

蜗牛大者，烧存性　青黛半钱　麝香一字，另研　黄柏为末，一钱

上同研匀，先以盐汤洗，揾④干，鹅翎点药敷。

一方，治走马牙疳，蚀透骨损者。

天南星一枚，剜一孔，入明雄黄一块，填塞其中，外以面裹，火炮，候雄黄溶作汁取出，地上盏盖，出火毒，去面研末，入⑤麝香少许，和匀擦之。

鼻　疳

桃叶汤　治天行头面鼻疳疮。

---

① 少：当作"少许"二字。
② 马：原脱，据《重订瑞竹堂经验方·小儿门》补。
③ 揾：原作"挹"，据《重订瑞竹堂经验方·小儿门》改。
④ 揾：原作"挹"，据《杨氏家藏方》卷十八改。
⑤ 入：原作"如"，据《小儿卫生总微方论》卷二十改。

桃叶二两，捣研碎，水五升煎，去租，洗五七次①，安。

一方，甘草、明矾煎汤洗②，芦荟、黄连、黄柏，上为末，掺之。

麝香散 治鼻疳。若小儿乳食不调，上焦壅滞，疳虫上蚀于鼻，鼻中赤痒，壮热多啼，皮毛干焦，肌肤瘦削，鼻下连唇生疮赤烂。

麝香半钱，研　雄黄研　升麻各二钱半　白矾枯，五钱

上为末，人乳调敷。

尿 白

茯苓散 治乳哺失节，有伤于脾，致便浊色白，久而成疳，亦心膈伏热兼而得之。

三棱煨　莪术　砂仁　赤茯苓各五钱　青皮　陈皮　滑石　甘草炙，各二钱半

上为末，每服二钱，麦门冬、灯心煎汤，调服。

通治五疳

蟾酥圆 治诸疳，杀虫，止腹痛，退虚热，大效。或因病后通泄太过成疳。

蟾蜍一枚，酥油炙，去骨　胡黄连　宣连去须　草龙胆　川楝去核　木香　使君子去壳　芜荑各一两　麝香半钱　巴豆十四粒，去油③　茴香炒　陈皮各一两

上为末，猪胆汁丸或糊丸麻子大，青黛为衣，常服紫苏汤下，量大小与之。

肥儿丸 治诸疳，多因阙乳吃食太早，或因患泄泻，胃虚虫动，日渐羸瘦，腹大，不能行，发竖发热，无精神。

黄连　神曲各一两　麦蘖炒，五钱　木香二钱　槟榔三个　使君

---

① 次：原作"火"，据嘉靖本改。

② 洗：原字漫漶，据嘉靖本补。

③ 油：原脱，据《世医得效方》卷十二补。

子肉　肉豆蔻面裹煨，各五钱

上为末，面糊丸萝卜子大，每服三二十丸，量儿岁数加减，熟水吞下。

一方，治诸疳，以便桶中蛆，不以多少，用河水浸三日，新瓦上顿放，外以火煏①干，为末，与儿食之。亦治走马疳，贴患处，良。

猪肚黄连丸　治疳疮，自孩提至成童潮热发疮，乃疳气使然，疳虫食其肌肤空虚，疳热流注，遍身热疮，发渴无以②，宜此药与蟾酥丸相间服。

雄猪肚一具，洗净　黄连去须净，七两

上剉小截，水拌黄连，入猪肚中，用线密缝，安在五升粳米上，蒸十分烂，取放臼中，入些蒸饭，捣千余杵，丸如绿豆大，每服二三十丸，米饮下。童子四五十丸，仍以川芎、生地黄、茯苓、茯神与之，调血清心。热多者，间服生犀散方见前。二十岁已上潮热发疮，是为虚劳，皆一种病也，用药同此。

蟾蟆丸　治小儿五疳八痢，腹胀面黄，肌体③瘦悴，时作寒热，不思乳食，爱吃泥土，揉鼻咬甲，头发作穗，不长肌肉，多生疮癣，大便无时，小便如泔，呃吐乳食，痢色无定，或吃交乳，日渐黄瘦。

虾蟆　使君子炒，取肉　皂角烧，各十二两　青黛研，二两半　草龙胆四两　雄黄研飞，二两

上为末，水糊丸如粟米大，一岁七丸，乳、米饮下。

洗法

大腹皮　苦参　白芷

上剉细，煎汤淋洗，尤妙。

一方

甘草　黄柏　马鞭草　连须葱　荆芥

---

① 煏（bì 必）：烘干。

② 无以：《世医得效方》卷十二作"无已"。

③ 体：原作"休"，据嘉靖本改。

上㕮咀，各等分，水煎洗。

敷方

诃子烧存性　麝香　轻粉各少许

上为末，和匀敷之。

一方，治瘑病，虚热阴肿，以韭园内地龙粪煅末，出火毒，香油调敷。

一方，治小儿瘑病。

槟榔一个　使君子肉七个　陈皮　香附子各二钱　轻粉二贴

上同为末，每服一钱，饭汤空心调服，同肉食亦可，次日有虫从粪中出。

五疳消食丸　治疳，杀虫退热，磨积进食。

使君子肉炒　麦蘖炒　陈皮　麦面①炒　芜荑　草龙胆　黄连炒　糖球子各等分

上为细末，陈米饭为丸如黍米大，每服十丸，米饮下。

木香丸　治小儿疳瘦腹大。

木香　青黛　槟榔　豆蔻各一钱　麝香二钱半　续随子一两　虾蟆三个，烧存性

上为细末，炼蜜丸如豆大，每服三五丸至一二十丸，薄②荷汤下。

集圣丸　治诸疳通用。

芦荟　北五灵脂　好夜明砂焙　缩砂　橘皮　青皮　蓬术煨　木香　使君子各二钱　黄连　虾蟆日干，炙焦，各三钱

上为末，雄猪胆二枚取汁和药，入糕糊丸如麻子大，每服五十丸，米饮下。疳痨瘦弱，本方加当归③一钱半，川芎三钱。

---

① 麦面：《玉机微义》卷五十作"麦曲"。

② 薄：原脱，据嘉靖本、《小儿药证直诀》卷下补。

③ 本方加当归："方""当"二字原倒，据《婴童百问》卷八乙正。

灸 法

痔瘦，灸翠尾骨①上三壮②。脱肛③泻血亦灸此，脱肛④乃须灸脐中。

胁下满⑤，泻痢，痃癖积聚，脐腹痛，不嗜食，痰疟⑥寒热，又治腹胀引⑦背，食多，羸瘦黄，脾俞二穴，在十一椎两旁各寸半，灸三壮或七壮。

丁奚哺露

十全丹 治小儿手足极细，项小骨高，尻削体瘦，脐突号哭，胸陷，或生谷癥，是名丁奚；虚热往来，头骨分开，翻食吐虫，烦渴呕哕，是为哺露。二者皆无辜种类之疾，最为难治，宜此丹救之。

青皮去瓤 陈皮去白 蓬术煨 白豆蔻仁 川芎 五灵脂 槟榔 芦荟各五钱 木香 使君子肉焙 虾蟆灰各三钱

上为末，猪胆汁浸蒸糕丸麻子大，每服二十丸，米饮下。有热，薄荷汤下。

魃⑧ 病

龙胆汤 治孕妇被恶祟导其腹中，致令儿病，其证下利，寒热去来，又治妇人有儿饮乳，复有娠孕，儿吃此乳，亦作此病。

龙胆草 北柴胡 黄芩 桔梗 钓藤皮 芍药 甘草炙 茯苓

---

① 翠尾骨：尾骶骨。《田氏保婴集》作"尾翠骨"。
② 壮：原作"杜"，据《田氏保婴集》改。
③ 肛：原作"肚"，据嘉靖本、《田氏保婴集》改。
④ 肛：原作"肚"，据嘉靖本、《田氏保婴集》改。
⑤ 满：原作"漏"，据《田氏保婴集》改。
⑥ 疟：原作"雪"，据《田氏保婴集》改。
⑦ 引：原作"胀"，据《田氏保婴集》改。
⑧ 魃（jì 既）：旧说为小儿鬼，能致儿病。原作"魃"，据《世医得效方》卷十二改。

各二钱半　蜣螂二枚　大黄二两,湿纸裹煨

上㕮咀,每服二钱,水一盏煎半盏,分二服,得利则止,量大小多少与服。

盘肠内吊

钓藤膏　治小儿盘肠内吊,腹中极痛,干啼。

乳香　没药　木香　姜黄四钱半,各皆另研　木鳖子十二个,去壳,研烂成膏

上以木鳖膏和四味,更入炼①蜜少许,丸樱桃大,煎钓藤汤化下。

次服**魏香散**。

蓬术五钱　真阿魏一钱

先以温汤化开阿魏,浸蓬术一日夜,焙干为末,每服半钱,煎紫苏米饮,空心调服。

一方

乳香　没药各少许,研细

用木香一块磨②水,调二③味,煎数沸,服之立效。

茴香散　治盘肠气痛。

茴香炒　木香炮　附子炮　金铃子去核　萝卜子炒　槟榔　补骨脂炒　白豆蔻煨

上为粗末,每服一钱,水半盏,入盐煎服。

木香散　治小儿盘肠气痛不已,面青手冷,日夜啼叫,尿如米泔。

川楝子七个,去皮核,用巴豆三十五粒同炒,令豆黄,去巴不用　木香　使君子肉　玄胡索　茴香各二钱半

上为末,清米饮空心调下,量儿大小服之。

---

① 炼:原作"烂",据《卫生易简方》卷十改。
② 磨:原作"矾",据《卫生易简方》卷十改。
③ 二:原作"一",据《卫生易简方》卷十改。

疝　气

治　法

小儿与大人方同，前茴香散、木香散皆可。

腹痛挟热，面赤身热，四肢烦热，四顺清凉饮子加青皮、枳壳煎服。挟冷则面色青或白，四肢冷，七气汤加半夏。

冷热不调，腹①痛或呕吐，宜**枳壳汤**。

木香三钱　甘草炙，五钱　枳壳　桔梗　青皮　陈皮　当归各五钱

上㕮咀，每服二钱，水一盏，姜三片，煎半盏，温服。

项软筋软

天柱丸　治项软筋软，气颈起软②，头不得正，或去前，或后。

蛇含石一大块，火煅，醋淬七次　郁金末少许

上研极细末，入麝香少许研匀，用白米饭丸如龙眼大，每服一丸，荆芥汤化下。或入姜汁一二滴，用金银薄荷汤下。

风热项软，合用凉肝丸方见急惊内。

五加皮散　治项软。

五加皮末，酒调，涂敷项骨上。

健骨散　治久患疳疾，体虚不食，及诸病后天柱骨倒。

白僵蚕为末，三岁儿半钱，薄荷酒调下，服后用生筋散贴。

生筋散方

木鳖六个，去壳　蓖③麻子六十粒，去壳

上为细末④，抱颅，手摩颈项上令热，津唾调，贴之。

---

① 腹：此上原衍"服"字，据文义删。
② 气颈起软：《世医得效方》卷十二作"风气颈垂软"五字。
③ 蓖：原作"草"，据《幼幼新书》卷二十六改。
④ 末：原作"先"，据文义改。

贴项方　治肝胆风热，致令筋软，用此贴项。

附子去皮尖，生　南星剉，等分

上为末，姜汁调，贴项软处，次服防风丸、凉肝丸方并见前。

小茸丸　治胎中受热，遍身筋软。

鹿茸　苁蓉　川牛膝　木瓜　菟丝子　熟地黄　当归　天麻　杜仲　青盐

上各等分，为末，炼蜜丸如皂角子大，每服一丸，盐汤、温酒化下皆可。

羚羊角散　治面红唇白，肠热项软。

羚羊角　白茯苓　熟地黄　酸枣仁炒　虎胫骨酒炒　防风　肉桂　甘草炙，各等分

上为末，每服半钱或一钱，温酒或盐汤调服。

夜　啼

导赤散　治心燥号啼，小便赤，口中热，腹热，或有汗，仰身而啼，至晓方息，加黄芩方见热证内。未效，用通心饮方见急惊内加麦门冬、车前子、灯心、薄荷。或灯心烧灰，涂乳上与儿饮，亦效。

一方，治小儿夜啼，蝉蜕十四个全者，去大脚，为末，入朱砂一字，蜜和丸，使吮之。

灯花散　治邪热在心，内燥夜啼，用灯花三两颗香油灯好细研，灯心煎汤调，抹口中，以乳汁送下，日三服。

龙齿散　治小儿夜啼不住。

龙齿　蝉蜕洗，去翅足　钓钩藤①　茯苓　人参

上各等分，为末，每服一钱，水半盏煎服。

六神散　治腹痛，啼哭面青，口中冷气，四肢亦冷，曲腰而啼，或大便泄泻青白粪，及不吮乳。

人参　山药炒　白术各五钱　甘草炙，二钱　白茯苓　白扁豆

---

①　钓钩藤：即钩藤。

炒，各一两

上为末，每服一钱，姜枣煎服。

五味子散 治小儿夜啼及腹痛，至夜辄剧，状以有鬼祟。

五味子　当归　赤芍药　白术各五钱　茯神　陈皮　桂心　甘草炙，二钱半

上咬咀，每服二钱，水一盏煎半盏，不拘时服。

乳头散 治夜啼不止，腹中疼痛。

黄芪　甘草炙　当归　赤芍药　木香

上各等分，为末，涂乳头与吮。

蒜丸 治冷证，腹痛夜啼，面青手冷。

大蒜一枝，慢火煨熟，研烂，日晒或火煨干，研　乳香半钱，另研

上再同研匀，丸如芥子大，每服七粒，乳空时服。

安神丸 治客邪忤犯，夜啼，金银汤化开服方见前。

黄土散 治客忤夜啼。

灶中黄土　蚯蚓屎

上等分，为末，水和，涂顶五心①，良。

凡小儿口到乳上便啼，身额心微热，急看口内，或疮，或重舌，依后重舌、口疮类治之。

滞　颐

乃口涎常流而渍于颐颔也。

冷　证

温脾丸 涎者脾之液，脾胃虚冷，故流涎不能收约，法②当温脾。

半夏汤洗　丁香　木香各五钱③　白姜生　白术　青皮　陈皮各

---

① 顶五心：《世医得效方》卷十一作"头上及五心"五字。

② 法：原作"当"，据《世医得效方》卷十二改。

③ 木香各五钱：原字漫漶，据嘉靖本、《世医得效方》卷十二补。

二钱半①

上为末，糕糊丸麻子大，每一岁十丸，米汤下。

热 证

通心饮方见急惊内

口角疮烂方

发灰为末，猪脂和敷。燕巢泥亦好。

语 迟

菖蒲丸 治小儿在胎，其母卒有惊怖，邪乘心，舌本不通，长四五岁犹不能言。

人参 石②菖蒲 麦门冬去心 远志取肉，姜③汁炒 川芎 当归各三钱 乳香另研 朱砂各一钱，另研

上为末，炼蜜为丸如麻子大，每服十丸，米饮下。

囟 陷

治 法

乃因脏腑有热，渴引水浆，致成泄痢，久则血气虚弱，不能充④脑髓，故囟陷如坑。用黄狗头骨炙黄，为末，鸡子清调敷之。

囟 填

治 法

乃囟门肿起也。盖脾主肌肉，乳食不常，饥饱无度，或寒或热，致使脏腑不调，其气上冲，为填胀囟突，而毛⑤发短黄，若寒气上逆则坚硬，热气上冲则柔软。寒者温之，热者凉之，肝盛风

---

① 陈皮各二钱半：原字漫漶，据嘉靖本、《世医得效方》卷十二补。
② 石：原作"右"，据嘉靖本、《世医得效方》卷十二改。
③ 姜：原作"善"，据《世医得效方》卷十二改。
④ 充：原作"交"，据《幼科类萃》卷二十七改。
⑤ 毛：此上原衍"毫"字，据《世医得效方》卷十二删。

热交攻亦然。

重 舌

治 法

乃心脾热也。心候于舌，脾之脉络出于舌下，心脾热则血气俱盛，附舌①根而重生一物，形如舌而短小，有著颊②及下腭者曰重腭，着牙龈者曰重③龈。皆当刺去其血也，真蒲黄敷之，或发灰，或牙硝，或焰④硝，或竹沥浸黄柏点敷之，皆效。

口 疮

如圣散　治小儿口疮，不能吮乳者。

巴豆三粒，研烂，入朱砂或黄丹、赤土少许，剃开囟门贴上。如四面起粟米泡，便用温水洗去。恐成疮，用菖蒲汤洗便安，其效如神。

解 颅

地黄丸　年长小儿头缝开解不合，盖肾主髓，脑为髓海，肾气有亏，脑髓不足，所以脑颅开而不合，若不早治，终为废人。

熟地黄洗焙，四两　山茱萸肉　山药各二两　泽泻一两　牡丹皮白茯苓各一两半

上为末，炼蜜丸如绿豆大，空心盐汤下二三十丸。仍用炮南星末，米醋调，摊绯帛上，烘热贴之。

三辛散　治头骨应合不合，头骨开拆，名曰解颅。

细辛　桂心各五钱　白姜七钱半

上为末，乳汁调敷，干再敷之，儿面赤即效。

---

① 舌：原作"之"，据《世医得效方》卷十二改。
② 颊：原作"烦"，据《世医得效方》卷十二改。
③ 曰重：此二字原倒，据《世医得效方》卷十二乙正。
④ 焰：原作"熖"，据《世医得效方》卷十二改。

一方，蛇蜕炒焦，为末，用猪颊车中髓调，敷顶上，日三四度，仍须作头帽遮护之，久而自合。

一方，颅头骨烧灰，研细，香油调，傅头缝中。

脚拳不展

治 法

乃禀受肾气不足，血气未荣，脚指拳缩无力，不能伸屈，宜**海桐皮散**。

海桐皮　牡丹皮　当归　熟地黄　牛①膝各②一两　山茱萸肉补骨脂各五钱

上为粗末，每服二钱，葱白一根，水一盏，煎半盏服。

手拳不展

治 法

盖禀受肝气怯弱，致两脉挛缩，两手伸展无力，宜**薏苡丸**。

当归焙　秦艽　薏苡仁　酸枣仁　防风　羌③活各一两

上为末，炼蜜为丸鸡头大，每服一粒，麝香荆芥汤研化服。

行 迟

治 法

乃禀受气血不充，骨髓不满，软弱不能行，或肝肾俱虚，盖肝主筋，筋弱不能束，肾主骨，骨弱不能载故也，宜地黄丸方见解颅内。

虎骨丸

虎胫骨酒炙赤　当归　川芎　桂心　酸枣仁酒浸，炒　生地黄

---

① 牛：原作"中"，据嘉靖本、《世医得效方》卷十二改。

② 各：原脱，据《世医得效方》卷十二补。

③ 羌：原作"姜"，据《世医得效方》卷十二改。

白茯苓　防风　牛膝各等分

上为末，炼蜜丸如麻子大，每服十丸，酒下，或木瓜汤下。

羚羊角丸　治小儿五六岁骨气虚，筋脚弱，不能行，与虎骨丸大同小异。

白茯苓　酸枣仁炒　羚羊角　虎胫骨醋炙黄　生地黄各五钱　黄芪　桂心　防风　当归炒，各二钱半

上为末，炼蜜丸如小豆大，食前以温酒化下三五丸，服之一月，渐渐即可行也。

五加皮散　治三岁不能行。

五加皮一两　牛膝　木瓜各五钱

上为末，每服一钱半，粥饮调，次入好酒两滴调匀，日二服。

鹤节

治法

乃禀受不足，血气不充，故肌肉瘦薄，骨节呈露，乃得之肾虚，精骨内枯①，肤革不荣，易为邪②气所袭，日就枯悴，其殆鹤脚之节乎？宜地黄丸方见解颅内。

龟胸

治法

乃③胸高胀满，其状如龟，此肺经受热所致也。盖因乳母酒面无度，或夏④月炎暑，热乳与儿得之，或母多食五辛煎煿得之，宜**百合丹**。

大黄焙，七钱半　天门冬去心，焙　杏仁去皮尖，炒　百合　木通　桑皮炙　甜葶苈纸炒　软石膏各五钱

---

① 精骨内枯：《世医得效方》卷十二作"精髓内耗"。
② 邪：原作"耶"，据嘉靖本、《世医得效方》卷十二改。
③ 乃：此下原衍"龟"字，据《世医得效方》卷十二删。
④ 夏：原脱，据《世医得效方》卷十二补。

上为末，炼蜜丸绿豆大，每服五丸，食后临卧熟水下。

龟 背

治 法

松蕊丹①

灸 法

肺俞，在三椎两旁各寸半，灸三五壮。

齿不生

治 法

盖齿者骨之余，髓之所养，禀气不足，则髓不能充②于骨，故齿久不生，宜芎黄散。

川芎　当归　白芍药　地黄　山药各一两　沉香五钱　粉草三钱

上为末，温盐汤调服半钱，仍用少许擦牙根。

一方，雄鼠粪三七粒，两头尖者是，每日用一粒揩齿根上，至二十一日当生。

卒 死

治 法

小儿卒然腹皮青黑而死，灸脐上下左右③各同身半寸，并鸠尾骨下同身一寸，凡五穴各三壮，仍用酒和胡粉，涂其腹。

一方，治中恶卒死，葱白内下部及鼻中，立活。或用菖蒲末着舌底，及吹入两鼻两耳中，效。

---

① 龟背……松蕊丹：此七字原脱，据目录补。
② 充：原作“克”，据《世医得效方》卷十二改。
③ 右：《世医得效方》卷十二此下有“去脐”二字。

鹅 口

治 法

小儿初生，其舌上有白屑如米屑，名曰鹅口，鼻外亦有，不能饮乳食。先用洗净发包缠指头，蘸井花水拭之，次用黄丹煅，出火毒傅。

朱矾散

朱砂细研　明矾枯，等分

上细研，敷舌上，日三次用之。先用前法拭净，次敷此药，效。

歌曰：

小儿鹅口药如何，拣取南星着醋磨。

磨了浓涂儿脚底，待痊洗去莫留他。

气 逆

治 法

乃小儿啼气未定，便与乳饮之，与气相逆，不得下，或吃吃咳逆，宜**紫苏饮**子。

紫苏子微炒　萝卜子微炒　诃黎勒肉　杏仁炒，去皮尖　人参　木香各五钱　青皮　甘草炙，各一两

上㕮咀，每服三钱，姜三片，水一盏，煎半盏服。

浮 肿

治 法

小儿通身浮肿，小便不利，以五苓散加灯心，长流水煎①，时时灌服，小便利则愈。更于无风处频浴汗出，自肿消。余方并依

---

① 煎：原作"前"，据《卫生易简方》卷十二改。

大人浮肿参。

白　浊

歌曰：

小儿白浊最堪怜，淡豉还同大蒜研。

恰好细丸如小豆，米汤吞下十余丸。

外肾肿

治　法

小儿外肾肿及阴疮，用干地龙为末，先以葱椒汤于避风处洗，次用津唾调地龙末傅。

牡蛎散方见阴肿内　治小儿阴肿大，茎物通明。

小儿阴肿，由啼叫怒气闭系于下，宜**海蛤散**。

海蛤　茴香炒，各七钱半　薏苡仁　白术　槟榔各五钱，面裹煨

上为末，每服一钱，食前白汤调服。

血热生疮遍身肿痒

六物汤

四物加防风、黄芩等分。

上㕮咀，每服二钱，水一盏煎服。

遍身赤肿

治　法

乃是久伏热毒之气，防其入腹入肾则杀人，宜**防己散**。

汉防己五钱　朴硝　犀角　黄芩　黄芪　川升麻各二钱半①

上㕮咀，每服一钱，水一盏，入竹叶五片，煎半盏，与服。

---

①　半：原作"十"，据嘉靖本、《婴童百问》卷十改。

虫咬心痛欲绝

灵矾散

五灵脂末，二钱　白矾煅，半钱

上用水一盏煎半盏，服，必吐虫，愈。

小儿浮肿如流璃①

一方

浮萍草不拘多少

上为细末，葱白汤调服。

尿　血

朱珀散

滑石　朱砂　琥珀　甘草各等分

上为末，每服半钱，灯心汤调下。

断　乳

画眉膏

栀②子二个，烧存性　雌黄　朱砂各少许

上为末，入香油、轻粉少许调匀，候儿睡着，浓抹两眉，觉来自不吃乳。未效，再用即验。仍以墨调涂乳头。

诸　汗

发热自汗，虚烦，宜人参黄芪散。

人参　黄芪　芍药各五钱　粉草三钱

上㕮咀，每服二钱，水一盏，姜三片，枣一枚，浮麦三十五

---

① 流璃：也作"琉璃"，指琉璃瓦。此处形容肤肿而亮，如琉璃瓦之状。

② 栀：原作"桅"，据《世医得效方》卷十二改。

粒，煎半盏服。

喜汗，厚衣卧而额汗出也，宜**止汗散**，治睡而自汗。

故蒲扇灰如无扇，只将故蒲烧灰

上为末，每服三钱，温酒调下无时。

盗汗，睡而自汗出，肌肉虚也。盗汗者，谓睡中自出汗，既觉而即止矣，止汗散主之。遍身汗，香瓜丸主之。

香瓜丸 治遍身汗出。

胡黄连　大黄瓜黄色者，一个　川大黄湿纸裹煨　柴胡　鳖甲醋炙黄　黄柏去□　黄连　青皮　芦荟各等分

上除黄瓜外，同为细末，将黄瓜割去头，填入诸药至满，却盖口，用杖子插定，慢火内煨熟，将黄瓜及药同用面糊丸如绿豆大，每服三二丸，食后冷浆水下，或新水下。

胃怯汗，上至项，下至脐，此胃虚也，当补胃，宜益黄散方见前。

六阳虚汗，上至头，下至项，不过胸也，不须治之。

弄 舌

治 法

脾脏微热，令舌络微紧，时时舒舌，治之勿用冷药及下之，当少与泻黄散渐服之。亦或饮水，医疑为热，必冷药下之，非也。饮水者，脾胃虚，津液少也。又加①面黄肌瘦，五心烦热，即为疳黄②，宜胡③黄连丸辈。大病未已，用药弄舌者，凶。

喑哑不能发声

治 法

用肥儿丸十五丸，苏合香丸一粒，入朱砂、五灵脂各少许，

---

①　加：原作"如"，据《小儿药证直诀》卷上改。

②　黄：《小儿药证直诀》卷上作"瘦"。

③　胡：此上原衍"加"字，据《小儿药证直诀》卷上删。

石菖蒲煎汤，调开服。

卒误吞诸物

易简诸方

一方，治小儿误吞钉及金银针钱铁等物，多食肥羊脂，诸般肥肉等，自裹之，必得出。

一方，治小儿误吞钱，烧火炭末，白汤调方寸匕服，即出。

一方，服蜜一升，即出。

一方，治误吞镮①若指驱②，烧鹅羽数枚，为末，水调饮之。

一方，治吞钱，用腊月米饧，顿服半升。

一方，浓煎艾汁，服之，效。

一方，治小儿误吞针，用磁石如枣核大，磨令光，钻作窍，丝穿令含，针自出。

《钱相公箧中方》③ 疗误吞钱，以磁石枣许大一块含之，出。

一方，取艾蒿一把，细剉，用水五升煎取一升，顿服，便下。

《外台秘要》：取饴糖一斤，渐渐尽食之，镮及钗便出。

《杨氏产乳》：用菜耳④头一把，以水一升，浸水中十余度，饮水即愈。

《姚氏方》治食中吞发，绕喉不出，取己头乱发烧作灰，白汤调一钱匕服。

一方，治小儿误吞铜铁物，在咽喉内不下，用南烛根⑤烧，细研，白汤调一钱服，下之。

---

① 镮（huán 寰）：同"环"。《正字通·金部》："凡圜郭有孔可贯系者谓之'镮'，通作'环'。"

② 指驱（kōu 扣）：指环。驱，环子。

③ 《钱相公箧中方》：医书名，见《证类本草·所出经史方书》。箧，藏物的小箱子。

④ 菜（xǐ 喜）耳：即苍耳。

⑤ 南烛根：杜鹃花科植物乌饭树的根。

通 治

四君子汤 调脾胃，进饮食，随证加味，量儿大小用。

人参　白术　白茯苓　甘草炙，各等分

上咬咀，姜枣煎服。内加陈皮、缩砂仁，名六君子汤。杀虫，苦楝根煎汤调服；常服调气，加山药；吐泻腹痛，烦渴，加黄芪、白扁豆、藿香、干葛；心神不定，怔忡心烦，加辰砂、茯神；惊啼，手足微搐，睡卧不安，加全蝎、钓藤、白附子；脾胃虚弱，生风多困，加半夏、没食子、冬瓜仁；发渴，加干葛、木瓜、枇杷叶去毛；胃冷，呕吐涎沫，加丁香；呕逆，加藿香；脾胃不和，倍白术、姜、枣，或用六君子更佳；伤食，加神曲；涎嗽，加杏仁、桑皮、半夏；风壅邪热，加荆芥、防风；头面生疮，加栝楼根、桔梗；盗汗，加陈皮、浮麦、黄芪；虚汗，多夜啼，加犀角、麦门冬；小便赤涩，加麦门冬、赤茯苓；吐逆，四肢冷逆，脑门①低陷，加藿香、丁香；吐利过多，欲生风候，加白附子；泄泻，加陈皮、制朴；痢，加粟壳醋炒；赤痢，加赤芍药、当归；滑泄，加诃子煨，取肉；伤寒，加麻黄、豆豉、柴胡；霍乱吐泻，手足冷，加白姜；腹胀，去枣，加枳壳、木通、苏子；下利赤白，加地榆、粟壳、肉豆蔻；大便不利，加大黄、朴硝；小便不通，加木通、车前草；夏月霍乱，加香薷；喘嗽，加知母、贝母、杏仁、苏子；唾血，加生地黄、当归、藕节、侧柏、蒲黄；衄血，加蒲黄、山栀、淡竹叶。

银白散 治小儿百病。

升麻　知母　甘草炙　白扁豆炒　山药　人参　白术　茯苓各等分

上为细末，夹惊，薄荷葱白汤下；浑身壮热，面赤，惊，金银薄荷汤下；惊吐，下利不止，丁香汤下；疳气肚胀，气急，百合汤下；吃食不知饥饱，不长肌肉，炒麦蘖生姜汤下；诸病后无

---

① 脑门：此二字原脱，据《医学纲目》卷三十八补。

精神，少气力，不思饮食，姜枣汤下。禀受气怯，每日一服妙，量儿加减。

褐圆子 治小儿脏腑怯弱，乳食不消，心腹胀满，呕逆气急，肠鸣泄泻，腹中冷痛，食癥乳癖，痃气癖结，积聚肠胃，或秘或痢，头面浮肿，不思乳食，及疗五种疳气，八种利疾①，肌肉消瘦，气粗腹大，神色昏愦，情意不乐，常服散冷热，调和脏腑，去疳积，止泻利，进饮食，生肌肉，出《活幼口议②》方。

萝卜子二两，微炒 陈皮 青皮各一两，去白 黑牵牛末半生半炒，一两半 三棱炮 蓬术煨，各一两 糊椒③五钱 木香二钱半，不见火

上为细末，水煮萝卜汁糊丸，每服二十丸，姜汤空心下，加减服。

南京金不留五色丸 治小儿五疳八痢，瘦弱，面色痿黄，腹胁胀满，头发成穗，揉鼻擦眼，咬嚼指甲，喜食泥土，寒热往来，口鼻生疮，急慢惊风潮搐，此药进饮食，养脾胃，杀虫疳，眼雀目，并宜治之。

青丸三味：青黛二钱 川楝子肉二钱 广木香一钱

黄丸五味：郁金 大黄 黄连各二钱 雄黄一钱 防风二钱

红丸七味：人参 白术 茯苓去皮 山药 甘草 朱砂 干胭脂各二钱

白丸四味：天南星 生姜 白附子 桔梗各三钱

黑丸七味：肉豆蔻 京三棱煨 乌梅肉 砂仁 蓬术煨 益智仁 细墨各三钱

丸服，法如后。

蟾酥五色丸 治小儿杂病。

青丸三味：青黛一钱 轻粉五分 滑石一钱

---

① 利疾：《奇效良方》卷六十四作"痢疾"。

② 议：原作"诀"，按褐圆子出《活幼口议》，据改。

③ 糊（hú 壶）椒：即胡椒。

黄丸三味：雄黄　郁金　黄连各二钱

红丸三味：杏仁麸炒，去皮尖，二钱　巴豆一钱，去油皮　胭脂半钱

白丸四味：半夏　南星　蛤粉各一钱　绿豆粉半钱

黑丸三味：虾蟆二个，烧存性　芦荟一钱　皂角①

上五项药各为细末，面糊为丸如黄米大，每服五七丸，米饮送下，不拘时候服。

五色丸　治五痫。

朱砂研　珍珠各半两　水银一分，一作二两　雄黄一两，一作三两　铅三两，同入水银熬

上为末，炼蜜为丸如麻子大，每服三四丸，煎金银薄荷汤送下。

真方五色丸　治小儿一切所伤，痰涎壅盛，胸膈不利，乳食不消，变生癖疾，胁肋硬满，按之疼痛，及一切急慢惊风发搐，并宜治之。

青丸子：青黛另研　天南星生姜制，各半两　巴霜半钱

红丸子：朱砂水飞　半夏汤洗姜制，各五钱　巴霜半钱

白丸子：白附子生　寒水石煅，各半钱　巴霜半钱

黑丸子：五灵脂炒　全蝎各半两，炒　巴霜半钱

黄丸子：大黄煨　郁金各半两　巴霜半钱

上各项为细末，水打面糊为丸如粟米大，一岁儿五丸，二三岁十丸，量儿大小加减服食，汤送下。急惊，金银薄荷汤下；慢惊，生姜全蝎汤下。

定吐紫金丹　治小儿暑湿伤感，上吐下泻。

黄丹一两　巴豆去皮，二十二个

上为细末，糯米饭为丸如梧桐子大，每服一丸，用针尖挑，于灯焰上烧出珍珠，无根水化服。

---

①　皂角：用量原缺。

香橘饼子　治小儿伤食泄泻，乳瓣①不化，呕吐腹胀。

木香　陈皮　青皮　砂仁　神曲炒　麦蘖炒　三棱炮，各五钱　厚朴姜制，七钱半

上为细末，炼蜜为丸如鸡头大，捻作饼子，每服一饼，米汤化下。

香橘丸　治小儿疳瘦泄泻，不思饮食。

使君子肉一两　诃子肉　神曲　麦蘖炒　陈皮　厚朴姜制，各五钱　甘草炙　木香各二钱半

上为细末，炼蜜为丸如樱桃大，每服一丸，米汤研化服。

木香化滞丸　治小儿宿食不消，心腹膨胀，呕吐壮热，或脏腑泄泻，乳瓣不化。

青皮　木香　三棱煨，各一两　破故纸二两　黑牵牛微炒，取头末，四两

上为细末，滴水丸如麻子大，每服五七十丸，食前白汤送下。

镇惊保安丹一名延生锭子　治小儿一切急慢惊风，角弓反张，目睛上视，口眼歪斜，手足搐搦②，此是开发之剂也。

天麻　防风　白附子　川芎　辰砂　郁金　麦门冬去心　甘草去皮　全蝎各五钱　麝香　白僵蚕五钱，用薄荷叶裹炙　天南星一两，为末，用薄荷汁和，捏作饼子，阴干用　蛇含石四两，用炭火煅通红，甘草水淬七次用　齐半夏③一两，为末，用生姜自然汁和作饼子，阴干，再入砂銚内焙用

上为细末，糯米饭和剂，丸如鸡头实大，捻作锭子，每服一锭，薄荷汤或井华水研化，不拘时服。

凉惊锭子　治小儿痰盛，喘热搐搦。

青礞石煅，五钱　沉香二钱半　大黄蒸　黄芩各一两

---

① 瓣：原作"办"，据文义改。

② 搦：原作"制"，据文义改。

③ 齐半夏：山东（古齐国地）所产的半夏。《遵生八笺·灵秘丹药笺》下卷："齐半夏，即山东所产大个麻点半夏也。"

上为细末，棕①米和作锭子，每服一锭，白汤磨化服，金银薄荷煎汤服亦可。

大效五色丸　治小儿吐泻，冷疳喘咳，乳食不消，腹胀黄瘦。

青丸二味：青黛　龙骨

红丸二味：朱砂　半夏洗汤

黄丸三味：黄连　陈皮去白　干生姜

白丸三味：枯矾　寒水石煅　茯苓去皮

黑丸二味：木香　黑牵牛已上各等分两

上件各为细末，面糊为丸如黄米大，每服一十丸至十五丸，米饮送下。

保安锭子　治吐泻惊疳。

人参　白木　茯苓　甘草炙，各一两　南星炮　白附子炮，各半两　代赭石煅，酸洗，一两　蛇含石煅，二钱半

上为末，用糯米糊和作锭子，每服半锭。如吐，姜汤磨下。泻，米饮下。惊，薄荷汤下。疳，米饮下。

玉饼子又名白饼子　治腹中有癖，但饮乳嗽而吐痰涎。

滑石　轻粉　半夏汤浸七次，切，焙　南星各一钱　巴豆二十四个，去皮膜，水一升煮，水尽为度，一作水三升

上研匀巴豆，后入众药，以糯米饭为丸如绿豆大，捻作饼子，二岁已上三五饼子，已下一二饼子，煎葱白汤临卧送下。

褊银丸　治风涎，膈实上热，及乳食不消，腹胀粗喘等疾。

巴豆去皮心膜油　水银各半两　好墨八钱，火烧醋淬，研　黑铅二钱半，同水银结砂子　麝香半钱，另研

上将巴豆、墨研匀，和入砂子、麝香，陈米粥和丸绿豆大，捻褊②，一岁一丸，五岁已上五六丸，煎薄荷汤放冷送下，不得化破，更量虚实增减，并食后服。

---

①　棕：嘉靖本作"椶"。

②　褊：同"扁"。《三国志·魏志·弁辰传》："儿生，便以石厌其头，欲其褊。"

使君子丸 治脏腑虚滑，及疳瘦下痢，腹胁胀满，不①思乳食，常服安虫补胃，消疳肥肌。

厚朴去粗皮，姜汁涂炙 甘草炙 诃子肉半生半煨 青黛各半两，如是兼惊及带热泻，入此味，如只变疳不调，不用此味 陈皮去白，一分 使君子去壳，一两，面裹煨熟，去面不用

上为末，炼蜜丸如小鸡头大，每服一丸，米饮化下，百日已上一岁已下服半丸，乳汁化下。

百祥丸 一名南阳丸 治嗽而吐水，或青绿水②者。

红芽大戟不以多少，阴干，浆水煮极软，去骨，日中暴干，复内元汁③中煮汁尽，焙

上为末，水丸如粟米大，每服一二十丸，研赤脂麻汤下，无时。吐利同。

演山青金丸 治小儿喘嗽风痰。

青黛三钱 全蝎一钱七分 南星五钱 巴霜一钱 滑石三钱 轻粉一钱 白附子二钱 半夏五钱

上为细末，姜汁糊为丸如粟米大，每服十一丸，量大小加减，姜汤、白汤皆可。

长生丸 治小儿，清上实下，补脾治痰，或乳食不消，大便酸臭，呕吐不止。

木香五钱 槟榔三两 枳壳一两，去穰，炮 丁香 半夏各三钱 全蝎三十个 砂仁 肉豆蔻各三钱

上件除豆蔻外，七味同为细末，次入豆蔻研极细，用米饭为丸如粟米④大，三岁小儿每服三二十丸，空心乳汁下，或米饮汤下。

麝香饼子 治小儿急慢惊风，进退不定，荏苒经日，乍静乍

---

① 不：原作"可"，据《小儿药证直诀》卷下改。
② 水：原脱，据《小儿药证直诀》卷上补。
③ 元汁：原汁。
④ 粟米：此下原衍"米"字，据《瑞竹堂经验方》卷四删。

动，呕吐痰涎，潮搐甚者。

麝香　蝎梢　蜈蚣二条，酥炙　南星炮　白花蛇酒浸一夕，去骨，已上各半两　乳香　铁粉　朱砂　牛黄各一钱　川乌炮，五钱

上为细末，酒煮面糊为丸如鸡头大，捏作饼子，三岁一饼，薄荷汤下。

大黄丸　治诸热。

大黄　黄芩各一两

上为末，炼蜜丸如绿豆大，每服五丸至十丸，温蜜水下，量儿加减。

温惊丸即粉红丸

天南星为末，用腊月黄牛胆倾出胆汁，搜和南星末，然后内入胆中，悬空百日阴干，取末四两别研，如无内胆者，只取生者炒熟用　朱砂一钱半，研　天竺黄半两，研　龙脑一钱，别研，一作半字　坯子胭脂一钱，乃紫胭脂，别研

上用牛胆汁和丸鸡头实大，每服一丸，小者半丸，砂糖温水化下。

调中丸　治脾胃虚冷即理中丸。

白术　人参　甘草炒，各半两　干姜四钱，炮，一作二钱

上为末，炼蜜丸如绿豆大，每服一二丸至五七丸，或至十一二丸，食前温水下。

塌气丸　治虚胀，如腹大者。加萝卜子，名褐丸子。

胡椒一两　蝎尾半两，去毒

上为末，面糊丸粟米大，每服五七丸至一二十丸，陈米饮下，无时。一方有木香一钱，又一方胡椒、蝎尾各四十九个。

附：相法

凡小儿三岁已上，十岁以下，视其性气高下，即可知其夭寿。儿小时识悟通敏过人者，多夭。小儿骨法成就威仪，回转迟舒，稍费人精神雕琢者，寿。预知人意，回旋敏速者，亦夭。初生叫声连延相属者，寿；声绝而复扬急者，不寿。啼声散，啼声深，

汗不流，头四破，小便凝如脂膏，常摇手足，头毛不周匝者，并不成人。脐中无血者，好。脐小者，遍身软弱如无骨者，汗血者，多厄，并不寿。鲜白长大，卵缝通达黑者，并寿。目视不正，数动者，大非佳。早坐早行，早齿早语，皆恶性，非佳人。发稀少者，强不听人。额上有旋毛，妨父母，或早贵。初生枕骨不成，能言而死；尻骨不成，能倨而死；掌骨不成，能匍匐而死；踵骨不成，能行而死；膑骨不成，能立而死。身不收者，死。股间无生肉者，死。颐下破者，死。阴不起者，死。阴囊下白者死，赤者亦死。

易简诸方

《姚和众方》治小儿初生，用猪胆一枚，以水七升煎四升，澄清浴之，令儿永无疮疥。

《简要济众》治小儿初生，取益母草剉碎五两，用水一斗煎十沸，温浴，令儿不生疮疥。

《姚和众方》治水儿初生七日，助谷神以道①达肠胃，研粟米，煮粥饮，厚薄如乳，每日与儿饮半粟壳。

一方，治初生遍身无皮，但是红肉，宜速以白早米粉扑之，候皮生乃止。

一方，凡新生小儿身无皮肤者，盖因楼居或船居，受胎十月而无土气之故，可挖地坑，将子母安于坑内歇卧，不过旬日，皮肤自生。

一方，治初生遍身如鱼泡，又如水晶，破则水流，用密陀僧细细擂研末，干掺之，仍服②苏合香丸方见气门。

一方，治初生七日肾缩，乃受寒所致，用硫黄、茱萸各半两，为末，研大蒜调涂其腹，仍以蛇床子微火烧烟熏之。

一方，治小儿一个月至五个月，乍寒乍热，炮冬瓜，绞汁服。

---

① 道（dǎo 岛）：疏通。
② 服：原作"复"，据《本草纲目》卷八改。

《孙真人方》① 治小儿一百五日寒热，煎柳枝汤浴之。

一方，治小儿咳嗽，用生姜四两煎汤，沐浴。

《伤寒类要》② 治小儿寒热客忤，浓煎桃叶汤，浴之。

一方，治小儿客忤，口吐青黄白沫，水谷鲜杂，面色变易，喘息腹痛，状以③惊痫，但眼不上视，其口中悬痈左右若有小小肿核，即以竹针刺破之，或以指爪甲抓破，急作醋炭、降真香、皂荚烧熏，又以灶中对锅底焦土、蚯蚓粪各等分，为末水调，涂儿头上及五心，效。

《圣惠方》 治小儿心脏风热，昏懵燥闷，不能食，用梨三枚切，以水二升煮取汁一升，去滓，入粳米一合，煮粥食之。

《日华子》云：治小儿烦热，用枣叶煎汤浴之。取郁李根煮汤浴之，亦可。

《子母秘录》 治小儿身热，用白芷煮汤浴儿，须避风。

《斗门方》 治小儿未满月惊著，似中风欲死者，用朱砂，以新汲水浓磨汁，涂五心上，立瘥，最有神验。

《海上方》 出惊法：用杓④将锡销开，执杓在小儿身上并七窍上，念"天惊，地惊，神惊，鬼惊，人惊，诸物类等惊，俱从锡上出"，念毕，倾入水内，不拘遭数，以锡块头光了为度。

一方，治小儿疮疥，鬼疰惊痫，用虎骨煮汁，浴之。

一方，治小儿惊邪，用胡燕窠作汤，浴之。

一方，治小儿因泻痢后脱肛门不收，用赤石脂去土、伏龙肝等分，为末，每用半钱，傅肠头上。

一方，治小儿泻痢，肛带出，用胡荽切一升，烧烟熏肛，即入⑤。

---

① 《孙真人方》：指《备急千金要方》，下方见该书卷五。

② 《伤寒类要》：医书名，宋代高若讷撰，原书佚，部分佚文见《证类本草》等书。

③ 以：《世医得效方》卷作十一"似"。

④ 杓：同"勺"。《集韵·药韵》："杓，挹酌器，通作'勺'。"

⑤ 入：原脱，据《卫生易简方》卷十二补。

一方，治小儿脱肛，用蓖麻子四十九粒，研烂，水调作饼子，贴顶上，随即收入，洗去。

一方，治小儿脱肛，用浮萍草，不拘多少，杵为细末，干贴患处。

陈藏器云：治小儿卒不尿，安盐于脐中，灸之。

一方，治小儿脱肛，用新砖一片烧红，以醋浇之，即用脚布叠数重压定，使热气上透，不可过热，令病者以臀坐于布上，如觉布温，逐旋减之，以常得温热为度。

一方，治小儿夜啼，取干牛粪如手大，安卧席下，勿令母知，子母俱吉。

《日华子》云：治小儿夜啼，用猪窠内草安卧席下，勿令母知。鸡窠中草亦可。

一方，治小儿夜啼，用狗颈下毛，盛以绛囊，系儿两手，啼止。

一方，治小儿夜啼无眠，用牛甲为末，贴脐上，啼自止。

一方，治小儿急惊慢风，用朱砂一豆大，僵蚕、全蝎各一枚，为末，乳汁调，涂两太阳穴。

缩泉方　治小儿尿床，及产后损脬遗尿，用猪脬、猪肚各一个，糯米半升，上将米入脬内，将脬入肚内，煮烂，入盐椒匀，如饮食日常服，效。

《经验方》小儿汤火所伤，用鸡子煮熟，取黄，用银石器内熬自然油，调好粉傅之，愈。

一方，治小儿大小便不通，用老萝卜头煎汤，冷服，即通。

《图经》曰：治小儿口禁不开，不收乳者，用赤足蜈蚣去足，炙为末，以猪乳二合调半钱，分三四服，温灌之。

一方，治初生小儿中风瘫缓，一日内细研胆矾如面，每使一字许，用温醋汤调下，立吐出涎，渐轻。

《子母秘录》治小儿中风口禁，乳不下，用雀屎，白水丸如麻子大，每服二三丸，白汤下，即愈。

一方，治小儿中风口禁，乳不下，用白棘烧末，水调服一钱，瘥。

《谭氏方》治小儿牙关不开，用天南星一个煨热，纸裹斜角，不要透气，绝处剪鸡头大一窍子，透气于鼻孔中，牙关立开。

一方，治小儿喘嗽，用石膏火内飞过，为末，蜜调半钱服。

一方，治小儿胸喉膈热，大喘，用铜青为末，水调下半钱，吐涎即愈。

一方，治小儿撷搦吐泻，用肉豆蔻一个炮，为末，面糊为丸如粟米大，每服五七丸，米饮下，量儿大小加减。

《子母秘录》治小儿患黄，捣韭根汁，滴儿鼻中如大豆许。

一方，治小儿忽发黄，面目皮肉并黄，捣生栝楼根，取汁二合，蜜一大匙，二味暖相和，分作二服，与服之。

《广利方》治小儿客忤，项强欲死，用麝香少许细研，乳汁调，涂口中。

一方，治小儿蕴热，痰①塞经络，头目仰视，为天吊，用金牛儿，以浆水同煮一日，曝干为末，每用一字，冷水调下即蝉退。

一方，治小儿疮疱将出，以牛蒡子炒令熟，杵为末，每服一钱，入荆芥二穗，水一盏同煎至七分，放温服。如疮疹已出，更服亦妙。

《木草》云：治天行疮子不出，用红花子数颗服之。

《经验后方》治婴儿童子疹痘疾，用紫草二两剉，以百沸汤一大盏泡，便以物合定，勿令泄气，放如人体温，量儿大小服半合至一合，则疮虽出亦当轻减。

《圣惠方》治小儿斑疮及豆疮②，心躁，眠卧不安，用升麻一味，不计③多少，细剉，水二盏煎，去粗取汁，以绵沾汁，洗拭疮盘上。

---

① 痰：原作"疾"，据《卫生易简方》卷十二改。
② 豆疮：嘉靖本作"痘疮"。
③ 计：原作"许"，据《证类本草》卷六改。

《外台秘要》治小儿痘疮愈后，疮痂虽落，其瘢①尤②黯，或凸或凹，用白蜜不拘多少，涂于疮上，其痂易落，且无疤痕，亦不臭秽。

一方，治小儿落灰火上，便以醋泥傅之，无痕。

《子母秘录》治小儿疳，用益母草绞汁，稍稍与服。

一方，治小儿寸白虫，用酸石榴东引根二两，糯米三十粒，水一碗煎，空心服，须臾泻下，神效。

《斗门经》治小儿疳泻，用赤石脂为末如粉，以粥饮调半钱服之，立瘥。以京芎③等分同服，更妙。

一方，治小儿泻痢不止，以巴豆去壳，包于纸内压烂，去豆不用，以油纸剪作梅花瓣，贴于眉心及两脚心，有白小泡去之，即止名一叶梅。

《子母秘录》治小儿赤白痢，蜂房烧末，饮服。

一方，治小儿痢，林④檎、构子⑤杵取汁，服，以意多与服之，瘥。

一方，治小儿洞泄下痢，烧虾蟆末，饮调方寸匕服⑥。

一方，治小儿赤痢，捣青蓝汁二升，分四服。

《食医心镜》治小儿血痢，取生马齿苋，绞汁一大合，和蜜一匙匕，空心饮之。

《十全博救》治小儿热泻，用黄柏削皮后，焙杵为末，用米饮为丸如粟米大，每服十丸，米饮下。

一方，治小儿痈痢痔疾，以益母草叶煮粥，食之。取汁饮之，亦妙。

---

① 瘢：原脱，据《世医得效方》卷十一补。
② 尤：同"犹"。唐代韩愈《祭十二郎文》："汝时尤小，当不复记忆。"
③ 京芎：关中出产的芎䓖。
④ 林：原字漫漶，据《证类本草》卷二十三补。
⑤ 构子：即楮实子。
⑥ 服：原脱，据《证类本草》卷二十二补。

孙尚药治小儿痢，木香一块，方圆一寸，黄连半两，上件二味，用水半升同煎干，去黄连，只薄切木香，焙干为末，三服，第一橘皮汤，第二陈米饮，第①三甘草汤，调下。

《本草》云：治小儿痢下，用乌贼鱼骨细研为末，饮下之。

《千金方》治小儿渴痢，单捣冬瓜汁，饮之。

《姚和众方》治小儿因痢脱肛，鳖头甲烧灰末，取粉扑之。

一方，治小儿因痢肛门脱，以铁精粉之。

《简要济众》治小儿水气腹肿，兼下痢脓血，小②便涩，葶苈③子半两微炒，捣如泥，以枣肉和捣，为丸如绿豆大，每服五丸，枣汤下，空心晚④后量儿大小加减服之。

《广利方》治孩子惊痫不知人，迷闷，嚼舌仰目者，犀角末半钱匕，水二大合服之，立效。

《图经》曰：治小儿撮口及发噤者，取原蚕蛾二枚炙黄，研末蜜和，涂口唇内，便瘥。

《子母秘录》：小儿撮口病，夜合花枝浓煮汁，拭口并洗。

《子母秘要录》治小儿脐疮不合，黄柏末涂之。

《姚和众方》治小儿脐肿，取桂心炙令热，熨之，日可四五度。

《千金方》治小儿脐疮久不瘥者，烧马齿菜，末，傅之。

《圣惠方》治小儿脐中汁出不止并赤肿，用白矾烧灰细研，傅之。

一方，治小儿脐风湿肿久不瘥，蜂⑤房烧末，傅之。

《子母秘录》治小儿脐风疮，历年不瘥，东⑥方壁土傅之。

一方，治小儿脐风疮久不瘥，用当归末傅之。

---

① 第：原脱，据《证类本草》卷六补。
② 小：原字漫漶，据嘉靖本、《证类本草》卷十补。
③ 苈：原作"疬"，据《证类本草》卷十改。
④ 晚：原作"脱"，据《证类本草》卷十改。
⑤ 蜂：原作"降"，据嘉靖本、《证类本草》卷二十一改。
⑥ 东：原作"方"，据《证类本草》卷五改。

《姚和众方》：初生小儿产下，有皮膜如榴中膜裹舌，或遍舌根，可以指甲刺破令血出，烧矾灰细研，傅之半绿豆许。若不摘去，儿必哑。

《子母秘①录》治小儿重舌方，黄丹如豆大，内管中，以安舌下。

一方，治小儿重舌，用②釜下土，苦酒和，涂舌下。

《简要济③众》治小儿卒重舌，蜂房烧灰细研，酒和为膏，傅儿舌下，日④三四次用之。

一方，治小儿重舌欲死，以乱发灰细研，以半钱傅舌下，日不住用之。

《子母秘录》治小儿重舌，烧乌贼鱼骨，和鸡子黄，傅之喉及舌下。

《姚和众方》治小儿重舌，用蛇蜕炙燋研末，日三傅舌下，一度着一豆许。

《宫气方》治小儿舌上生疮如粥皮，桑白皮汁傅之，三两度瘥。

《千金方》治小儿舌上疮，饮乳不得，以白矾和鸡子，置醋中，涂儿足底，二七即愈。

一方，治小儿舌肿，取羊乳汁饮之，瘥。

《小儿宫气方》治小儿口疮，及风疳疮等，晚蚕蛾细研，贴疮上，妙。

一方，治小儿口疮通白者，及风疳疮蚀透者，以白僵蚕炒令黄色，拭去蚕上黄肉毛，为末，用蜜和傅之，立效。

《子母秘录》治小儿鹅口不乳者，白鹅矢汁灌口中。

---

① 秘：原作"必"，据嘉靖本、《证类本草》卷五改。
② 用：原作"下"，据嘉靖本改。
③ 济：原作"脐"，据嘉靖本、《证类本草》卷二十一改。
④ 日：原脱，据《证类本草》卷二十一补。

一方，治小儿燕口，两角生疮，烧乱发，和脂①傅之②。

一方，治小儿紧唇，捣马芥子汁，令先揩唇血出，傅之七遍马芥即刺芥也。

一方，治小儿鹅口，不能饮乳，以黍米汁傅之。

一方，治小儿口疮，五月五日虾蟆炙，杵末，傅疮上，即瘥。兼治小儿蓐疮、风脐、脐疮久不瘥，敷之亦可。

一方，治小儿鹅口，桑白皮汁和胡粉，傅之。

孙真人治小儿患蚀③耳，出脓水成疮污方，以蚯蚓粪碾末，傅之，兼吹耳中，立效。

《外台秘要》疗小儿聤耳，硫黄末以粉耳中，日一夜一，瘥止。

姚和众治小儿通耳方，取虫食荆子中白粉，和油滴耳中，日再之。

一方，治小儿耳后月蚀疮，胡粉和土涂上。

一方，治小儿耳后月蚀疮，末黄连，傅之。

《子母秘录》治小儿耳后月蚀疮，烧蚯蚓屎，合猪脂傅之。

《肘后方》疗大人小儿卒得月蚀疮，于月望夕取兔粪，及内虾蟆腹中，合烧为灰末，以傅疮上，瘥。

一方，治小儿头面身上生诸疮，烧蛇蜕末，和猪脂傅之。

《子母秘录》治小儿面上忽生疮，黄水出，鲫鱼头烧末，和酱清汁傅，日易之。

一方，治小儿卒得熛④疮，一名烂疮，起作熛疮浆⑤，烧铁，淬水中二十遍，以浴儿三二遍。

---

① 脂：《备急千金要方》卷五作"猪脂"二字
② 傅之：此二字原脱，据《备急千金要方》卷五补。
③ 蚀：原字漫漶，据嘉靖本补。
④ 熛：原作"烟"，据《幼幼新书》卷三十七改。
⑤ 起作熛疮浆：此五字原在"以浴儿三二遍"句下，据《幼幼新书》卷三十七移此。

一方，治小儿疮初起，熛①浆似火疮，名烂疮，杵桃仁，面脂傅上②。

一方，治小儿黄烂疮，烧艾叶灰，傅上。

《外台秘要》：《备急》疗③小儿蠼螋疮，绕身匝即死，以蒺藜捣叶，傅之。无叶，用子亦可。又云：捣扁豆叶傅，即瘥。

《简要济众》治小儿浸淫疮，疼痛不可忍，发寒热，刺蓟末，新水调，傅疮，干即易之。

一方，治小儿尿灰疮，黑豆皮熟嚼，傅之。

《子母秘录》治小儿薄疮，嚼泽兰心，封上。

一方，治小儿风疹不止，白矾十二分，暖热酒投之，用马尾搵④酒涂之。

《肘后方》治小儿身中恶疮，煮取竹汁，日澡洗。

一方，治小儿汤火疮，水煮大豆汁，涂上，易瘥无斑。

《图经》曰：主孩子热疮，鸡子五枚，去白取黄，乱发如鸡子许大，二味相和，于铁铫子中炭火熬，初甚干，少顷即发焦，遂有液出，旋取置一瓷碗中，以液尽为度，取涂热疮，即以苦参末粉之。

《经验方》治小儿瘰疬，内消方，斑蝥一两，去翅足，用粟米一升同斑蝥炒，令米焦黄，去米不用，细研，入干薄荷末四两，同研令匀，以乌鸡子清丸如绿豆大，空心腊茶下一丸，加至五丸，却每日减一也，减至一丸，每日服五丸。

《子母秘录》治小儿丹烦，柳叶一斤，水一斗煮取二升，去滓，搨洗赤处，日七八度。

一方，治小儿丹，末蛴螬，傅上。

《兵部手集》治孩子赤丹不止，以胡荽汁傅之，瘥。

---

① 熛：原作"臕"，据《备急千金要方》卷五改。

② 面脂傅上：《备急千金要方》卷五作"以面脂和，傅之"6字。

③ 疗：原脱，据《外台秘要》卷三十六补。

④ 搵（wèn 问）：浸。

《子母秘录》主小儿赤游，行于上下，至心即死，杵松菜①，傅上。

《兵部手集》：孩子赤丹不止，荞麦面醋和，傅之，良。又方②油丹赤肿亦可。

一方，治小儿赤游，行于上下，至心即死，捣芭蕉根汁，煎涂之。

一方，治小儿赤游，行于身上下，至心即死，蒴藋煎汁，洗之。

《子母秘要》：小儿赤游，行于体上下，至心即死，水中苔捣末傅上，最良。

一方，治小儿丹，鲫鱼肉细切五合，小豆捣屑二合，和更杵如泥，和水傅之。

姚和众治小儿丹毒，破作疮，黄水出，焦炒豉令烟绝，为末，油调傅之。

《修真秘旨》③ 治小儿丹瘤，蓖麻子五个去皮，研，入面一匙，水调涂之，甚效。

《广利方》治小儿火丹，热如火，绕腰即损人④，杵马齿菜，傅之，日二。

一方，治小儿鼻下两道赤者，名曰蟹⑤，亦名赤鼻疳，鼻以米泔洗，傅⑥黄⑦连末，日三四度，佳。

《经验方》治小儿丹毒，皮肤热赤，用寒水石半两，白土一分，捣罗为末，用米醋调，傅之，愈。亦治火丹从背上起头上起

---

① 松菜：《证类本草》卷二十七作"菘菜"。
② 又方：原作"及热"，据《证类本草》卷二十五改。
③ 《修真秘旨》：见《证类本草·所出经史方书》，《证类本草》引其方数首。按唐代司马承祯有《修真秘旨》十二篇。
④ 人：原脱，据《证类本草》卷二十五补。
⑤ 蟹：原作"田匿"二字，据《证类本草》卷七改。
⑥ 傅：原作"发"，据《证类本草》卷七改。
⑦ 黄：原脱，据《证类本草》卷七补。

者，用针刺红处，出恶血，以寒水石①为末，油调傅之，效。

《千金方》治小儿丹发，慎火草生一握，捣绞汁，以拭②之摄上，日十遍，夜三四遍。

陈藏器云：治小儿患赤白游疹，捣虾，傅之。

《谭氏小儿方》治小儿软疖，焦炒油麻，从铫子中取，乘热嚼，吐傅之，止。

《千金方》治小儿癣疮，杵蛇床末，和猪脂涂之。

《集验方》治小儿走马疳，蚕退纸，不计多少，烧成灰存性，上炼蜜和丸如鸡头大③，含化咽津。牙宣牙痈，揩龈上；口疮，干傅患处；走马疳，入麝香，贴患处，佳。

《圣惠方》治小儿疳疮，虫蚀鼻，用熊胆半分，汤化，调涂于鼻中。

《张文仲方》治小儿疳疮，胡粉熬八分，猪脂和涂之，瘥为度。

一方，治小儿急疳疮，用蚺蛇胆细研，水调傅之。

《经验方》治小儿大人多年不生牙齿，用黑豆三十粒，牛粪火内烧令烟尽，细研，入麝香少许，一处研匀，先以针挑不生齿处，令血出，用末少许揩。不得见风，忌酸醎④物。

《本草》⑤云：疗小儿无辜闪癖瘰痢，或头干黄耸，或乍痢乍瘥，诸状多者，皆大黄煎主之。大黄九两，锦纹⑥新实者，若微杇即不用，削去苍皮乃秤⑦，捣筛为散，以上好米醋三升和之，置铜碗中，于大锅中浮汤上炭火煮之，火不用猛，又以竹木篦搅药，

---

① 石：原脱，据《急救良方》卷二补。
② 拭：原作"试"，据《证类本草》卷七改。
③ 大：原作"火"，据《证类本草》卷二十一改。
④ 醎（xián 贤）：同"咸"。《玉篇·酉部》："醎，俗'咸'字。"
⑤ 《本草》：指《本草图经》，此下大黄煎见《证类本草》卷十引《本草图经》载崔知悌方。
⑥ 纹：原作"绞"，据《证类本草》卷十改。
⑦ 秤：原作"科"，据《证类本草》卷十改。

候任丸①乃停，于小瓷器中贮。儿年三岁，一服七丸如麻子，日再服。常以下青赤脓为度，若不下脓，或下脓少者，稍稍加丸。下脓若多，丸又须减。病重者或至七八剂，方尽根本，大人小儿以意量之。此药惟下脓宿结，不令儿利。须禁食毒物，食乳者，乳母亦同忌。

《子母秘录》治小儿气癖，取京三棱汁作羹粥，以米面为之，与奶母食，每日取一枣大与小儿食亦得。作粥，与痫热食之，治小儿十岁已下及新生百日，无问痫热、无辜疢癖等皆理之，秘妙不可具言，大效。

一方，小儿闪癖，头发竖②黄，瘰疬羸瘦，杵林檎末，以和醋傅上，癖和③移处，就傅之。

《葛氏方》治小儿卵癩，杵桃仁傅之。

姚和众治小儿尿血，甘草五分，以水六合煎取二合，去滓，一岁儿一日服令尽。

一方，治小儿尿血，蜀升麻五分，水五合煎取一合，去滓，一岁儿一日服尽。

《外台秘要》治小儿大便失血，以④车缸一枚烧令赤，内水中，服之，瘥。

《简要济众》治小儿吐血不止，以黄连一两去须，捣为散，每服一钱，水七分入豉二十粒，同煎至五分，去滓温服，量儿大小加减进。

一方，治小儿吐血不止，蒲黄细研，每服半钱，用生地黄汁调下，量儿大小加减进之。

《孙尚药方》治小儿盗汗，潮热往来，南蕃胡黄连、柴胡等分，罗极细，炼蜜和丸如鸡头大，每服一丸至三丸，银器中用酒

---

① 任丸：（稠度）堪可为丸。
② 竖：原作"坚"，据《证类本草》卷二十三改。
③ 和：疑为"若"。
④ 以：原作"出"，据《外台秘要》卷三十六改。

少许化开，更入水五分，重汤煮①二三十沸，放温，食后和滓服。

《本草》云：主小儿身热，食不生肌，楮实可作汤浴。

《圣惠方》治小儿热渴久不止，用葛根②半两细判，水一中盏煎取六分，去滓，频温服。

《图经》曰：治小儿四岁发黄，用王瓜生捣，绞汁三合，与饮，不过三饮已。

《外台秘要》疗小儿睡中遗尿，不自觉，桂末、雄鸡肝等分，捣丸如小豆大，斟酌温水下，日二服。

《圣惠方》治小儿生十余月后，母又有妊，令儿精神不爽，身体萎瘁，名为魃病，用伏翼烧为灰，细研，以粥饮调下半钱，日四五服，效。

一方，治小儿羸瘦惙惙方，甘草二两，炙焦，杵为末，蜜丸如绿豆大，每温水下五丸，日二服。

《简要济众》治小儿解颅不合，驴蹄不计多少，烧灰研，以生油和，傅③于头骨缝上，以瘥为度。

一方，治小儿解颅不合，生蟹足骨半两焙干，白蔹半两为末，用乳汁和，贴骨缝上，以差④为度。

一方，治小儿龟背，以龟尿摩胸背上，瘥。

《圣惠方》治小儿卒中客忤，用铜照子⑤鼻烧令赤，著少许酒中淬过，少少与儿服之。

姚和众治小儿夜啼，取大虫眼睛一只为散，以竹沥调少许与吃。

《子母秘录》治小儿夜啼，甑带悬户上。

《外台秘要》主小儿哕，羊乳一升煎减半，分五服。牛乳

卷之十

一四五一

① 煮：原脱，据《证类本草》卷九补。
② 根：原脱，据《证类本草》卷八补。
③ 傅：原作"传"，据嘉靖本、《证类本草》卷十八改。
④ 差：原脱，据《证类本草》卷二十一补。
⑤ 铜照子：即铜镜。宋人为避宋太祖祖父赵敬名讳，改"镜"为"照"。

亦得。

《食医心镜》治小儿喉痹肿痛，蜂房烧灰，以乳汁和一钱匕服。

《千金方》治小儿咽肿喉痹，用鲤鱼胆二七枚，和灶底土，以涂咽喉，立瘥。

《圣惠方》治小儿中蛊，下血欲死，捣青蓝汁，频频服半合。

《经验方》治小儿夜啼，用灯心烧灰，涂乳上与吃。

一方，治小儿鹅口，不能乳①，用地鸡研水涂，即愈即扁虫，人家砖下多有。

《本草》云：治小儿聤耳，用胭脂滴耳中。

一方，治小儿久不语，炙百舌鸟②，与食之。

一方，治小儿语迟，用坛余胙酒③少许与食。

《子母秘录》治小儿冻疮，用雀儿脑髓涂之，立效。

一方，治小儿脐疮久不瘥，用伏龙肝傅之，愈。

《圣惠方》治小儿头疮，用梁上尘和油，取瓶下滓，以皂角汤洗后涂上。

《肘后方》治小儿白秃，发不生，用腊月猪屎烧末，傅之。

《姚和众方》治小儿白秃头疮，团团白色，以牛屎傅之。

一方，治小儿头疮秃疮，用虎脂销令凝，每日三四度涂之。

《杨氏产乳》治小儿白秃疮及发中生癣，取熊脂傅之。

一方，治小儿头疮白秃，用马尿④洗之。

一方，治小儿秃疮，收未开桃花，阴干，与桑椹赤者等分作末，先用灰汁洗去疮痂，用猪脂调药涂上。

---

① 乳：原作"语"，据《急救良方》卷二改。

② 百舌鸟：即黑鸫（dōng 冬），一种禽类，肉入药。《证类本草》卷十九："主虫咬，炙食之。亦主小儿久不语。"

③ 坛余胙（zuò 作）酒：祭神所余的肉和酒。坛，祭神的土台。胙，祭神时供献的肉。

④ 尿：原作"屎"，据《证类本草》卷十七改。

《食疗》云：治小儿白秃，用马①齿苋煎为膏，涂之。

一方，治白秃疮，用青铜钱一个，捣为末，入杏仁七枚，同捣烂，将疮洗净，用灯窝油调擦，极效。或早朝以蒜揩白处，亦可。

《子母秘录》治小儿白秃疮，捣榆白皮为末，醋和涂之，虫即出，发即生。

一方，治小儿白秃，发不生，汗出渗痛，浓煮陈香薷汁，少许脂和胡粉，傅上。

《肘后方》治小儿头生白秃，发不生出，椿、楸、桃叶心取汁傅之，大效。

《千金方》治小儿头无发，烧鲫鱼末，酱汁和傅之。

一方，治小儿白秃，葶苈捣末，以汤洗讫，涂上。

一方，疗小儿鬼舐方，狸屎烧灰，和腊月猪脂涂上。秃疮亦可。

《本草》云：主小儿秃疮，油煎胡荽傅之。

《肘后方》小儿秃疮，取白头翁根捣，傅②一宿，或作疮，二十日愈。

一方，治小儿头疮，耳上生疮，竹叶烧末，和猪脂涂上。又，以鸡子白傅之，亦妙。

一方，小儿蓐疮，烧葵根末，傅之。

《胜金方》治小儿头上生恶疮，以黄泥聚豉煨熟，冷后取出豆豉，为末，以莼菜油傅之，瘥。

一方，治小儿吞钱不出，煮冬葵子饮之，即出。

《胜金方》治小儿大人一切骨鲠，或竹木签刺喉中不下方，于腊月中取鳜鱼胆，悬北檐下令干，每有鱼鲠，即取一皂子许，以酒煎化，温温呷。若得逆便吐，骨即随顽涎出。若未吐，更吃温酒，但以吐为妙，酒即随性量力也。若更未出，煎一块子，无不

① 马：原作"白"，据《证类本草》卷二十九改。
② 傅：原脱，据《证类本草》卷十一补。

出者。此药应是鲠在脏腑中日久，痛黄瘦甚者，服之皆出。若卒求鳜①鱼不得，蠡鱼、鲩鱼、鲫②鱼俱可，腊月收之甚佳。

《圣惠方》治小儿吞珠、珰③、钱而哽方，烧铜弩牙赤，内水中，冷饮其汁，立出。

《简要济众》治小儿误为诸④骨及鱼骨刺入肉不出，水煮白梅肉，烂研后调象牙末，厚傅骨刺处，自软。

---

① 鳜：原作"鲠"，据《证类本草》卷二十一改。
② 鲫：原作"鲠"，据《证类本草》卷二十一改。
③ 珰（dāng 当）：玉制的耳饰。
④ 诸：原作"猪"，据《证类本草》卷十六改。

附：正德本郑善夫《医林集要》序

予尝读《内经》，不尽通晓，然颇会其意。自古成毁相因，阴阳散伏，民鲜戬谷①，于是乎有草木金石之英以卫之，而宪②之于经。是故犀羚蚕蝎、贯众茵陈、豨苓狗脊、纤虫小草、神奇臭腐、酸辣苦咸、龃口齰齿、蜇吻聚鼻而各有投人之经而神其生焉者。及其传之既久，人不解之，竟任疑用独，而经乃樊乱，民遂有夭昏札瘥之纷纷耳。至仲景、李杲氏出，始肆为论说，参演经意，摘发疑义，迨将百氏。迄于今复莫适所从者，何哉？盖方土异宜，古今殊运，庸医薄识，僻侧固滞，且眩以众说，故鲜有不谬死人也。弘治初，都督王公玺者，乃复苞并百氏之异同，而酌为大常③，沿时遹④土，称长置短，搜计捃摭⑤，而不畔乎经。于是乎阴阳相胜之机，气运变通之宜，诊切攻熨之法，宣补和平之方，石木溲液之分，轻重浮沉之数，翕然遂大定。以为《医林集要》为书凡若干卷，然沦汩漫散，其惠固弗流也。鄱阳胡公⑥购而得之，即梓之以供于人人。讵可不谓仁乎？始余病肺，群其医而药之，弥岁月弗瘳，岂真方之不足以愈病耶？是书之行，不可谓不仁也。人有言曰不为名相，即为名医，其作用巨小，功惠舒疾，虽若不伦，而大仁之流一也。人亦有言曰不良为医，莫良为相，有所纵者固有所

---

① 戬谷：福禄。典出《诗经·小雅·天保》。
② 宪：效法。
③ 大常：常道。
④ 遹（yù 遇）：遵循。
⑤ 捃摭（jùnzhí 俊直）：采集。
⑥ 鄱阳胡公：即胡韶，明代官员，据《大明武宗毅皇帝实录》，胡韶于明武宗时先后任广东右布政使、福建左布政使、顺天府府尹等职。鄱阳，县名，明代属饶州府，今在江西东北。

操也。公讳韶，时为闽大方伯①。

时正德乙亥春月时少谷道者郑善夫②序

---

① 闽大方伯：福建布政使之称。据《大明武宗毅皇帝实录》卷一〇四，胡韶于明武宗正德八年由广东右布政使升任福建左布政使。

② 郑善夫：明代闽县（今福州市）人，字继之，号少谷，弘治十八进士，曾任任户部广西司主事等，有《郑少谷集》25卷。

校注后记

《医林类证集要》10卷，明代王玺编撰。

一、作者

王玺，明代高级武官，生年不详，卒于明孝宗弘治元年（1488）。据王玺《医林类证集要》自序署名，其里籍为孤竹。"孤竹"之名最早见于甲骨文，为国名，其地在今河北卢龙、迁安一带。按明代并无以"孤竹"为州县名者，则王玺应为河北人，其署为"孤竹王玺"，当为崇古。《明史·王玺传》中王玺出场已经是"太原左卫指挥同知"，官阶为从三品。后经山西巡抚李侃推荐，王玺开始了精彩的军事生涯，最终做到"节制甘肃诸军事平羌将军总兵官右军都督府都督同知荣禄大夫"。按《明史·职官五》，"凡总兵、副总兵，率以公、侯、伯、都督充之。其总兵挂印称将军者，云南曰征南将军……甘肃曰平羌将军"。王玺任"平羌将军总兵官"，于是"节制甘肃诸军事"。"右军都督府都督同知"是在王玺收复哈密后由"都督佥事"擢授的官职，官阶从一品，"荣禄大夫"则为从一品文散官官阶。《明史·兵四》载成化十三年朝廷采纳王玺奏请制造雷火车，"中立枢轴，旋转发炮"。《明史·艺文三》载"王玺《医林集要》八十八卷"。《明史·王玺传》称"玺习韬略，谙文事，勇而有谋，廷臣多称之，在边二十余年，为番人所惮"，并用兵收复哈密，可见其武略文韬。

王玺镇守边关，发明火器，均属军官本分，但其撰集《医林类证集要》则与本分无关。据王玺自序，其撰集《医林类证集要》是出于对历代经典医书"书目污漫，词理雅奥，未免人各自成一家之说，而使后世业医者尚不能折中众论，以为一定之见，惜乎！穷乡僻邑，后学之辈，临症之顷，以之疗疾，其不费检阅体认者，几希焉"的感慨，于是借"皇威丕振，戎阃多暇，辄不揣庸陋，僭垂情于医道，由是专以《内经》《本草》为主，外考各医师家议说，有发明经旨者，爰作论断，分门析类，厘为 10 卷，题曰《医林集要》"。《医林类证集要》卷帙浩繁，非朝夕之力可以完成，幸而"戎阃多暇"，遂"垂情于医道"。位高权重的武官能于医学如此尽力，应属难能可贵。

二、成书、刊行与书名

《医林类证集要》有王玺作于"成化壬寅二月"的自序，可知其书成于明成化十八年。《春德堂题识》则署"成化壬寅岁"，可知其成书当年便已刊行。而其书之刊行系"张掖耆老乡士彭澧、胡霁、扬政、谢钊、周广、张玉等，惜秘藏于一人一己之私，遂各捐己资，鸠工锓梓"。王玺长期在甘肃执掌军务，得到地方士绅拥戴是可能的，士绅捐资刻书亦是可能的。

《医林类证集要》原名应为《医林集要》。理由有三：其一，王玺自序名"医林集要序"，无"类证"二字，序中亦称"分门析类，厘为 10 卷，题曰医林集要"，可见作者命名其书如此。其二，《明史·艺文三》著录"王玺《医林集要》八十八卷"（卷数应误），亦无"类证"二字。其三，二则后人引用其书，多称"《医林集要》"而不称"《医林类证集要》"。明嘉靖年间徐春甫撰《古今医统大全》，其卷一"采摭诸书"列入该书，亦称"《医林集要》"，小字注为"二十卷，明成化中都督王玺撰"。《古今医统大全》引用《医林类证集要》约 70 条，多数简称《医林》，三处称《医林集要》，未见《医林类证集要》之名。明万历间李时珍撰《本草纲目》，其"引据古今医家书目"作"王玺《医林集要》"，书中引用约 40 条，或作《医林集要》，或作"王玺《医林集要》"，或作"王氏《医林集要》"，或作《集要》，或作"王玺《集要》"，亦无"《医林类证集要》"之名。

明成化十八年春德堂刊行该书，刻有"春德堂题识"，开篇即称"《医林类证集要》乃节制甘肃诸军事总兵官平羌将军都督王公手集之书也"，"类证"二字始见。可能的情况是，春德堂在刊行其书时增添"类证"二字，并为王玺自序、总目也增添了"类证"二字，但这一改动并不彻底，如《凡例》仍作"医林集要凡例"。

三、版本与流传

《中国中医古籍总目》著录《医林类证集要》版本有 10 卷本与 20 卷本之别。

春德堂刻本 10 卷，为《医林类证集要》之初刻本。《中国中医古籍总目》著录北京大学图书馆、上海交通大学医学院图书馆、南京图书馆等馆藏有完帙，余皆有残。

据《中国中医古籍总目》载，10 卷本尚有明正德七年（1512）刻本，仅上海图书馆藏有残卷（存卷四～卷八）；明正德十年（1515）鄱阳胡韶刻本，山东省图书馆、上海中医药大学图书馆、南京图书馆等馆藏有完帙，余皆有残。另有明嘉靖刻本一种（存 5 卷）藏于天一阁博物馆；明刻本一种（存卷四、卷七），藏中国中医科学院图书馆。此外，尚有 1919 年据成化本抄本一种，藏于长春中医药大学图书馆。

成化本有《王玺自序》《医林类证集要总目》《春德堂题识》《医林集要凡例》，正文各卷先卷目，后正文，正文卷题下有"孤竹王玺集"题款。该本四周双栏，双鱼尾，大黑口，半页 12 行，行 20 字，凡 1500 余页。版本调研中整理者曾见三种成化本，各馆著录不同，但从版式、行款、字体看，应为同版而印次不同，而且皆有残缺。

明正德十年（1515）鄱阳胡韶刻本亦为 10 卷，该本有郑善夫（福建人，明弘治十八年进士，官至南京刑部郎中）序，称"《医林集要》为书凡若干卷，然而沦汩漫散，其惠故弗流也，鄱阳胡公购而得之，即梓之以公于人人……公讳韶，时为闽大方伯，梓时正德乙亥春月"。《明武宗毅皇帝实录》卷一〇四载胡韶曾在正德间任福建左布政使，而郑善夫恰为福建人，因此，任福建左布政使的胡韶即是"鄱阳胡公"。正德本正文字体、行款与成化本全同，但无王玺序、总目、春德堂题识及凡例。因此，正德本可能为胡韶得其书版后，去王玺自序、总目、春德堂题识、凡例，由郑善夫作序置于正文前，用原版重印而成。

20 卷本存世者仅有嘉靖八年（1529）书林刘氏自新堂刻本，

《中国中医古籍总目》著录仅北京大学图书馆藏有一部。明中期徐春甫《古今医统大全》卷一"采摭诸书"称"《医林集要》20卷，明成化中都督王玺撰"。按《古今医统大全》成书于嘉靖三十五年（1556），其征引嘉靖本《医林类证集要》是可能的。

《医林类证集要》的内容被《古今医统大全》《本草纲目》等医书引用。其中《古今医统大全》引用最多，达70余条。《本草纲目》引用亦有30余条。《外科证治准绳》卷一肿疡称"《医林集要》方，大黄一斤，白芷六两，为末，每服三钱，热酒调下，更用茶清，调搽患处，命名万金散，盖因其功而珍之也"。万金散方见《医林类证集要》卷一中风门之"通治"。张景岳赞成薛己观点，于是在《景岳全书》卷六十四转引其文。《景岳全书》卷四十七流注又称"《医林集要》云骨疽乃流注之败证也"，语见《医林类证集要》卷七痈疽发背门之"通治"。《医林类证集要》甚至引起过学术争鸣。卷一中风门认为"凡人初觉大拇指及次指麻木不仁，或手足不用，或肌肉蠕动者，三年内必有大风至，经曰肌肉蠕动，命曰微风，宜先服八风散、愈风汤、天麻丸各一料为效"，原是继承《卫生宝鉴》的观点。薛己在《女科证治准绳》卷二将《医林类证集要》与新刊《丹溪心法·附录》并称，认为二书用八风汤等治疗中风不妥，会"反伤元气，适足以招风取中"。

《医林类证集要》还传入朝鲜和日本。日本大阪府立图书馆石崎文库藏有朝鲜古活字印本王玺《医林类证集要》10卷20册。日本真柳诚在《中日韩越古医籍数据的比较研究》（郭秀梅译，见《中国科技史杂志》2010年第3期）中将《医林集要》与《医学正传》《玉机微义》等列为"为日本医学指明方向"的医书。该文所列《明代医书的各国版数》表中，《医林类证集要》有日本版2种，韩国版1种。该文称被视为日本医学中兴之祖的曲直濑道三（1507－1594）在其所著《启迪集》中引用中国医书46种，其中《医林类证集要》被引用271次。《医方类聚》《东医宝鉴》也引用了《医林类证集要》的内容。

四、内容梗概

《医林类证集要》书前有王玺自序，其后为《医林类证集要总目》，记卷次及该卷所集各门之名目，如卷一列中风、厉风、风痹、风痫、历节风、破伤风、心风、惊悸、怔忡、卒厥、痉、痿、雷头风、大头病、头痛、眩运，凡16门。再后为《医林集要凡例》，共8条，叙其书编撰之原则，如"论病源专以《内经》为主""论药性专以本草为主""论脉专以《脉经》《脉诀》与各医书论脉精微者为主""论针灸专以《针经》为主，《针灸四书》为主"等。

《医林类证集要》前8卷以各科病证为门，卷一为中风、厉风等16门，卷二为伤风、中寒等16门，卷三为气、痰饮等8门，卷四为伤寒1门，卷五为积聚、脾胃等9门，卷六为胀满、水肿等12门，卷七为痈疽发背、疔疮等6门，卷八为遗泄、淋等17门，前八卷凡85门。卷九为妇人门，列月经不调、血气作痛等病证；卷十为老人、小儿2门，老人门列治法、食戒及酒方、粥方等，小儿门列观形、察色、听声、视手纹等诊法及初生调护法、噤风、脐风等儿科病证。

《医林类证集要》以病证为"门"，一般为单一病证，如头痛、眩晕等。有的则附列相关病证，如霍乱门附有沙证、隔噎门附有"反胃"，喘证门附有"哮"等。各门一般先为总论，后列治法、灸法及易简诸方。

"总论"指各门标题下的论述性文字，原书并无"总论"标题，内容为对病因、病机、诊法的论述，大致来自历代医籍如《素问》《金匮要略》《脉经》《诸病源候论》《三因极一病证方论》《玉机微义》《丹溪心法》等。如中风门引《素问》《要略》《发明》《脉经》四书中的六段文字，痉门引用《内经》《三因方》《脉经》的三段文字，伤风门引陈无择、《脉经》的两段文字。需要注意的是，该书引用前代文献常自他书转引。如所引《金匮要略》《医学发明》《脉经》等条实转引自《玉机微义》。

有的在总论之下有另附的内容，如卷四全卷为伤寒，总论下附有"伤寒禁诫"。有的门则无"总论",如心风、惊悸、怔忡、瘴气等。

"治法"为治疗方药,有的前有一段论述性文字,如伤风"治法"先有如下文字:"凡伤风之证,在足太阳膀胱经用桂枝汤、足阳明胃经用杏子汤、足少阳胆经用柴胡加桂汤、足太阳脾经用桂枝芍药汤、足少阴肾经用桂附汤、足厥阴肝经用八物汤。其方以桂枝汤三味,加以各经之药,皆是辛温解散之剂。然既云与伤寒传变相似,此六方亦何以尽其变也? 学者当求仲景之法,以调治之可也。"后列柴胡加桂汤、桂枝芍药汤、桂枝汤、八物汤、桂枝汤、神术散、消风百解散、川芎茶调散、消风散、金沸草散、柴胡升麻汤、大青膏、防风通圣散、大黄丸等 14 首方药。方药已见别门者仅列方名,后注"方见某某门",如上述柴胡加桂汤、桂枝芍药汤、桂枝汤后注"并见伤寒门",八物汤后注"方见妇人门"。方见别门而治疗病证不同者,则在方名下注"方见某某门",次述所治病证,如桂枝汤后注"方见伤寒门",次述"治太阳经伤风自汗"。另有以"一方"为名的方药,如卷二"中寒"列附子理中汤、沉附汤等 9 方,其中前 8 方皆有方名,惟第 9 方名"一方",似乎是第八方正气散的同名方,但实则为《世医得效方》卷六之朴附汤。何以如此,原因不明。"治法"下引各家论述,一般径引其文而不名其书,如胁痛"治法"引《丹溪心法》"凡诸痛皆属火,寒凉药不可峻用,必用温散之药"之文而未称其书。可能因仓猝或资料不足的原因,《医林类证集要》有些门并无"治法"之题,甚至无"治法"之实。如虫积门题下有一段文字,算作"总论",其下即为方药,并无"治法"标题。

有的门在"治法"下附有"养生方导引法",如凡例所称"附录养生方导引法,引用《巢氏病源》与《道藏》经所收者",有此内容的有中风、风痹、心腹痛、霍乱、呕吐、气、痰饮、瘰疬、胁痛、腰痛、脚气、积聚、脾胃、补益、消渴、胀满、眼目、喉舌、口、齿、鼻、耳、遗泄、淋、二便不通、疝气、诸痔、老人等门。

"治法"之下为"灸法"，列该病证的灸治方法，如风痫门列灸法8条，霍乱门列灸法4条。有的名"针灸法"，如疟门列针灸法12条。有的门则无灸法内容，如头痛、眩晕、心下痞满等。

"灸法"后为"易简诸方"，即选录前代各家临证易行而简要之方。明永乐间礼部尚书郎胡濙撰集《卫生易简方》，户部尚书兼武英殿大学士黄淮在为其书所作的《书〈卫生易简方〉后》中说："《卫生易简方》……名之曰易简，盖简则措语不烦，易则药无隐僻，语不烦则人皆可晓，药无隐则急或可求，视他方之博而寡要者，大有径庭。"王玺以"易简诸方"为题，或本于此。如风痫门列选自《食医心镜》《王氏博济》《图经》《广利方》的单验方5首，呕吐门列选自《肘后方》《广济方》《外台秘要》《食医心镜》《千金方》《衍义》《圣惠方》《经验方》《孙真人食忌》的单验方11首，其中有些转引自《证类本草》等书。有的门则无"易简诸方"内容，如痿门、伤风门等。《医林类证集要》以"易简诸方"为题列简易之方的体例，影响到了后世。明中期徐春甫纂《古今医统大全》，引用《医林类证集要》70余处，并在某些门下列有"易简诸方"，如卷三十一阴肿门、卷四十二血证门等。

五、学术特色

《医林类证集要》以编述为主，卷帙浩大，内容丰富。引用文献或以书名称，如《内经》《孙真人食忌》《食医心镜》《齐民要术》《传信方》《玉机微义》等，或以人名称，如张仲景、孙真人、严用和、张洁古、张子和、李东垣、陈无择、贾真孙、王隐君、杨文蔚、王海藏、赵嗣真等，总数超过百种。全书涵盖了各科主要及常见病证，有的病证甚至有详细的分型，如头痛分为厥头痛、邪热上攻头目痛、脑风证、偏正头风、首风证、痰厥头痛、气厥头痛、脑逆头痛、肾厥头痛、气虚头痛、气攻头痛等11种，心腹痛分为冷心腹痛、热心腹痛、实心腹痛、虚心腹痛、气心腹痛、血心腹痛、食心腹痛、冷热不调心腹痛、虫心腹痛等10种。

《医林类证集要》的学术特色可归纳为下述三点：

1. 尊崇经典，注重实用。其《凡例》称"论病源专以《内经》为主，复外考各医书，有发明经者亦录于次，与经相背者去之"，反映了对经典的尊崇，但复称"《内经》有不载者，亦折衷诸医师家议说引论于前，以为定见"，则又体现了注重实用的精神。

2. 注重理法，强调简易。其书各门先列总论，次述治法，后列方药及灸法，体现了医学以理法方药一线贯串且以法统方的精神。所列方药多属临床习用或经典之方，灸法及易简诸方更倾向简便验廉。

3. 综合各科，关注养生。《医林类证集要》涉及内、外、妇、儿及养老等，内容丰富，各科齐备，仅前8卷即列80余门，加上妇人、老人、小儿两卷三门内容，可谓洋洋大观，所列"养生方导引法"更体现了中医未病先防的理念。

总之，《医林类证集要》内容丰富，编辑有序，尊崇经典，注重临床，文献性与实用性并重，并对明代中后期大型综合性医书如《古今医统大全》《医学纲目》等的编纂有引导作用，是明代早中期大型中医临床文献的代表，值得进一步研究整理，以为现代中医临床及相关研究之参考和借鉴。

六、整理说明

《医林类证集要》是明代成书较早的综合性医书，内容丰富，编辑有序，对其后《古今医统大全》《医学纲目》等书的出现有一定示范作用，也产生了一定的学术影响。王玺身为高级武官，能借"戎阃多暇"而纂集医书，亦属难能可贵。但需要注意的是，其成书可能比较仓促，或文献不足，内容"有题无文"的情况非止一处，如卷四伤寒门"盗汗"列解肌、散热、和解、下、扑法5条治法，其中"和解"有题无文。"无汗"列和解、助阳、针、蒸法4条治法，其中"针"有题无文。此次整理均一一出注予以说明。

《医林类证集要》篇幅较富，虽厘为10卷，但每卷字数较多，书体结构也较为复杂。其征引前代文献，有直接引自原书者，如卷一中风门标题下自"黄帝问曰：风之伤人也"至"身体尽痛则寒"引自《素问·风论》。也有转引而来的，如卷二燥门标题下有"《内经》云：诸涩枯涸，干劲皴揭，皆属于燥。河间曰：大便闭结，或消渴之类，为里证，皮肤燥涩，干疥爪枯之类，为表证，而于阳结阴结，气盛血少，痰郁风热，可得而悉"一段文字，其中"诸涩枯涸，干劲皴揭，皆属于燥"并非《内经》语，"大便闭结，或消渴之类，为里证，皮肤燥涩，干疥爪枯之类，为表证，而于阳结阴结，气盛血少，痰郁风热，可得而悉"亦非河间语，实为据刘纯《玉机微义》卷十三"内经论燥为诸证"转引改写来。"《内经》曰""河间曰"应是王玺改写时所加。此类亦在整理时出注说明。

需要注意的是《医林类证集要》与《玉机微义》的关系。王玺以高级武官在甘肃任职多年，《医林类证集要》最初即由"张掖耆老卿士"等赞助刊行，王玺应熟稔当地情况。《玉机微义》作者刘纯祖籍吴陵（今属江苏泰州），其父橘泉为朱丹溪弟子。刘纯因家道中落，于洪武初入陕西，居 20 余年，后随军医疗至甘肃，《玉机微义》成书即在甘肃。王玺爱好医学，对当地曾有这样一位医家应该有所耳闻，因而其撰集《医林类证集要》时对《玉机微义》采撷较多。此次校勘底本讹误，以《玉机微义》为他校者达80 余条。

《医林类证集要》成书于"成化壬寅二月"，刊行于当年。1500 余叶书版从誊写到雕版绝非易事，也绝不可能在短期内完成。春德堂刻本虽为初刻本，但质量并非上乘，讹脱衍倒较多，因而纠正这些讹误成为整理工作的主要内容。据对校记的粗略统计，改正讹字的超过 1700 条，补脱文或原字漫漶的 400 余条，删衍文的 100 余条，乙正文字颠倒的 50 余条。藏于北京大学图书馆的明嘉靖八年己丑（1529）书林刘氏自新堂刻本为《医林类证集要》仅存的 20 卷本，《校注说明》中简称"嘉靖本"，是对校的主要依据。此次整理采用"嘉靖本"对校底本的讹夺衍倒，仅校出 390 余条。因此，更多的讹误需要通过他校来纠正。

古书用字相对自由，因而底本多见通假字等非通用字形。如卷一中风门"治法"中有"土大过则令人四肢不举，此真膏梁之疾"句，其中"梁"为"粱"的通假字，清代朱骏声已有说法，于是保留原字，出注说明通假关系并出书证：梁：通"粱"。《说文通训定声·壮部》："梁，叚借为'粱'。"通假字可归于非通用字，但非通用字不止通假字。古时字书、韵书中对包括通假字在内的非通用字形多有收载，并有说法。如卷十"药戒"中有"痛划而力锄之"，"划"与"铲"同，《广雅·释诂三》说"划，削也"，王念孙疏证也说"'划'与'铲'，声义并同"，但"划"与"铲"并非一般所称的异体字，如李清照《点绛唇》中"见客人来，袜划金钗溜"的"划"绝不能写作"铲"。对此类古代字书、韵书有说法的非通用字，一般保留出注，并引字书、韵书为证。

总 书 目

I

本　草

淑景堂改订注释寒热温平药性赋

方　书

医便

卫生编

袖珍方

仁术便览

古方汇精

圣济总录

众妙仙方

李氏医鉴

医方丛话

医方约说

医方便览

乾坤生意

悬袖便方

救急易方

程氏释方

集古良方

摄生总论

摄生秘剖

辨症良方

活人心法（朱权）

卫生家宝方

见心斋药录

寿世简便集

医方大成论

医方考绳愆

鸡峰普济方

饲鹤亭集方

临症经验方

思济堂方书

济世碎金方

揣摩有得集

哑斋急应奇方

乾坤生意秘韫

简易普济良方

内外验方秘传

名方类证医书大全

新编南北经验医方大成

临证综合

医级

医悟

丹台玉案

玉机辨症

古今医诗

本草权度

弄丸心法

医林绳墨

医学碎金

医学粹精

医宗备要

医宗宝镜

医宗撮精

医经小学

医垒元戎

证治要义

松厓医径

扁鹊心书

素仙简要

慎斋遗书

折肱漫录

济众新编

丹溪心法附余

方氏脉症正宗

世医通变要法

医林绳墨大全

医林纂要探源

普济内外全书

医方一盘珠全集

医林口谱六治秘书

温　病

伤暑论

温证指归

瘟疫发源

医寄伏阴论

温热论笺正

温热病指南集

寒瘟条辨摘要

内　科

医镜

内科摘录

证因通考

解围元薮

燥气总论

医法征验录

医略十三篇

琅嬛青囊要

医林类证集要

林氏活人录汇编

罗太无口授三法

芷园素社痎疟论疏

女　科

广生编

仁寿镜

树蕙编

女科指掌

女科撮要

广嗣全诀

广嗣要语

广嗣须知

孕育玄机

妇科玉尺

妇科百辨

妇科良方

妇科备考

妇科宝案

妇科指归

求嗣指源

坤元是保

坤中之要

祈嗣真诠

种子心法

济阴近编

济阴宝筏

秘传女科

秘珍济阴

黄氏女科

女科万金方

彤园妇人科

女科百效全书

叶氏女科证治

妇科秘兰全书

宋氏女科撮要

茅氏女科秘方

节斋公胎产医案

秘传内府经验女科

儿　　科

婴儿论

幼科折衷

幼科指归

全幼心鉴

保婴全方

保婴撮要

活幼口议

活幼心书

小儿病源方论

幼科医学指南

痘疹活幼心法

新刻幼科百效全书

补要袖珍小儿方论

儿科推拿摘要辨症指南

外　　科

大河外科

外科真诠

枕藏外科

外科明隐集

外科集验方

外证医案汇编

外科百效全书

外科活人定本

外科秘授著要

疮疡经验全书

外科心法真验指掌

片石居疡科治法辑要

伤　　科

正骨范

接骨全书

跌打大全

全身骨图考正

伤科方书六种

眼　　科

目经大成

目科捷径

眼科启明

眼科要旨

眼科阐微

眼科集成

眼科纂要

银海指南

明目神验方

银海精微补